Helmut Hartmann
Flüssigkeitstherapie bei Tieren

Flüssigkeitstherapie bei Tieren

Grundlagen – Indikationen – Technik – Fallbeispiele

Helmut Hartmann
Unter Mitarbeit von **Rudolf Staufenbiel**

26 Grafiken
4 Bildtafeln
68 Tabellen

Gustav Fischer Verlag Jena · Stuttgart

Anschrift der Autoren

Univ.-Prof. Dr. med. vet. habil. **Helmut Hartmann**
Univ.-Prof. Dr. med. vet. habil. **Rudolf Staufenbiel**
Medizinische Tierklinik mit Poliklinik für Klein- und Heimtiere
der Freien Universität, Standort Mitte
Luisenstraße 56, 10117 Berlin

Wichtiger Hinweis

Die pharmakotherapeutischen Erkenntnisse unterliegen laufendem Wandel durch Forschung und klinische Erfahrungen. Die Autoren dieses Werkes haben große Sorgfalt darauf verwendet, daß die mitgeteilten (therapeutischen) Angaben (insbesondere hinsichtlich Indikation, Dosierung und unerwünschter Wirkungen) dem derzeitigen Wissensstand entsprechen. Das entbindet den Benutzer aber nicht von der Verpflichtung, seine Verordnung in eigener Verantwortung zu bestimmen.

Die Deutsche Bibliothek – CIP-Einheitsaufnahme

Hartmann, Helmut:
Flüssigkeitstherapie bei Tieren : Grundlagen, Indikationen,
Technik, Fallbeispiele ; Tabellen / Helmut Hartmann. Unter
Mitarb. von Rudolf Staufenbiel. – Jena ; Stuttgart : G. Fischer,
1995
  ISBN 3-334-60860-3

© Gustav Fischer Verlag Jena, 1995
Villengang 2, D - 07745 Jena
Das Werk einschließlich aller seiner Teile ist urheberrechtlich geschützt. Jede Verwertung außerhalb der engen Grenzen des Urheberrechtsgesetzes ist ohne Zustimmung des Verlages unzulässig und strafbar. Das gilt insbesondere für Vervielfältigungen, Übersetzungen, Mikroverfilmungen und die Einspeicherung und Verarbeitung in elektronischen Systemen.
Lektor: Dr. Dr. Roland Itterheim
Satz: SatzReproService GmbH Jena
Druck und Einband: Druckhaus „Thomas Müntzer" GmbH, D - 99947 Bad Langensalza
Printed in Germany

ISBN 3-334-60860-3

Vorwort

Unter *Flüssigkeitstherapie* ist die orale oder parenterale Verabreichung von Wasser mit darin gelösten Elektrolyten oder organischen Substanzen an den Organismus zu verstehen. In vielen Fällen bedeutet die Zufuhr an Flüssigkeit und Inhaltsstoffen eine einfache Substitution der dem Körper durch pathologische Prozesse verlorengegangenen Bestandteile, wie Körperwasser, -elektrolyte oder -energie. Darüber hinaus sind in Diättränken oder Infusionslösungen auch sogenannte Vorläuferstoffe, wie Lactose, Acetat, Lactat u. a., oder essentielle Substanzen, wie Glucose, Fett- oder Aminosäuren, enthalten, die nach ihrer Metabolisierung den Stoffwechsel des erkrankten Organismus korrigieren und damit normalisieren helfen. Mit dieser Art der Wirksamkeitsentfaltung im Körper unterscheidet sich die Flüssigkeitstherapie von dem üblichen Einsatz der Arzneimittel, bei dem eine relativ kleine Menge an Wirkstoff(en) in der Regel deutliche Reaktionen auf Geweberezeptoren und Organfunktionen ausübt. Jedoch wird in zunehmendem Maß die Flüssigkeitstherapie mit der Gabe von potenten Arzneimitteln, wie Antibiotika, Glucocorticosteroiden, Kardiaka, Diuretika u. a., mit dem Ziel einer möglichst optimalen Stabilisierung von Körperfunktionen kombiniert. Als Grenzfall zwischen einer einfachen Substitutionsbehandlung und der üblichen Therapie mit Pharmaka kann die intravenöse Zufuhr relativ kleiner Mengen an hypertoner Salzlösung bei Schock-Patienten angesehen werden. Die Verabreichung solcher Zubereitungen, z. B. 7%ige NaCl-Lösung, wirkt erstens als Ersatz der dem Organismus verlorengegangenen Flüssigkeit bzw. Elektrolyte. Zweitens verursachen diese Lösungen zusätzlich vorteilhafte pharmakologische Effekte, wie Venokonstriktion, verbessertes Herzschlagvolumen, günstigere Gastransportfähigkeit des Blutes u. a.

Die Flüssigkeitstherapie bei Tieren hat in den letzten Jahren einen beträchtlichen Aufschwung erfahren und wird weiter an Bedeutung zunehmen. Besonders bei der Behandlung akut lebensgefährlich erkrankter Tierpatienten ist die Zufuhr adäquater Mengen an Flüssigkeit, Elektrolyten und energetischen Substanzen oft mit lebensrettend (Notfallmedizin).

Als Gründe der *häufigen Anwendung der Flüssigkeitstherapie* sind zu nennen: (1) Zunahme an pathogenetischen Kenntnissen über die sekundären Störungen des inneren Milieus infolge primärer Organdysfunktionen, (2) verbesserte diagnostische (labordiagnostische) Möglichkeiten zur Erfassung der Funktionsstörungen am Tierpatienten, (3) Optimierung der Rezepturen von Diättränken und Infusionslösungen sowie (4) einfache und auch unter Praxisbedingungen realisierbare Applikationstechnik.

Eine mögliche *unzureichende Wirkung* der beim Tierpatienten angewandten *Flüssigkeitstherapie* hat vor allem drei Ursachen: (1) Verabfolgung von zu geringen Mengen (besonders Großtiere!) oder in der Zusammensetzung ungeeigneten Lösungen, (2) zu späte oder nicht ausreichend anhaltende Flüssigkeitsgabe und (3) ungenügende pathophysiologische und/oder klinisch-pharmakologische Kenntnisse über die existierende(n) Erkrankung(en).

Mit dem vorliegenden Buch wurde versucht, entsprechend dem aktuellen Wissensstand Antworten auf wichtige Fragen der Flüssigkeitstherapie bei den verschiedenen Haussäugetierarten zu geben. Jedes Kapitel beginnt einleitend mit der Besprechung von pathophysiologischen/pathobiochemischen Grundlagen der im erkrankten Organismus zu therapierenden Funktionsstörungen. Ausführlich gelangen klinisch-pharmakologische Aspekte der Flüssigkeitsbehandlung zur Darstellung. Mit einer übersichtlichen Gliederung sowie zahlreichen Tabellen (s. auch im Anhang) und Abbildungen wird ein schnelles Zurechtfinden des Lesers im Stoffgebiet erleichtert. Auf praktische Belange der Flüssigkeitstherapie bezüglich Applikationstechnik sowie häufig wiederkehrender Erkrankungsbilder bei Tieren wird in speziellen Kapiteln vertiefend eingegangen.

Es ist die Hoffnung der Verfasser, daß die subjektiven Ursachen für eine manchmal noch unzureichende Wirkung von eingeleiteten Maßnahmen der Flüssigkeitstherapien bei Tieren durch das Studium dieses Buches weiter zurückgedrängt werden können.

Dem Verlagslektor, Herrn Dr. Dr. R. Itterheim, danken wir für die gewährte Unterstützung.

Berlin, Dezember 1994   Die Verfasser

Inhaltsverzeichnis

1.	**Innere Homöostase**	9
2.	**Flüssigkeitstherapie gegen isovolämische Störungen (Dysvolämie)**	11
2.1.	Dehydratation bzw. Hypovolämie	12
2.1.1.	Pathophysiologie und Diagnostik	12
2.1.2.	Rehydratationstherapie	19
2.1.2.1.	Orale Rehydratation	21
2.1.2.2.	Parenterale Rehydratation	26
2.2.	Hyperhydratation bzw. Hypervolämie	32
2.2.1.	Pathophysiologie und Diagnostik	32
2.2.2.	Therapieprinzipien	36
3.	**Elektrolyttherapie gegen isoionische Störungen (Dysionie)**	39
3.1.	Hypo- oder Hypernatriämie	39
3.1.1.	Pathophysiologie und Diagnostik	39
3.1.2.	Therapieprinzipien	43
3.2.	Hypo- oder Hyperkaliämie	45
3.2.1.	Pathophysiologie und Diagnostik	45
3.2.2.	Therapieprinzipien	48
3.3.	Hypo- oder Hyperkalzämie	50
3.3.1.	Pathophysiologie und Diagnostik	50
3.3.2.	Therapieprinzipien	55
3.4.	Hypo- oder Hyperphosphatämie	59
3.4.1.	Pathophysiologie und Diagnostik	59
3.4.2.	Therapieprinzipien	65
3.5.	Hypo- oder Hypermagnesämie	66
3.5.1.	Pathophysiologie und Diagnostik	66
3.5.2.	Therapieprinzipien	68
4.	**Puffertherapie gegen isohydrische Störungen (Dyshydrie)**	69
4.1.	Metabolische oder respiratorische Azidose	71
4.1.1.	Pathophysiologie und Diagnostik	71
4.1.2.	Therapieprinzipien	79
4.2.	Metabolische oder respiratorische Alkalose	82
4.2.1.	Pathophysiologie und Diagnostik	82
4.2.2.	Therapieprinzipien	85

Inhaltsverzeichnis

5.	**Kolloid-, Plasma- oder Vollblutersatz bei isoonkotischen Störungen (Dysosmie) und erythropenischen Zuständen (Anämie)**	87
5.1.	Pathophysiologie und Diagnostik	87
5.2.	Therapieprinzipien	89
5.2.1.	Synthetische Kolloide	91
5.2.2.	Albumin- oder Plasmaverabreichung	94
5.2.3.	Bluttransfusion	95
6.	**Parenterale Ernährung**	99
6.1.	Pathophysiologie und Diagnostik	100
6.2.	Therapieprinzipien	103
6.2.1.	Kohlenhydratlösungen	106
6.2.2.	Lipidemulsionen	108
6.2.3.	Aminosäurenlösungen	109
7.	**Technik, Überwachung und Komplikationen der Infusionstherapie**	112
7.1.	Begriffsbestimmung	112
7.2.	Indikationen für die Infusionstherapie	113
7.3.	Auswahl der Behandlungsverfahren	115
7.4.	Durchführung und Komplikationen der intravenösen Dauertropfinfusion	116
7.4.1.	Technische Voraussetzungen	116
7.4.2.	Dauertropfinfusion beim Pferd	118
7.4.3.	Dauertropfinfusion bei Rind und Schaf	123
7.4.4.	Dauertropfinfusion bei Hund und Katze	125
7.4.5.	Planung und Überwachung der Dauertropfinfusion	128
7.4.6.	Forensische und ökonomische Aspekte	139
7.5.	Durchführung und Komplikationen alternativer Infusionsverfahren	141
7.5.1.	Intravenöse Stoßinfusion	141
7.5.2.	Subkutane Dauertropfinfusion	144
7.5.3.	Intramuskuläre Dauertropfinfusion	145
7.5.4.	Intraperitoneale Infusion	145
7.5.5.	Intraossäre Infusion	147
8.	**Flüssigkeitstherapie ausgewählter Erkrankungen**	160
8.1.	Flüssigkeitsbehandlung durchfallkranker Kälber oder Ferkel	160
8.2.	Flüssigkeitsbehandlung adulter Pferde mit gastrointestinalen Störungen	164
8.3.	Flüssigkeitsbehandlung adulter Wiederkäuer	169
8.4.	Flüssigkeitsbehandlung beim akuten Schock mit Kasuistik	173
8.5.	Aspekte der Hyperinfusionstherapie mit Kasuistik	187
Weiterführende Literatur		193
Tabellenanhang		197
Sachregister		215

1. Innere Homöostase

Unter dem Begriff der **inneren Homöostase** ist die Beibehaltung physiologischer Zustände im extrazellulären Kompartiment des Körpers zu verstehen. Seit der Konzeption von Claude Bernard ist bekannt, daß die extrazelluläre Flüssigkeit in allen Teilen des Organismus bezüglich ihrer Funktion eine einheitliche Phase bildet. Biologisch gesehen, können die Körperzellen ohne das umgebende Milieu ihre häufig spezifischen Aufgaben nicht aufrechterhalten. Demzufolge wird die Beibehaltung eines physiologischen inneren Milieus zu den *Vitalfunktionen* des Körpers gezählt. In neuerer Zeit wird außer der Flüssigkeit auch der extrazellulären Grundsubstanz, wie Proteoglycane, Kollagen, Elastin u. a., Bedeutung für den ungestörten Ablauf der Körperfunktion zuerkannt (Pischinger 1990).

Zur **extrazellulären Flüssigkeit** zählen das Blutplasma *(intravasales Kompartiment)* sowie die interstitielle und transzelluläre Flüssigkeit bzw. die Lymphe *(extravasales Kompartiment)*. Im Hinblick auf ihre diffusiblen Bestandteile, wie Elektrolyte, niedermolekulare organische Stoffe, ähneln sich die verschiedenen extrazellulären Flüssigkeiten weitgehend. Dagegen unterscheiden sich intra- und extravasale Flüssigkeit im Proteingehalt bzw. kolloidosmotischen Druck beträchtlich. Die vorhandenen kolloidosmotischen Druckgradienten bilden mit die Grundlage für den transkapillären Flüssigkeitsaustausch (s. auch Hartmann und Meyer 1994).

Als wichtige **Regelgrößen** der inneren Homöostase des Organismus gelten:
(1) *Isovolämie* (physiologisches Flüssigkeitsvolumen),
(2) *Isoionie* (physiologische Elektrolytkonzentration),
(3) *Isotonie* (physiologischer osmotischer Druck),
(4) *Isoosmie* (physiologischer kolloidosmotischer [= onkotischer] Druck),
(5) *Isohydrie* (physiologisches Säuren-Basen-Gleichgewicht).

Die verschiedenen Funktionsebenen des extrazellulären Milieus werden nicht nebeneinander reguliert, sondern sind in vielfacher Weise zwangsläufig miteinander verbunden. Beispielsweise bedeutet für Tiere ein Chloridverlust beim Erbrechen von Mageningesta erstens eine Störung des Elektrolythaushaltes (Dysionie: Hypochlorämie). Da die Cl⁻-Ionen als Säure-Anionen Bestandteil der starken Säure HCl sind, bedeutet ihr Verlust für den Körper zweitens die Entstehung einer Alkalose (Dyshydrie). Als weiteres Beispiel verdeutlicht ein Proteinmangel im Körper die Zusammenhänge. Nach gastrointestinalen, renalen und/oder hepatischen Funktionsstörungen kann u. a. der Plasmaproteingehalt sinken (Hypoproteinämie), und es entstehen Hyposmie (onkotischer Plasmadruck: ↓) sowie nachfolgend eine Flüssigkeitsverteilungsstörung als Dysvolämie mit Hypovolämie (Plasmavolumen: ↓) und Ödem (interstitielles Flüssigkeitsvolumen: ↑). Inwiefern eine Hierarchie der verschiedenen Funktionsebenen des inneren Milieus existiert, ist für Tiere bisher wenig erforscht. Experimentelle sowie klinisch-praktische Befunde deuten darauf hin, daß in vielen Erkrankungsfällen die Aufrechterhaltung von mit dem Leben vereinbarer Flüssigkeitsvolumina dominant reguliert wird.

Bekanntlich erfolgt über die Extrazellularflüssigkeit auch der Stoff(Energie-)austausch zwischen den Organen oder Gewebe. Der hierfür zwischen den verschiedenen Orten des Körpers notwendige ständige Metabolitenfluß, z. B. für Glucose, Fett- oder Aminosäuren, Hormone, Enzyme u. a., vollzieht sich innerhalb funktioneller Kapazitätsgrenzen entsprechend dem Bedarf. Seine Regulation, wie zunehmender oder abnehmender Stoffaustausch mit z. T. notwendiger Veränderung der Metabolitenkonzentration im Plasma, wird als **Homöorhese** bezeichnet und hat in solchen Grenzen zu geschehen, daß unter physiologischen Bedingungen die Gesundheit und während pathologischer Zustände die Existenz des Organismus nicht gefährdet wird.

Gelingt es dem Organismus nicht, physiologische Zustände im extrazellulären Milieu aufrechtzuerhalten, kommt es zu pathologischen Veränderungen, die als **homöostatische Insuffizienz** bezeichnet werden. Sie treten nicht als selbständige Erkrankungen auf, sondern sind die Folge primärer Organdysfunktionen. Beispielsweise ist die Durchfallerkrankung bei Tieren zunächst (= primär) durch Funktionsstörungen am Magen-Darm-Kanal, wie veränderte Darmmotilität, erhöhte Epithelpermeabilität, Maldigestion, Malabsorption und/oder Hypersekretion, gekennzeichnet. Halten die gastrointestinalen Dysfunktionen über Tage mit entsprechender Intensität an, entwickeln sich außerdem sekundär pathologische Veränderungen der inneren Homöostase, wie Dehydratation, metabolische Azidose, Hyperkaliämie, Hyperosmolalität, hypovolämischer Schock u. a. Ein mögliches Verenden der durchfallkranken Tiere ist entscheidend durch die sekundäre homöostatische Insuffizienz und nicht so sehr durch die primären gastrointestinalen Funktionsstörungen bedingt. Daher ist eine wirksame *Flüssigkeitstherapie* (Wasser, Elektrolyte, Puffersubstanzen, Kolloide, Energie) zur Normalisierung des extrazellulären Milieus das vordringliche Ziel der intensivmedizinischen Betreuung solcherart erkrankter Tierpatienten.

2. Flüssigkeitstherapie gegen isovolämische Störungen (Dysvolämie)

Pathologische Veränderungen des Flüssigkeitshaushaltes treten bei Tieren als Mangel oder als Expansion der Extrazellularflüssigkeit auf. *Negative Bilanzstörungen* (Imbalance zwischen Flüssigkeitsaufnahme und -abgabe) führen zur **Dehydratation** (= extrazellulärer Volumenmangel) und *Verteilungsstörungen* (disproportionale Verteilung zwischen intra- und extravasaler Flüssigkeit) verursachen eine **Hypovolämie** (= Blutplasmamangel). Im Unterschied zu den defizitären Veränderungen bewirkt die *positive Bilanzstörung* des Körperwassers eine **Hyperhydratation** (= extrazelluläre Volumenexpansion) oder, auf den Kreislauf bezogen, ein **Hypervolämie** (= Blutplasmaexpansion). Unter dem **Ödem** ist eine meist isotone Flüssigkeitsansammlung im Interstitium des Organismus zu verstehen. Die hypo- sowie hypervolämischen Veränderungen des Flüssigkeitshaushaltes zählen zu den häufigsten Störungen der inneren Homöostase bei Tieren (Abb. 2.-1.).

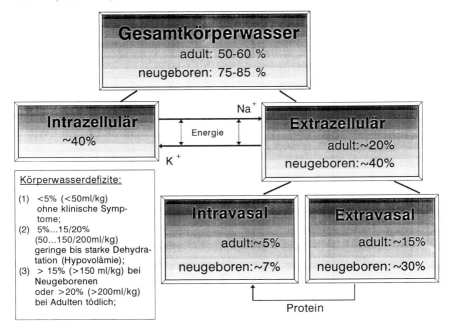

Abb. 2.-1. Relative Verteilung des Gesamtkörperwassers und Folgen von Flüssigkeitsdefiziten.

1. Innere Homöostase

2.1. Dehydratation bzw. Hypovolämie

2.1.1. Pathophysiologie und Diagnostik

Das Volumen und die Tonizität (Osmolalität) der Flüssigkeitskompartimente des Körpers werden durch zwei verschiedene Systeme kontrolliert. Die **Regulation** der *Flüssigkeitsvolumina* geschieht über vaskuläre Volumenrezeptoren, die das Renin-Angiotensin-Aldosteron-System aktivieren. Bei Volumenmangelzuständen im Organismus bewirkt das vermehrt vorhandene Aldosteron eine gesteigerte renale Resorption von Na^+-Ionen. Die nachfolgend einsetzende Natriumretention erhöht den osmotischen Druck und das Wasserbindungsvermögen im Körper, so daß der Volumenmangel in kapazitiven Grenzen kompensiert wird. Abweichend von diesen Verhältnissen wird die Tonizität der Körperflüssigkeiten über Osmorezeptoren kontrolliert, die das Durstgefühl und die Vasopressinabgabe beeinflussen. Im hypertonen Zustand wird vermehrt Vasopressin sezerniert, und das Hormon verursacht an den Nierentubuli eine gesteigerte Wasserresorption (Harnosmolalität bzw. -dichte: ↑). Es wird deutlich, daß der Körper seine Osmoregulation über eine veränderte Wasserbilanzierung, dagegen seine Volumenregulation primär über eine veränderte Bilanzierung der Na^+-Ionen realisiert. Die beiden Regulationssysteme können zu voneinander relativ unabhängigen Störungen führen. Sie manifestieren sich im Organismus als iso-, hypo- oder hypertone Dehydratation (s. auch Hartmann und Meyer 1994).

Die **Dehydratationen** entstehen bei Tieren als Folge einer inadäquaten Flüssigkeitsaufnahme in Verbindung mit physiologischen oder pathologisch erhöhten Wasserverlusten. Ausgehend von den physiologischen Verhältnissen der **Euhydratation** *(Normovolämie)* im Körper, bestimmen der Betrag und die Zusammensetzung der stattfindenden Flüssigkeitsverluste wesentlich die Intensität sowie die Art der sich beim Tierpatienten entwickelnden Dehydratation.

Abb. 2.-2. verdeutlicht schematisch die Verhältnisse nach einem theoretischen Verlust von 30 l reinem Wasser beim adulten Pferd (= 6,7% der KM: geringe Dehydratation). Der Verlust an osmotisch nicht gebundener Flüssigkeit (ohne Elektrolyte!) geschieht zunächst aus dem extrazellulären Kompartiment des Körpers. Nachfolgend entsteht dort eine ausgeprägte Hypertonizität und bewirkt einen Wassereinstrom aus dem intrazellulären Raum bis zum Ausgleich der Osmolalität. Rechnerisch können die homöostatischen Veränderungen wie folgt bestimmt werden. Zuerst ist die Absolutzahl der extra- und intrazellulären Partikeln im extrazellulären sowie intrazellulären Kompartiment zu ermitteln:

$$EZV = 300 \text{ mosmol/l} \cdot 100 \text{ l} = 3 \cdot 10^4 \text{ mosmol}$$
$$IZV = 300 \text{ mosmol/l} \cdot 200 \text{ l} = 6 \cdot 10^4 \text{ mosmol.}$$

Nach dem extrazellulären Flüssigkeitsverlust von 30 l bewegt sich solange im Körper intrazelluläres Wasser nach extrazellulär, bis in beiden Kompartimenten wieder der gleiche osmotische Druck existiert:

2.1. Dehydratation bzw. Hypovolämie

Neue EZV-Osmolalität = Neue IZV-Osmolalität.

Falls **X** das sich zwischen den Kompartimenten bewegende Flüssigkeitsvolumen darstellt, gilt:

$$\frac{3 \cdot 10^4 \text{ mosmol}}{(70 + \mathbf{X}) \text{ l}} = \frac{6 \cdot 10^4 \text{ mosmol}}{(200 - \mathbf{X}) \text{ l}}$$

$$3 \cdot 10^4 \text{ mosmol } (200 - \mathbf{X}) = 6 \cdot 10^4 \text{ mosmol } (70 + \mathbf{X})$$

$$\mathbf{X} = 20 \text{ l}.$$

Die nach der Wasserabgabe im Organismus neu entstandenen Volumina und Osmolalitäten sind:

$$\frac{3 \cdot 10^4 \text{ mosmol}}{(70 + \mathbf{20}) \text{ l}} = 333 \text{ mosmol/kg} \quad [\text{EZV}]$$

$$\frac{6 \cdot 10^4 \text{ mosmol}}{(200 - \mathbf{20}) \text{ l}} = 333 \text{ mosmol/kg} \quad [\text{IZV}]$$

Die nunmehr existierende Imbalance zwischen Körperwasser und austauschbaren Kationen wird auch als *relatives Flüssigkeitsdefizit* des *Organismus* bezeichnet (s. Abb. 2.-2.).

Verliert der Organismus anstelle von freiem Wasser aus dem Extrazellularraum hypotone Flüssigkeit, z. B. bei akuten Durchfällen, starkem Schwitzen oder nach Anwendung von Diuretika, ist der osmotische Stimulus für die nachfolgende Wasserbewegung von intra- nach extrazellulär zwangsläufig geringer wirksam. Demzufolge bedeuten hypotone Flüssigkeitsverluste für den Körper eine relativ stärkere Reduktion des extrazellulären Volumens im Vergleich zur Ausscheidung von freiem Wasser. Es wird deutlich, daß dehydratisierte Tiere mit vorwiegend hypotonen Flüssigkeitsverlusten eine stärkere extrazelluläre Volumenkontraktion erleiden und daher ausgeprägtere klinische Symptome der Exsikkose aufweisen. In Erkrankungsfällen eines isotonen Flüssigkeitsverlustes des Körpers aus dem extrazellulären Kompartiment existiert kein osmotischer Stimulus mehr für eine Wasserbewegung von intra- nach extrazellulär. In solchen Situationen, z. B. bei massiven Blutungen, rekrutiert sich der Flüssigkeitsverlust allein aus dem Extrazellularraum des erkrankten Organismus. Dementsprechend hochgradig sind die pathologischen Folgen im Körper, wie hypovolämische Schockreaktionen mit Gefahr des Exitus letalis. Am Beispiel wiederum eines Pferdes mit 450 kg KM wird ein hypotoner Flüssigkeitsverlust von 30 l mit darin enthaltenen $0,5 \cdot 10^4$ mosmol in Abb. 2.-3. illustriert. Nach der Ausscheidung der hypotonen Flüssigkeit aus dem Extrazellularraum erhöht sich dort zunächst der osmotische Druck (relativ geringer als bei Verlust von freiem Wasser!) und im Körper erfolgt bis zum Ausgleich der Osmolalität eine Wasserbewegung von intra- nach extrazellulär. Daher gilt:

Neue EZV-Osmolalität = Neue IZV-Osmolalität.

$$\frac{2{,}5 \cdot 10^4 \text{ mosmol}}{(70 + X) \text{ l}} = \frac{6 \cdot 10^4 \text{ mosmol}}{(200 - X) \text{ l}}$$

$$2{,}5 \cdot 10^4 (200 - X) = 6 \cdot 10^4 (70 + X)$$

$$X = 9{,}4.$$

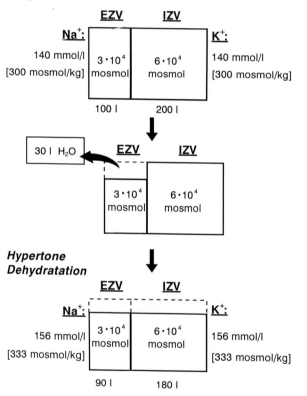

Abb. 2.-2. Wirkung eines Verlustes von 30 l freiem (= osmotisch nicht gebundenem) Wasser auf das extrazelluläre (EZV) und intrazelluläre Flüssigkeitsvolumen (IZV), den extrazellulären Na$^+$- sowie intrazellulärem K$^+$-Gehalt und die entsprechende Osmolalität am Beispiel des Pferdeorganismus (KM: 450 kg; Gesamtwassergehalt von 66,7% der KM, davon ein Drittel (100 l) extrazellulär (= 22,2% der KM) und zwei Drittel (200 l) intrazellulär (44,4% der KM). (Weitere Erläuterungen im Text.)

Die neu entstandenen Volumina und Osmolalitäten sind:

$$\frac{2{,}5 \cdot 10^4 \text{ mosmol}}{(70 + \textbf{9{,}4}) \text{ l}} = 315 \text{ mosmol/kg} \quad [\text{EZV}]$$

$$\frac{6 \cdot 10^4 \text{ mosmol}}{(200 - \textbf{9{,}4}) \text{ l}} = 315 \text{ mosmol/kg} \quad [\text{IZV}]$$

Im Ergebnis dieser Art von hypotonen Flüssigkeitsverlusten des Körpers entsteht eine iso- bis schwach hypertone Dehydratation (s. Abb. 2.-3.).
Die verschiedenen Arten der Dehydratation bei Tieren, wie iso-, hypo- oder hyperton, erfordern theoretisch in der für die Behandlung des Patienten auszu-

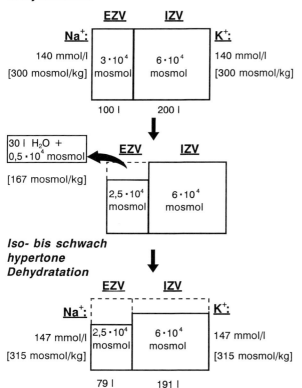

Abb. 2.-3. Wirkung eines hypotonen Flüssigkeitsverlustes von 30 l am Beispiel des Pferdeorganismus mit 450 kg KM (Vergleiche mit Abb. 2.-2.). (Erläuterungen im Text.)

wählenden Substitutionslösung einen unterschiedlichen Gesamtelektrolytgehalt (Tonizität, Tab. 2.-1.).

Tabelle 2.-1. Beziehungen zwischen Art der Dehydratation und erforderlicher Tonizität in der Rehydratationslösung

Flüssigkeitsverlust	Zustand im extrazellulären Kompartiment	Tonozität der Rehydratationslösung
hypoton	hyperton	hypoton
isoton	isoton	isoton
hyperton	hypoton	iso-/hyperton

Ein aktuelles Flüssigkeitsdefizit kann bei Tieren mit für klinische Zwecke ausreichender Genauigkeit anhand verschiedener Symptome sowie dazugehöriger Laborbefunde diagnostiziert werden. Es hat sich für die dehydratisierten Probanden bewährt, die **Intensität** ihres **aktuellen Volumenmangels** in die drei Gruppen
(1) *gering*,
(2) *mittel* oder
(3) *stark*
einzuordnen, um daraus u. a. die Menge der zu substituierenden Lösung(en) abzuleiten (Tab. 2.-2.).

Zur Beurteilung des Schweregrades einer Dehydratation bzw. Hypovolämie werden bei Tieren relativ häufig die Laborwerte für den *Hämatokrit* und/oder das *Plasmaprotein* herangezogen. Diese Parameter sind nur dann Ausdruck für das existierende Flüssigkeitsdefizit, wenn beim Patienten nicht gleichzeitig Anämie oder Proteinmangel vorliegt. Trifft letzteres beides zu, z. B. während einer hämorrhagischen Diarrhoe mit massivem gastrointestinalem Proteinverlustsyndrom, signalisieren der Hämatokrit bzw. der Plasmaproteingehalt weder die Dehydratation noch die Anämie oder den Proteinverlust des erkrankten Tieres. Daher sind die Laborbefunde stets ausreichend kritisch und nur im Zusammenhang mit den klinischen Symptomen des Patienten zu beurteilen (Tab. 2.-3.). In allen jenen Erkrankungsfällen, in denen der Konzentrationsanstieg der Blutzellen oder -inhaltsstoffe allein durch den Volumenmangel des Körpers bedingt ist, sind die Laborwerte von erheblichem Nutzen und können sogar zur Berechnung der aktuellen Defizite in den Flüssigkeitskompartimenten des Organismus herangezogen werden. So ist z. B. das aktuelle Plasmavolumendefizit (ml) eines Tieres mit der KM (kg) anhand des gemessenen (Hk_{Ist}) und des korrespondierenden physiologischen Hämatokritwertes (Hk_{Soll}) nach folgender Formel zu schätzen:

$$\textbf{Plasmavolumendefizit} = 100 \cdot KM \cdot \left(1 - \frac{Hk_{Soll}}{Hk_{Ist}}\right)$$

Tabelle 2.-2. Klinische Symptome und Laborbefunde zur Diagnostik einer Dehydratation bzw. Hypovolämie

Grad der Dehydratation in % der KM bzw. ml/kg KM	Klinische Symptome und Laborbefunde
(0) <5 <50 *(sehr geringe Dehydratation)*	– keine klinischen Symptome der Exsikkose – kaum veränderte Nahrungsaufnahme
(1) 5 bis 7 50 bis 70 *(geringe bis mittlere Dehydratation)*	– Hautturgor: ↓ – Bulbi etwas eingesunken – Nahrungsaufnahme: ↓ – KFZ: 2 bis 3 s – HK: ↑, z. B. Pferd: 0,43 bis 0,50 l/l – Plasmaprotein: ↑, z. B. Pferd: 70 bis 82 g/l – Plasmaosmolalität: – oder ↓ – beginnende metabolische Azidose: z. B. Kalb – BE-Wert: –5 bis –10 mmol/l (Ausnahme: Vomitus des erkrankten Tieres)
(2) 8 bis 10 80 bis 100 *(mittlere bis starke Dehydratation)*	– Hautfalte verstreicht langsam (>2 s) („Zeltbildung") – Bulbi tief eingesunken – Nahrungsaufnahme: ↓ – KFZ: >3 s – HK: ↑↑, z. B. Pferd: 0,50 bis 0,57 l/l – Plasmaprotein: ↑↑, z. B. Pferd: 83 bis 95 g/l – Plasmaosmolalität: – oder ↓ – metabolische Azidose: z. B. Kalb – BE-Wert: –10 bis –15 mmol/l mit respiratorischer Kompensation (Atemfrequenz: ↑) – Hyperkaliämie (>5,5 mmol/l) (Ausnahme: Vomitus des erkrankten Tieres) – Schockreaktionen, wie Tachykardie, schwacher und frequenter Puls, subnormale Rektaltemperatur, kalte Extremitäten, Nephropathie (Plasmaharnstoff und -creatinin: ↑)
(3) >10 >100 *(starke Dehydratation)*	– Exsikkotische Symptome: ↑↑↑ – Schockreaktionen: ↑↑↑ – KFZ: >5 s – HK: ↑↑↑, z. B. Pferd: >0,57 l/l – Plasmaprotein: ↑↑↑, z. B. Pferd: >95 g/l

HK = Hämatokrit, KFZ = Kapillarfüllungszeit, BE = base excess, ↑ ≙ Anstieg, – ≙ unverändert, ↓ ≙ Abfall, ↑, ↑↑, ↑↑↑ oder ↓, ↓↓, ↓↓↓ ≙ geringer, mittlerer, starker Anstieg oder Abfall.

1. Innere Homöostase

Tabelle 2.-3. Interpretation der Werte für den Hämatokrit und das Gesamtprotein im Plasma

Hämatokrit (1/1)	Plasmaprotein (g/l)	Interpretation
↑	↑	– Dehydratation
↑	– oder ↑	– Milzkontraktion
		– Polyzythämie
		– Dehydratation mit vorher existierender Hypoproteinämie
–	↑	– Euhydratation mit Hyperproteinämie
		– Geringe Anämie mit Dehydratation
↓	↑	– Ausgeprägte Anämie mit Dehydratation
		– Anämie mit vorher existierender Hyperproteinämie bei Euhydratation
		– Hämolytische Anämie mit Euhydratation
↓	–	– Hämolytische Anämie mit Euhydratation
–	–	– Euhydratation
		– Dehydratation mit vorher existierender Anämie und Hypoproteinämie
		– Akute Blutungen
↓	↓	– Hämorrhagische Anämie mit Euhydratation
		– Hyperhydratation

↑ ≙ Anstieg, – ≙ unverändert, ↓ ≙ Abfall.

Beispiel: Die KM von 1 kg und der Hk-Anstieg von 0,01 l/l ergibt:

$$2{,}44 \text{ ml} = 100 \cdot 1 \text{ kg} \left(1 - \frac{0{,}40}{0{,}41}\right)$$

Da das Blutplasma bei adulten Tieren mit ~5% der KM etwa ein Viertel des extrazellulären Volumens mit ~20% der KM ausfüllt, gilt:

Extrazelluläres Flüssigkeitsvolumen = Plasmavolumendefizit · 4.

Auf das obige Beispiel bezogen, wird deutlich, daß die Veränderung des Hämatokrits um 0,01 l/l einen intravasalen Flüssigkeitsbetrag von ~2,5 ml sowie eine extrazelluläre Flüssigkeitsmenge von ~10 ml (2,44 · 4) je 1 kg KM ausdrückt. Anstelle des Hämatokritwertes eignet sich für die Berechnung von Flüssigkeitsdefiziten im Körper ebenso der Plasmaproteingehalt (PP). Es gilt die allgemeine Formel:

$$\textbf{Extrazelluläres Flüssigkeitsdefizit (l)} = \frac{PP_{Ist} \text{ oder } HK_{Ist} - PP_{Soll} \text{ oder } Hk_{Soll}}{PP_{Soll} \text{ oder } Hk_{Soll}} \cdot \frac{KM \text{ (kg)}}{5^{1)} \text{ bzw. } 2{,}5^{2)}}$$

[1]) Faktor 5 = adulte Tiere mit einem Extrazellularraum von ~20% der KM,
[2]) Faktor 2,5 = neugeborene Tiere mit einem Extrazellularraum von ~40% der KM.

Soll anstelle des extrazellulären Volumens allein das Plasmavolumendefizit erfaßt werden, ist die KM durch den Faktor 20 zu dividieren (= 5% der KM).
Der **osmotische Druck** in den Körperflüssigkeiten kann als *Osmolalität* (mosmol/kg) direkt am Osmometer mittels Gefrierpunktserniedrigung gemessen werden (physiologisch: 280–315 mosmol/kg). Der Begriff *Osmolarität* bedeutet osmotisch aktive Partikeln je Volumeneinheit (mosmol/l). Die *Plasmaosmolarität* kann außerdem nach der Formel:

$$P_{osmol} \; (\text{mosmol/l}) = 2 \cdot [Na^+] \; (\text{mmol/l}) + \text{Harnstoff} \; (\text{mmol/l}) + \text{Glucose} \; (\text{mmol/l})$$

berechnet werden.

Beispiel: $297 = 2 \cdot [143] + 5{,}8 + 5{,}2$.

Es wird deutlich, daß die Osmolalität einer Körperflüssigkeit einen integrativen Parameter als Ausdruck aller osmotisch wirksamen Partikeln darstellt. Zwischen gemessenem (direkt) und errechnetem (indirekt) osmotischem Druck der Körperflüssigkeiten existiert eine „Lücke", die als *osmolales gap* bezeichnet wird. Sie ist das Ergebnis der in der obigen Formel nicht berücksichtigten osmotisch aktiven Partikeln des Körperwassers, wie weitere Elektrolyte, Kohlenhydrate, Lactat u. a. Der Wert für die osmotische „Lücke" beträgt bei den Tieren unter physiologischen Bedingungen <10 mosmol/kg. Auffällige Veränderungen der Befunde des osmolalen gaps signalisieren Störungen des inneren Milieus, vor allem bezüglich seiner Volumina und Tonizitäten. Sie können daher diagnostisch genutzt werden (s. auch Anhang: Tab. A4).

2.1.2. Rehydratationstherapie

Die Grundlage einer wirksamen Behandlung der Dehydratation bzw. Hypovolämie bildet die Flüssigkeitstherapie. Jedoch ist dabei stets die Bekämpfung der für diese Zustände verantwortlichen Primärerkrankung, z. B. gastrointestinale oder renale Insuffizienz, mit einzubeziehen.
Für einen wirksamen Ersatz der dem dehydratisierten Organismus verlorengegangenen Flüssigkeit reichen Kenntnisse allein über das aktuelle Volumendefizit des Patienten („Zeitpunkt – Situation") nicht aus. Zusätzlich sind der entsprechende Erhaltungsbedarf sowie die infolge des Andauerns der Primärkrankheit bedingten fortlaufenden Flüssigkeitsverluste („Verlaufssituation", z. B. je Tag) mit zu berücksichtigen. Demnach sind für die **Flüssigkeitstherapie** bei Tieren insgesamt möglichst exakte Kenntnisse über
(1) das *aktuelle Volumendefizit*,
(2) den *Flüssigkeitserhaltungsbedarf* (40–70 ml/kg KM: Für Jung- und Kleintiere 60–70 ml/kg KM sowie für adulte Großtiere 40–50 ml/kg KM) und
(3) die *fortlaufenden Flüssigkeitsverluste*

Tabelle 2.-4. Beispiele für die Errechnung des Gesamtbedarfs an Flüssigkeit unterschiedlich erkrankter Tiere (Angaben in l)

	(A) Vomitierender, mittelgradig durchfallkranker **Hund** (Dehydratation: ~7%; KM: 12 kg)	(B) Hochgradig durchfallkrankes **Kalb** (Dehydratation: ~10%; KM: 50 kg)	(C) Mittelgradig durchfallkrankes **Pferd** (Dehydratation: ~8%; KM: 500 kg)
(1) *Aktuelles Flüssigkeitsdefizit*	(70 ml/kg KM) → **0,84**	(100 ml/kg KM) → **5,0**	(80 ml/kg KM) → **40,0**
(2) *Flüssigkeitserhaltungsbedarf:* 40–70 ml/kg KM · d	(60 ml/kg KM) → **0,72**	(70 ml/kg KM) → **3,5**	(40 ml/kg KM) → **20,0**
(3) *Fortlaufende Flüssigkeitsverluste*	(50 ml/kg KM) → **0,60** Σ = **2,16**	(60 ml/kg KM) → **3,0** Σ = **11,5**	(20 ml/kg KM) → **10,0** Σ = **70,0**

KM = Körpermasse, d = Tag

Tabelle 2.-5. Indikation und Kontraindikation sowie Vor- und Nachteile unterschiedlicher Routen der Flüssigkeitszufuhr

	Oral	Intravenös	Subkutan
Indikation:	(1) Milde bis mittelgradige Dehydratation (2) Flüssigkeitszufuhr für Erhaltungsumsatz oder Nahrungsergänzung	(1) Mittelgradige bis starke Dehydratation (2) Kollaps oder Schock (3) Schnell wirksamer Flüssigkeitsersatz (Koma) (4) Hypertoner und kolloidaler Flüssigkeitsersatz (Dauertropf)	(1) Milde bis mittelgradige Dehydratation (2) Flüssigkeitszufuhr für Erhaltungsumsatz (3) Versagen der Venenpunktion, z. B. bei sehr kleinen Tieren
Kontraindikation:	(1) Unstillbares Erbrechen	(1) Schnelle Zufuhr kaliumhaltiger oder hypertoner Lösungen	(1) Periphere Kreislaufinsuffizienz, z. B. Kreislauffüllungszeit (KFZ): ↑↑↑ (2) Verabreichung gewebereizender Lösungen (3) Erneute Flüssigkeitszufuhr, bevor frühere Gaben resorbiert sind
Vorteile:	(1) Natürliche Verabreichungsart → regulative Funktionalität (2) Leichte Durchführbarkeit bei freiwilliger Nahrungsaufnahme und kooperativen Tieren (3) Ökonomisch	(1) Schneller Flüssigkeitsersatz und Verbesserung der Nierenperfusion (2) Katheter: Zufuhrgeschwindigkeit regulierbar, parenterale Ernährung, Blutprobenentnahme (Monitoring, Messen des zentralen Venendruckes (ZVD)	(1) Geringere Patientenüberwachung (2) Langsame Resorption schützt vor zu schneller renaler Elimination
Nachteile:	(1) Schlundsonde bei nicht freiwilliger Aufnahme (2) Gefahr der Aspirationspneumonie sowie „Luft"-Verabreichung	(1) Patientenbetreuung relativ intensiv (2) Katheter: Gefahr der Thromboembolie oder Infektion	(1) Ungenügende Flüssigkeitsresorption bei Kreislaufinsuffizienz (2) Verringerte Resorptionsrate bei anhaltender subkutaner Zufuhr (>2–3 d)

↑↑↑ ≙ starker Anstieg.

wichtig. Auf der Grundlage des so ermittelten Gesamtbedarfs an Flüssigkeit (Tab. 2.-4.) sowie unter Berücksichtigung der vorhandenen freiwilligen Aufnahme von flüssiger Nahrung durch das erkrankte Tier wird die erforderliche Menge an zu verabreichender Lösung festgelegt (**Therapieplan**). Wie aus den Werten der Tabelle 2.-4. hervorgeht, sind in Abhängigkeit von der Erkrankungsintensität z. T. erhebliche, vor allem bei Großtieren noch häufig unterschätzte, Flüssigkeitsmengen zu substituieren.

Im Verlauf einer Dehydratation gehen dem erkrankten Organismus nicht nur Flüssigkeit, sondern ebenso in unterschiedlichen Mengen Elektrolyte verloren (s. auch Kap. 3.). Demzufolge entstehen iso-, hypo- oder hypertone Dehydratationsformen. Quantitativ bedeutungsvoll betrifft das Defizit die Na^+- und K^+-Ionen sowie eine äquivalente Menge an Anionen, z. B. Cl^-- und HCO_3^--Ionen (s. auch Kap. 2.1.1.: Abb. 2.-2. und 2.-3.).

Nach Kenntnis der für den Tierpatienten zur erfolgreichen Substitution notwendigen Menge an Flüssigkeit sowie Elektrolyten ist nächstens die Art der Applikation für die vorgesehene Rehydratationslösung festzulegen. Die unterschiedlichen Möglichkeiten der Flüssigkeitszufuhr sind mit Vor- und Nachteilen sowie differenzierten Wirkungen auf den erkrankten Organismus verbunden. (Tab. 2.-5.).

2.1.2.1. Orale Rehydratation

Als günstiger Weg der Rehydratation gilt die orale Substitution. Sie entspricht weitgehend den natürlichen Verhältnissen der Nahrungsaufnahme und ist relativ einfach sowie billig. Die über den Darmkanal in den Organismus gelangenden Flüssigkeit bzw. Elektrolyte können vorteilhafter reguliert werden als z. B. nach einer parenteralen Stoßapplikation. Im allgemeinen gilt für Tierpatienten, daß bis zu einer *Dehydratation* von etwa *8%* (Flüssigkeitsverlust: 80 ml/kg KM) die alleinige **orale Rehydratation** ausreichend ist.

Als *Inhaltsstoffe* von wirksamen **Diättränken** bei Tieren haben sich verschiedene Elektrolyte, wie Na^+- und K^+-Ionen als Kationen sowie HCO_3^--, $Acetat^-$-, $Citrat^-$- und $Lactat^-$-Ionen als Anionen, in Kombination mit organischen Substanzen, wie Glucose und Aminosäuren (Glycin), bewährt. Die *Na^+-Ionen* gelten als das „osmotische Skelett" des Extrazellularraumes und realisieren entscheidend die Volumengröße des Kompartiments (s. auch Abb. 2.-2.). Sie sollten daher in keiner wirksamen Diättränke fehlen. Die *K^+-Ionen* sind die quantitativ wichtigsten intrazellulären Kationen. Ihr extra-/intrazellulärer Gradient beeinflußt nachhaltig das Membranpotential an der Muskelzelle und kann zur Über- oder Untererregbarkeit, z. B. am Myokard, führen (s. Hartmann und Meyer 1994). Vor allem bei Durchfallerkrankungen entstehen Kaliumdefizite im Körper, wobei häufig gleichzeitig eine Hyperkaliämie als Folge einer metabolischen Azidose vorliegt (s. Kap. 4.1.1.). Die gleichzeitige Anwesenheit von *Glucose* sowie *Aminosäuren*, z. B. Glycin, mit Na^+-Ionen in Diättränken verbessert gegenseitig ihre enteralen Absorptionsraten. Nachfolgend wird ein vorteilhafter osmotischer

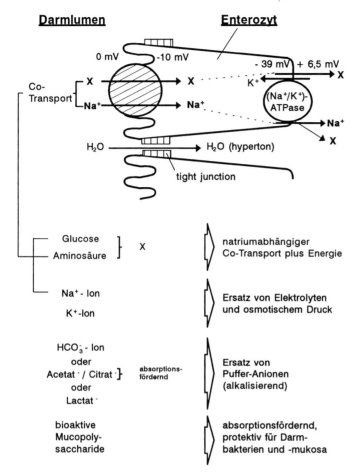

Abb. 2.-4. Wirksamkeit verschiedener Inhaltsstoffe von Diättränken.

Gradient erzeugt, und der transepitheliale Wasserflux vom Darmlumen in den Organismus erhöht sich (= Nettoabsorption: ↑; Abb. 2.-4.). Auf diese Weise wird einer möglichen Malabsorption bei durchfallkranken Tieren entgegengewirkt. Außerdem führt die enteral absorbierte Glucose im Körper zur vermehrten Bildung und Sekretion von Insulin, das seinerseits den Kaliumtransport günstigerweise von extra- nach intrazellulär erhöht. Schließlich stellt Glucose für den erkrankten Organismus eine leicht verfügbare Energiequelle dar. Der für die enterale Absorption wichtige Mechanismus der Energie und Sauerstoff verbrauchenden (Na/K-)ATPase an der basolateralen Enterozytenmembran (s. Abb. 2.-4.) bleibt bei den erkrankten Tieren relativ lange Zeit erhalten. Dagegen ist während einer Diarrhoe relativ frühzeitig mit einem Aktivitätsverlust membranständiger Verdauungsenzyme, wie Lactase, Peptidase, zu rechnen (Maldigestion). Demzufolge sollten in Diättränken Substanzen enthalten sein, die möglichst ohne Verdauung absorbiert werden können.

Obgleich bei durchfallkranken Tieren nach oraler Zufuhr die Applikation der Rehydratationslösung in das funktionsgestörte Organsystem Magen-Darm-Kanal erfolgt und die vorhandenen gastrointestinalen Dysfunktionen einer Verwertung von oral zugeführten Substanzen scheinbar entgegenstehen, rechtfertigt die beachtliche funktionelle Kapazität der enteralen Absorption auch bei mittel- bis hochgradig erkrankten Tieren den Einsatz von geeigneten Diättränken (s. Hartmann und Meyer 1994).

Als vorteilhafte Konzentration der Elektrolyte in Diättränken gilt hypo- bis isoton (Tab. 2.-6.). Die beigefügten Glucose und Aminosäuren sollten zusammen den Betrag von ~3% (~30 g/l) nicht wesentlich übersteigen. Ansonsten wächst die Gefahr der Nichtabsorption der Stoffe mit nachfolgender osmotischer Diarrhoe und möglicher Dysbiose im Dickdarm. Mit der beschriebenen Zusammensetzung erreichen die oralen Rehydratationslösungen oft eine hypertone Osmolalität (s. Tab. 2.-6.). Nach der Zufuhr solcher Diättränken wird ein initialer Flüssigkeitsflux in das Darmlumen bis zur Isotonie der Ingesta verursacht, ehe die erwünschten Absorptionsvorgänge stattfinden (Michell et al. 1989).

In kommerziell verfügbaren Diättränken sind außer den genannten Inhaltsstoffen häufig zahlreiche weitere Substanzen, wie verschiedene Mengen- und Spurenelemente, Pflanzenfette, Proteine, Lactose, Mucopolysaccharide, adstringierend und styptisch wirkende Pharmaka, Geschmackskorrigentien u. a. enthalten. In letzter Zeit wird besonders der vorteilhafte Einsatz von *löslicher Cellulose* (Mucopolysaccharide) mit Diättränken hervorgehoben (Verschoor und Christensen 1990). Als antidiarrhoische Wirkungen solcher pflanzlichen Kohlenhydrate werden u. a. herausgestellt: Verzögerung der Transitzeit für die Ingesta, Verbesserung der Glucoseabsorptionsrate und Steigerung der Enterozytenneubildung durch Bereitstellung von kurzkettigen Fettsäuren (Butyrat, Propionat) als Energiequelle. Die für die Tiere kommerziell verfügbaren Diättränken sind den entsprechenden Publikationen zu entnehmen (Anonym 1988, 1993; Frederick et al. 1990).

Unterschiedliche Auffassungen existieren bisher darüber, in welcher *Menge* und *Frequenz* die **Diättränken** bei durchfallkranken Jungtieren, wie Kalb, Fohlen, Ferkel oder Welpe, eingesetzt werden sollen. Ein vollständiger Milchentzug und dafür Ersatz der Nahrung mit Diättränke soll den Magen-Darm-Kanal funktionell entlasten und die Erneuerung von zerstörtem Darmepithel beschleunigen (Enterozytenmauserung: ↑). Außerdem dürfte beim Vorliegen von Maldigestion und Malabsorption die Gabe von Diättränken infolge einer geringeren erforderlichen Verdauungsleistung für ihre Inhaltsstoffe weit weniger zur osmotischen Diarrhoe führen als bei Milchtränkung. Als Nachteile einer Versorgung von durchfallkranken Tieren nur mit Diättränken ist die negative Energiebilanz (Abmagerung) und die bereits in wenigen Stunden erfolgende Anpassung der Verdauungsenzyme auf eine sehr niedrige Aktivität zu nennen. Die beschriebe-

2.1. Dehydratation bzw. Hypovolämie 25

Tabelle 2.-6. Rezepturbeispiele für Diättränken bei Tieren (Angaben je l)

Jung- und Kleintiere:

(1) 4,8 g NaCl Na^+ = 139 mmol
   + 4,8 g NaHCO$_3$ (-Acetat) Cl^- = 82 mmol
   +20,2 g Glucose HCO_3^- = 57 mmol
   +10,2 g Glycin   Glucose = 112 mmol
   ─────────   Glycin   = 136 mmol
   40,0 g Pulver   Errechnete Osmolarität: 526 mosmol

(2) 3,5 g NaCl Na^+ = 90 mmol
   +2,5 g NaHCO$_3$ (-Acetat) K^+ = 20 mmol
   +1,5 g KCl Cl^- = 80 mmol
   +22,5 g Glucose HCO_3^- = 30 mmol
   ─────────   Glucose = 125 mmol
   30,0 g Pulver   Errechnete Osmolarität: 345 mosmol

(Die Rezeptur entspricht der Oralytlösung, welche von der WHO für den Menschen empfohlen wird.)

Rinder:

(3) 4,5 g NaCl Na^+ = 77 mmol
   +1,5 g KCl (KHCO$_3$) K^+ = 20 mmol
   ───────── Cl^- (HCO_3^-) = 97 mmol
   6,0 g Pulver   Errechnete Osmolarität: 194 mosmol

Pferde:

(4) 2,5 g NaCl Na^+ = 78 mmol
   +2,6 g KCl K^+ = 35 mmol
   +2,9 g NaHCO$_3$ Cl^- = 78 mmol
   ───────── HCO_3^- = 35 mmol
   8,0 g Pulver   Errechnete Osmolarität: 226 mosmol.

nen Diättränken mit etwa 3%igem Gehalt an Glucose bzw. Aminosäuren (30 g/l) erreichen nur etwa 15% des Energiebetrages von 1 l Vollmilch (Rind). Jungtiere, die über Tage nur mit Niedrigenergie-Diättränken versorgt werden, besitzen bei der Umstellung auf wieder physiologische Milchtränke plötzlich eine erhebliche Diskrepanz zwischen sehr niedriger Enzymaktivität und hohen Anforderungen an die notwendige Verdauungsleistung, z. B. für Milchfett und Milchproteine. Als Folge dieser Imbalance können, mindestens vorübergehend, Maldigestion und osmotische Diarrhoe resultieren. Falls Diättränken mit Milch gemischt, z. B. Volumenverhältnis 1:1, an durchfallkranke Kälber verfüttert werden, sollten möglichst wenige *HCO_3^--Ionen* enthalten sein. Ansonsten wirken diese Anionen im Labmagen als Puffer und verhindern dort die für die physiologische Protein(Casein-)fällung erforderlichen niedrigen pH-Werte zwischen 3 und 5. Nachfolgend kann eine abomasale Maldigestion mit weiteren intestinalen Dysfunktionen entstehen (s. Hartmann 1991). Möglicherweise bewirken außerdem die in der Regel calciumfreien Diättränken im Gemisch mit Milch in den abomasalen Ingesta ein Absinken der Calciumkonzentration. Da ausreichend Ca^{2+}-Ionen für die Fällung des Kappa-Caseins (~80% der Milchproteine) im Labmagen unerläßlich sind, könnten durch den Verdünnungseffekt wiederum Verdauungsstörungen initiiert werden (Roussel und Kasari 1990). Empfehlungen zum Einsatz von Diättränken bei durchfallkranken Jungtieren sind auch dem Kapitel 8.1. zu entnehmen.

2.1.2.2. Parenterale Rehydratation

Nimmt die Dehydratation bei Tieren an Intensität zu und *übersteigt* der *Flüssigkeitsverlust etwa* 8% (80 ml/kg KM), wird außer der oralen Rehydratation zusätzlich oder bei völliger Inappetenz (= Anorexie) allein die **parenterale Substitutionstherapie** erforderlich. Bei starker Dehydratation oder im Schockzustand (Flüssigkeitsverlust: >10% [>100 ml/kg KM]) bleibt als wirksame Alternative nur die intravenöse Flüssigkeitszufuhr (s. Tab. 2.-5.). Es existiert eine Vielzahl unterschiedlich zusammengesetzter Infusionslösungen. Sie können in die beiden Gruppen (1) *kristalloide* und (2) *kolloidale* Lösungen unterteilt werden.

Kristalloide Infusionslösungen enthalten Elektrolyte sowie niedermolekulare organische Substanzen, wie Monosaccharide (Glucose, Fructose), Zuckeralkohole (Sorbitol, Xylitol), Aminosäuren (essentielle, nichtessentielle) oder Lipidemulsionen (Triglyceride, ungesättigte Fettsäuren, Glycerol). Sie werden entsprechend ihrem Verwendungszweck als
(1) *Ersatzlösung* (Zusammensetzung ähnlich der extrazellulären Flüssigkeit, z. B. Vollelektrolytlösung oder Basislösung),
(2) *Erhaltungslösung* (relativ natriumarm sowie kaliumreich zur Substitution insensibler Flüssigkeitsverluste) oder
(3) *Korrekturlösung* (Behebung eines pathologischen Zustandes, z. B. metabolische Azidose mit 8,4% (4,2%-)iger $NaHCO_3$-Lösung oder z. B. Energiedefizit mit hypertoner (>5,4%iger) Kohlenhydratlösung)
bezeichnet. Eine weithin bekannte kristalloide Infusionslösung ist die *Kochsalzlösung*. Sehr häufig wird sie als 0,9%ige Lösung (9 g NaCl/l) eingesetzt. Diese Konzentration ist zwar isoton, aber nicht „physiologisch". Ihr zu hoher Chloridgehalt (153 mmol/l) im Vergleich zur physiologischen Plasmachloridkonzentration (95–115 mmol/l) führt bei Anwendung größerer Volumina zur metabolischen Azidose im Organismus (Hyperchlorämie). Die isotone NaCl-Lösung sollte bei Tieren zum extrazellulären Volumenersatz, zur Korrektur von Natriumverlusten (Hyponatriämie) sowie zur Behandlung einer metabolischen Alkalose verwendet werden. Hypertone NaCl-Lösung (3%ig bzw. 30 g NaCl/l oder

5%ig bzw. 50 g NaCl/l) sind zur Therapie starker Natriumverluste in Begleitung mit einem Wasserüberschuß, z. B. bei der hypotonen Hyperhydratation (= „Wasserintoxikation"), einzusetzen (s. Kap. 2.2.). Noch stärker konzentrierte NaCl-Lösungen, wie 7- bis 10%ig (70–100 g/l), erlangen im Rahmen der Schocktherapie Bedeutung (s. Kap. 8.4.). Sie müssen ausreichend langsam und nur intravenös an Tierpatienten verabreicht werden. Hypotone NaCl-Lösungen (0,45%ig bzw. 4,5 g NaCl/l) werden hauptsächlich gemeinsam mit Kohlenhydraten und KCl als Erhaltungslösung genutzt.

In weiteren Infusionslösungen werden die Na^+-Ionen außer mit Chlorid noch mit weiteren Anionen, wie HCO_3^-, Acetat⁻ oder Lactat⁻, versetzt. Als bekannter Vertreter dieser Gruppe gilt die *Ringerlösung*. Ihr Indikationsgebiet ist als Basislösung (mit HCO_3^--Ionen) der Ersatz von extrazellulärer Flüssigkeit oder als Korrekturlösung (mit Acetat⁻ oder Lactat⁻-Ionen) die Behandlung von metabolischen Azidosen (s. auch Kap. 4.1.2.).

Eine wichtige Gruppe von Infusionslösungen enthalten energetisch verwertbare Substanzen. Sie werden als *Nähr-* oder *Energielösungen* bezeichnet und sind für die parenterale Ernährung sehr bedeutungsvoll (s. Kap. 6.). Zur Behandlung von Energiedefiziten finden bei Tierpatienten häufig Kohlenhydratlösungen Anwendung. Mit 54 g Glucose oder Fructose (Gemisch beider Monosaccharide → Invertzucker) je 1 l Lösung werden isotone Konzentrationen erreicht. Als hauptsächliche Indikation derartiger Lösungen gilt die Zufuhr von schnell verwertbarer Energie an den erkrankten Organismus. Ein Volumenersatz von extrazellulärer Flüssigkeit ist mit den elektrolytfreien Kohlenhydratlösungen kaum zu erreichen. So bleiben z. B. nach Applikation einer isotonen Glucoselösung (= osmotisch nicht gebundenes Wasser) an die Tiere in jedem Fall nur maximal 5% (Anteil des Blutplasmavolumens an der KM) der zugeführten Menge im intravasalen Flüssigkeitsraum zurück (s. Abb. 2.-5. bis 2.-8.). Demzufolge können die Kohlenhydratlösungen nicht effektiv als Zufuhr für den Flüssigkeitserhaltungsumsatz des Organismus herangezogen werden. Geschieht diese Verwendung trotzdem, ist beim Tierpatienten mit einer Elektrolytdepletion (renale Ausscheidung) zu rechnen, und nachfolgend entstehen Hyponatriämie, -chlorämie, -kaliämie sowie -magnesämie. Fernerhin sollten reine Kohlenhydratlösungen möglichst nicht subkutan verabfolgt werden, weil ansonsten in diesen hypoionen Flüssigkeitspool extrazelluläre Elektrolyte einwandern (Diffusion) und sich danach eine Hypoosmolalität mit hypovolämischer Schockgefahr für den Organismus entwickeln kann (Schaer 1989).

Weitere Nährlösungen enthalten anstelle von Kohlenhydraten ein Aminosäurengemisch oder eine Fettemulsion. Ihr Einsatz ist im Rahmen der parenteralen Ernährung von Tierpatienten bedeutungsvoll (s. Kap. 6.2.).

Abweichend von den Inhaltsstoffen der kristalloiden Lösung, enthalten die **kolloidalen Infusionslösungen** hochmolekulare, nichtdiffusible Substanzen, wie Albumin, Dextran, Gelatine oder Hydroxyethylstärke (HES). Ihre Applikation direkt in den intravasalen Raum stabilisiert das physiologische Blutplasmavolumen, z. B. bindet 1 g Albumin etwa 18 g Wasser (s. Kap. 5.2.).

28 1. Innere Homöostase

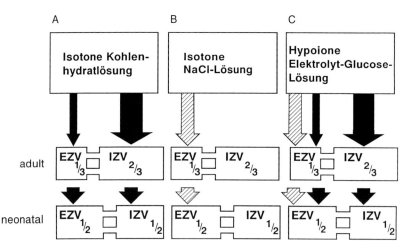

Abb. 2.-5. Verteilung unterschiedlich zusammengesetzter Infusionslösungen auf das extrazelluläre (EZV)- und intrazelluläre Flüssigkeitsvolumen (IZV) des Körpers. (Erläuterungen im Text.)

Die für Tiere kommerziell verfügbaren Infusionslösungen sind den entsprechenden Publikationen zu entnehmen (Anonym 1988, 1993; Frederick 1990).

Wie bereits angedeutet, gelingt mit einer unterschiedlichen **Zusammensetzung** der **Infusionslösungen** eine gezielte *Einflußnahme* auf die *Flüssigkeitskompartimente* des Körpers, wie extrazellulärer, intrazellulärer oder intravasaler Raum. Erfolgt z. B. die Applikation einer isotonen Kohlenhydratlösung (5,4%ig bzw. 54 g Substanz/l) an Tiere, dann werden die Monosaccharide relativ rasch metabolisiert (z. B. $T_{1/2}$ für Glucose: ~18 min). Das übrigbleibende „freie Wasser" der Lösung verteilt sich auf die Kompartimente des Körpers entsprechend ihrer relativen Volumenanteile (Abb. 2.-5. [A] sowie 2.-7.). Im Unterschied dazu gelangt nach Zufuhr einer isotonen NaCl-Lösung (0,9%ig bzw. 9 g NaCl/l) diese ausschließlich in den extrazellulären Flüssigkeitsraum (Abb. 2.-5. [B] sowie 2.-7.). Der Grund dafür ist die vollständige „osmotische Bindung" des Wassers in dieser Lösung an die extrazellulären Elektrolyte Na^+- und Cl^--Ionen. Werden in einer isotonen Infusionslösung Kohlenhydrate und Elektrolyte gemischt, dann kombinieren sich die Effekte (Abb. 2.-5. [C]). Das in Abhängigkeit vom Elektrolytgehalt der Lösung osmotisch gebundene Wasser gelangt nach extrazellulär, während sich das freie Wasser (= nicht osmotisch an Elektrolyte gebunden) im relativen Verhältnis extra- und intrazellulär aufteilt.

Soll mit der parenteralen Flüssigkeitstherapie vorrangig ein Volumenmangel des Intravasalraumes behoben werden, z. B. Behandlung eines hypovolämischen Schocks oder vorrangige Auffüllung des Blutkreislaufes von im Umfang beträchtlichen extrazellulären Wasserdefiziten bei Großtieren, sind die Verän-

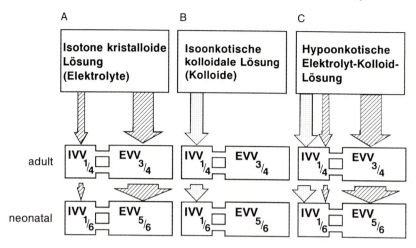

Abb. 2.-6. Verteilung unterschiedlich zusammengesetzter Infusionslösungen auf das intravasale (IVV)- und extravasale Flüssigkeitsvolumen (EVV) des Körpers. (Erläuterungen im Text.)

derungen des onkotischen Druckes besonders zu beachten. Werden in solchen häufig akuten Erkrankungsfällen kristalloide Infusionslösungen ohne Kolloide verabreicht, dann verteilen sich derartige Lösungen im intra- und extravasalen Raum entsprechend der vom Lebensalter des Probanden abhängigen relativen Anteile (Abb. 2.-6. [A] sowie 2.-8.). Dieser Verteilungsmodus kommt zustande, weil durch die Zufuhr der kolloidfreien Lösung der onkotische Druck im Plasma abnimmt und dadurch das Wasserbindungsvermögen des Blutes sinkt. Die Folge ist ein erhöhter Flüssigkeitsstrom nach extravasal ins Interstitium. Werden dagegen Infusionslösungen mit natürlichen oder synthetischen Kolloiden in isoonkotischer Konzentration an die Tiere verabfolgt, ändert sich der kolloidosmotische Druck des Plasmas kaum, und die zugeführte Flüssigkeit bleibt bis zum Abbau der Kolloide im Intravasalraum (Abb. 2.-6. [B] sowie 2.-8.). Nach der Applikation einer gemischten Elektrolyt-Kolloid-Lösung an Tiere kommt es zur Kombination der beschriebenen Effekte (Abb. 2.-6. [C]).

Am Beispiel des Kälberorganismus (Kalb mit ~50 kg KM) werden in den Abb. 2.-7. und 2.-8. die Volumeneffekte unterschiedlich zusammengesetzter Infusionslösungen auf die Flüssigkeitskompartimente quantitativ als Schema dargestellt. Anhand der Zahlen für die Flüssigkeitsvolumina ante und post infusionem wird offensichtlich, daß elektrolytfreie Infusionslösungen, z. B. reine Kohlenhydratlösungen, einen geringen extrazellulären und noch viel kleineren intravasalen Volumeneffekt ausüben (Abb. 2.-7.). Droht bei intensiv dehydratisierten Tieren der hypovolämische Schock, gelingt mit kolloidalen Lösungen eine beachtliche Auffüllung des intravasalen Kompartiments. Finden bei derartig erkrankten Tieren solche Lösungen mit Kolloiden Anwendung, ist teilweise sogar mit

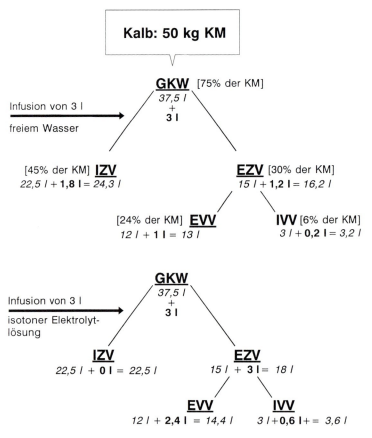

Abb. 2.-7. Schema des quantitativen Volumeneffektes von Infusionslösungen ohne (oben) und mit Elektrolyten (unten) auf die Flüssigkeitskompartimente eines Kälberorganismus (GKW = Gesamtkörperwasser, EZV bzw. IZV = extra- bzw. interzelluläres Volumen, EVV bzw. IVV = extra- bzw. intravasales Volumen). (Erläuterungen im Text.)

einem über die zugeführte Infusionsmenge hinaus vorhandenem Volumeneffekt (Expanderwirkung) zu rechnen (Abb. 2.-8., unten; s. auch Kap. 5.2.).
Nach Kenntnis der (1) *Menge*, des (2) *Applikationsweges* sowie der (3) *Inhaltsstoffe* bleibt als vierter **Wirksamkeitsfaktor** der **Flüssigkeitstherapie** die Festlegung der (4) *Verabreichungsgeschwindigkeit*. Letztere wird maßgeblich von der Intensität sowie der Geschwindigkeit des Flüssigkeitsverlustes beim Tierpatienten bestimmt.
Bei hochgradiger Dehydratation, z. B. ausgeprägtem hypovolämischem Schock, ist ein rascher intravenöser Flüssigkeitsersatz mit 2 bis 3 ml/kg KM · min für die ersten 0,5 h nicht selten lebensrettend. Danach kann bei Tieren je 1 h etwa das

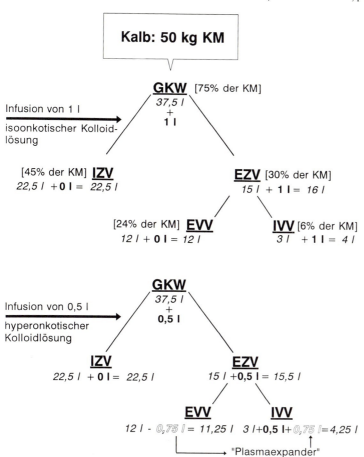

Abb. 2.8. Schema des quantitativen Volumeneffektes von iso- und hyperonkotischen Kolloidlösungen auf die Flüssigkeitskompartimente des Kälberorganismus. (Erläuterungen s. Abb. 2.-7. sowie im Text.)

Blutvolumen (7–8% der KM, d. h. etwa 70 bis 80 ml/kg KM) relativ sicher verabfolgt werden. Als allgemeine Regel der Zufuhrgeschwindigkeit gilt, daß das berechnete Flüssigkeitsdefizit des Patienten zur Hälfte in 6 h, zu Dreiviertel in 24 h sowie vollständig in etwa 48 h ausgeglichen werden sollte. Als für Tiere praktikable Infusionsgeschwindigkeit (geringe Volumenbelastung ↔ begrenzte Infusionsgesamtdauer) können 15 bis 30 ml/kg KM · h empfohlen werden.
Bei Verwendung der auch in der Veterinärmedizin gebräuchlichen humanmedizinischen Infusionsbestecke mit 10 bis 20 Tropfen je ml Lösung ist die Applikationsgeschwindigkeit in Tropfen je min mit der nachfolgenden Formel zu berechnen (s. auch Tab. A7):

Tropfen je min = $\dfrac{\text{Tropfen/ml} \cdot \text{Infusionsvolumen (ml)}}{60 \cdot \text{Dauer der Infusion (h)}}$.

Beispiel: Hund mit 15 kg KM, erwünschtes Infusionsvolumen 150 ml je 1 h, ergibt

$$\dfrac{15 \cdot 150}{60 \cdot 1} = 38 \text{ Tropfen/min}.$$

Wird die zulässige intravenöse Applikationsgeschwindigkeit für den Tierpatienten deutlich überschritten, kommt es zum Anstieg des zentralen Venendruckes (Flüssigkeitsstau vor dem rechten Herzen; Druckanstieg: >12 cm Wassersäule) mit nachfolgender Gefahr eines Lungenödems, erschwerter Atmung, serösen Nasenausflusses, Unruhe sowie kardialer Insuffizienz (s. auch Kap. 8.4.). Bei Verwendung von kristalloiden Infusionslösungen treten nach zu schneller Applikation durch die entstehende Hyposmie die lebensgefährlichen Folgen im Körper eher und deutlicher auf als nach Zufuhr von kolloidalen Lösungen. Aufgrund der beschriebenen Reaktionen ist der Infusionsvorgang bei Tieren bezüglich Verträglichkeit und Wirksamkeit ausreichend zu überwachen (Monitoring).

Abweichend von dem Ziel eines Flüssigkeitsersatzes erfolgt bei der Hyperinfusionstherapie von Pferden, die chronisch-obstruktive Störungen am Respirationstrakt aufweisen, gewollt eine schnelle Infusionsgeschwindigkeit, z. B. >100 ml isotone NaCl-Lösung je kg KM je h. Mit dieser Behandlung wird eine Flüssigkeitsbewegung vom Blut der pulmonalen Kapillaren in Richtung Alveolen und Bronchioli bzw. Bronchi bezweckt („innere Spülung"; s. auch Kap. 8.5.).

Insgesamt ergeben sich für die orale oder die parenterale Flüssigkeitstherapie zum Zweck der Volumensubstitution bei dehydratisierten Tieren eine große Anzahl von Behandlungsmöglichkeiten. Das Herausfinden einer möglichst optimal wirksamen Therapievariante für den aktuell vorliegenden Erkrankungsfall setzt ausreichend klinisch-pathologische sowie klinisch-pharmakologische Kenntnisse des Therapeuten voraus. Eine Situation, wonach mit nur einer oder nur wenigen Lösungen die ganze Vielfalt der homöostatischen Störungen bei Tieren erfolgreich behandelt werden kann, bleibt eine Illusion.

2.2. Hyperhydratation bzw. Hypervolämie

2.2.1. Pathophysiologie und Diagnostik

Die extrazelluläre Volumenexpansion kommt, mit Ausnahme der Ödeme, bei Tieren mit physiologischem Durstmechanismus sowie intakter Nierenfunktion

2.2. Hyperhydratation bzw. Hypervolämie

eher selten vor. Überschüssiges freies Wasser im Körper wird relativ rasch und mit beachtlicher Kapazität renal eliminiert. Nehmen Tiere in kurzer Zeit sehr große Mengen an Trinkwasser (elektrolytarm) auf, z. B. Kälber, die nach längerer Zeit der Einzeltränkung mit zu wenig Milch plötzlich Zugang zur Selbsttränke erlangen, kann eine **hypotone Hyperhydratation** entstehen (*„Wasserintoxikation"*). Das plötzliche Absinken der Plasmaosmolalität <200 mosmol/kg verursacht in Abhängigkeit von der tierartlich etwas unterschiedlichen osmotischen Widerstandsfähigkeit (= Fragilität) der Erythrozyten eine Hämolyse mit nachfolgender Hämoglobinämie/-urie (→ rotbrauner Harn). Außerdem kann eine **Hyperhydratation** im Organismus durch **Hypertonizität** (überschüssiges osmotisch gebundenes Wasser) als Folge einer ekzessiven Salzaufnahme, wie *Salzintoxikation*, entstehen. Die Zufuhr von z. B. extrazellulären Elektrolyten, wie Na$^+$- sowie Cl$^-$-Ionen u. a., ohne Wasser bewirkt im Körper eine Expansion des Extrazellularraumes auf Kosten von intrazellulärer Flüssigkeit. Da sich die Flüs-

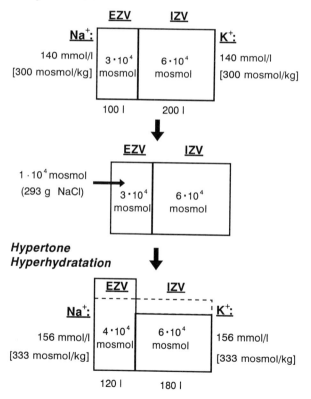

Abb. 2.-9. Wirkung der Zufuhr von 293 g NaCl auf das extra- und intrazelluläre Flüssigkeitsvolumen sowie den osmotischen Druck im Körperwasser eines Pferdes mit 450 kg KM (Vergleiche mit Abb. 2.-2. und 2.-3.). (Erläuterungen im Text.)

34   1. Innere Homöostase

sigkeit im Organismus bei gleichen hydrostatischen Bedingungen stets in Richtung des erhöhten osmotischen Druckes bewegt, führt die nach einer ekzessiven Salzaufnahme induzierte extrazelluläre Hypertonizität zu einer Wasserbewegung vom Intra- in den Extrazellularraum (Abb. 2.-9.). Schließlich kann eine Hyperhydratation bzw. Hypervolämie auch iatrogen verursacht werden, z. B. nach Zufuhr eines zu großen Flüssigkeitsbetrages an Tierpatienten mit physiologischer und, noch eher, mit pathologischer Nierenfunktion.

In der Abb. 2.-9. werden, wiederum am Beispiel des Pferdeorganismus (450 kg KM), die Auswirkungen einer Kochsalzaufnahme auf die Flüssigkeitsvolumina und die Osmolalitäten des Körpers schematisch dargestellt. Der an das Tier theoretisch zugeführte Betrag an NaCl von $1 \cdot 10^4$ mosmol gelangt, z. B. nach oraler Aufnahme, über den Magen-Darm-Kanal in das extrazelluläre Kompartiment. Die dabei entstehende extrazelluläre Hypertonizität erzwingt bis zum Ausgleich der Osmolalität eine Wasserbewegung im Körper aus dem intra- in den extrazellulären Flüssigkeitsraum. Demzufolge gilt (vgl. Kap. 2.1.1.):

$$\text{Neue EZV-Osmolalität} = \text{Neue IZV-Osmolalität}$$

$$\frac{4 \cdot 10^4 \text{ mosmol}}{(100 + \mathbf{X}) \text{ l}} = \frac{6 \cdot 10^4 \text{ mosmol}}{(200 - \mathbf{X}) \text{ l}}$$

oder

$$4 \cdot 10^4 (200 - \mathbf{X}) = 6 \cdot 10^4 (100 + \mathbf{X})$$
$$\mathbf{X} = 20.$$

Die nach der Salzaufnahme neu entstandenen Flüssigkeitsvolumina und Osmolalitäten sind:

$$\frac{4 \cdot 10^4 \text{ mosmol}}{120 \text{ l}} = 333 \text{ mosmol/kg} \quad [\text{EZV}]$$

$$\frac{6 \cdot 10^4 \text{ mosmol}}{180 \text{ l}} = 333 \text{ mosmol/kg} \quad [\text{IZV}].$$

Es wird deutlich, daß die extrazelluläre Volumenexpansion mit intrazellulärer Volumenreduktion einhergeht (s. Abb. 2.-9.). Solche Zustände würden bei gesunden Tieren sofort eine verstärkte renale Natriumausscheidung (Natriuresis) und eine erhöhte gastrointestinale Wasseraufnahme zur Senkung der erhöhten Plasmaosmolalität initiieren. Klinische Symptome einer Hyperhydratation beginnen sich ab einer extrazellulären Volumenexpansion von 5 bis 10% der KM auszubilden. Im Vordergrund stehen bei akuten hypervolämischen Erkrankungsfällen entsprechende Belastungen der Herz-Kreislauf-Funktion

2.2. Hyperhydratation bzw. Hypervolämie

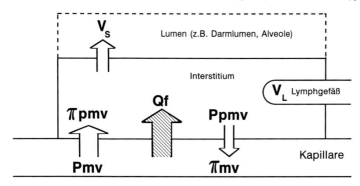

Gleichung nach Starling: $Qf = K(Pmv - Ppmv) - \sigma(\pi mv - \pi pmv) + V_L + V_S$

Abb. 2.-10. Faktoren des transkapillären Flüssigkeitsaustausches. Qf = Netto-Flüssigkeitsaustausch, Pmv und Ppmv = hydrostatischer Druck mikrovaskulär und perimikrovaskulär, πmv und πpmv = onkotischer Druck mikrovaskulär und perimikrovaskulär, K = Filtrationskoeffizient, σ = onkotischer Reflexionskoeffizient, V_S = in die Körperlumina abgegebene Flüssigkeitsmenge, V_L = mit der Lymphe abtransportierte Flüssigkeitsmenge.

(erhöhter zentraler Venendruck) sowie Organ(Lungen-)ödeme mit Dyspnoe. Mit dem Tod der Tiere ist etwa bei einer Verdoppelung des extrazellulären Flüssigkeitsraumes zu rechnen. Entwickelt sich die Hyperhydratation chronisch, dominiert die Ödembildung (Großtiere: vorzugsweise Unterbauchregion; Kleintiere: vorzugsweise vermehrte Peritonealflüssigkeit [= Aszites]).

Die Expansion allein des interstitiellen Flüssigkeitskompartiments im Körper wird **Ödem** genannt. Es kann im Organismus *lokal* oder *generalisiert* auftreten. Das Ödem zählt zu den Verteilungsstörungen des Körperwassers. Der transvaskuläre Flüssigkeitsaustausch ist von den in der Abb. 2.-10. schematisch dargestellten Faktoren der „Starling-Gleichung" abhängig. Demzufolge sind in der klinischen Praxis als Ursachen der Entstehung von Ödemen zu nennen:

(1) erhöhter hydrostatischer Druck im Intravasalraum, z. B. nach Insuffizienz des Herz-Kreislauf-Systems, der Leber oder der Nieren sowie bei venöser Thrombose;
(2) erniedrigter kolloidosmotischer Plasmadruck, wie Hypoprotein(-albumin-)ämie nach inadäquater hepatischer Protein(Albumin-)bildung oder gastrointestinalem bzw. renalem Proteinverlustsyndrom;
(3) erhöhte Kapillarpermeabilität, z. B. nach Intoxikation, Infektion oder Allergenwirkung;
(4) reduzierte Lymphdrainage, wie Gewebedruckanstieg durch raumfordernde Prozesse (Tumoren) oder
(5) eine Kombination der unter (1) bis (4) genannten Faktoren (s. auch Hartmann und Meyer 1994).

36   1. Innere Homöostase

2.2.2. Therapieprinzipien

Entsprechend den Ursachen der Hyperhydratation hat die **Behandlung** *kausal* und gegebenenfalls *symptomatisch* zu erfolgen.
Im Fall der *hypotonen Hyperhydratation* („Wasserintoxikation") ist zuerst die Trinkwasserzufuhr an die Tiere auf den Bedarf zu korrigieren. Bei akuter hypotoner Hypervolämie ist außerdem eine intravenöse Zufuhr von hypertoner NaCl-Lösung (3–5%ig, z. B. 1–3 ml/kg KM) mit dem Ziel der Normalisierung der Plasmaosmolalität hilfreich.
Für die Therapie der hypertonen Hyperhydratation (Salzintoxikation) ist nach der Korrektur des Salzgehaltes in der Nahrung die Zufuhr von freiem Wasser an die erkrankten Tiere wichtig. Letzteres Behandlungsziel wird durch ausreichende Bereitstellung von Trinkwasser und/oder durch parenterale Zufuhr von elektrolytfreien Infusionslösungen, z. B. isotone Kohlenhydratlösung, erreicht. Auf diese Weise werden bei Tieren, z. B. Schweinen nach Kochsalzvergiftung, mit intakter Nierentätigkeit die im Körper überschüssigen Elektrolyte renal eliminiert, und es kehren im Organismus wieder physiologische Zustände des inneren Milieus zurück. In persistierenden Fällen einer Hypernatriämie ist zusätzlich der Einsatz von Diuretika zu empfehlen (s. auch Kap. 3.1.2.).
Die Behandlung von *Ödemen* bei Tieren hat unbedingt die Ursache(n) der interstitiellen Volumenexpansion mit einzubeziehen. Bei einem Proteinmangel sind möglicherweise Ernährungsstörungen, z. B. Hungerödem, zu beseitigen oder erhöhte Eiweißverluste über den Gastrointestinaltrakt (Diarrhoe) bzw. die Nieren (glomeruläre Insuffizienz) zu stoppen. Andererseits kann ebenso eine Hypoprotein(-albumin-)ämie durch unzureichende Eiweiß(Albumin-)bildung in der Leber (hepatische Insuffizienz) entstehen, so daß eine Stabilisierung dieser Organfunktion, z. B. durch geeignete Aminosäurenzufuhr („Leberschontherapie"), anzuraten ist. Für die Ödeme mit erhöhter vaskulärer Permeabilität sind zahlreiche Mediatoren verantwortlich, deren Wirkung im Körper durch geeignete Pharmaka, wie Antihistaminika, Glucocorticosteroide, Ca^{2+}-Lösungen u. a., zurückgedrängt werden muß. Nicht selten treten bei Tieren Stauungsödeme auf, deren erfolgreiche Behandlung durch Normalisierung der kardiovaskulären Funktionen, z. B. Herzglykoside, erreicht werden kann.
Wie ersichtlich, gelingt eine wirksame und anhaltende Therapie von Ödemen zuerst durch Beseitigung oder Verminderung ihrer funktionellen Ursachen im Körper. In zweiter Hinsicht sind die überschüssigen Flüssigkeit bzw. Elektrolyte durch verstärkte Diurese aus dem Organismus zu eliminieren. Hierzu finden die Diuretika Anwendung. Die Wirkungen dieser Pharmaka beruhen auf der unabhängig von der aktuellen Bilanz im Körper initiierten Steigerung der renalen Exkretion an Na^+- und K^+-Ionen (plus äquivalenter Betrag an Anionen) sowie des an diese Elektrolyte gebundenen Wassers. Die auf diese Weise erzwungene vermehrte Harnbildungsrate (Diurese: ↑) führt im Organismus zur Verarmung an Elektrolyten sowie Flüssigkeit. Letzteres ist bei Ödemen von Tierpatienten ein erwünschtes Behandlungsziel. Bei über Tage anhaltender

Diuretikumzufuhr an Tiere, z. B. „Ausschwemmen" hartnäckiger, chronisch entstandener Ödeme, sind die Kontrolle und sorgfältige Bilanzierung vor allem der Na$^+$- und K$^+$-Ionen sowie des Körperwassers dringend anzuraten. Ansonsten könnten beim Tierpatienten unerwünscht Hypokaliämie, -natriämie und/oder Hypovolämie auftreten.

Die verschiedenen Diuretika lassen sich in fünf Wirkungsgruppen einteilen (Tab. 2.-7.).

Die (1) *Osmodiuretika* wirken relativ mild, indem z. B. der Zuckeralkohol Mannitol zwar renal ultrafiltriert, jedoch wenig tubulär resorbiert wird. Als Folge steigt in den distalen Abschnitten der Nierentubuli die intraluminale Osmolalität, so daß vermehrt Wasser (Harn) aus dem Körper eliminiert wird. Es wird bei dieser Wirkung der Osmodiuretika das renale Ausscheidungsmuster für die Körperelektrolyte wenig oder gar nicht beeinflußt. In gleicher Weise wirkt übrigens beim Diabetes mellitus der erhöhte Glucosegehalt im Tubulusharn, der die für diese Erkrankung obligate Polyurie mit kompensatorischer Polydipsie verursacht. Ebenso werden Kohlenhydrate diuretisch wirksam, die mit zu großer Applikationsgeschwindigkeit (>>0,5 g Glucose/kg KM · h) intravenös an Tiere verabfolgt werden (s. auch Kap. 6.2.1.).

Tabelle 2.-7. Indikation und Dosierung (ml/kg KM) wichtiger Diuretika (in Anlehnung an Löscher et al. 1991)

Indikation	Schleifendiuretika (Furosemid)	Benzothiadiazine (Hydrochlordiazid)	Osmodiuretika (Mannitol-10%)	Carboanhydrase-Hemmer (Acetazolamid)	Aldosteron-Hemmer (Spironolacton)
Generalisiertes Ödem	1–3				
Lungenödem	1–3				
Hirnödem	1–3		10–15		
Aszites/Hydrothorax, -perikard	1–3				2–4
Herzinsuffizienz	1–3	0,5–2			2–4
Niereninsuffizienz	4–8		10–15		
Diabetes insipidus		0,5–2			
Forcierte Diurese	4–8	0,5–2	10–15	0,5–10	

1. Innere Homöostase

Eine weitere Gruppe relativ mild wirkender Diuretika sind die (2) *Carboanhydrase-Hemmer*. Ihre Wirkung erfolgt am proximalen Tubulusabschnitt der Nieren, indem sie den dort stattfindenden Austausch zwischen ultrafiltrierten Na^+-Ionen und den in den Tubuluszellen gebildeten H^+-Ionen.

$$(H_2O + CO_2 \xrightarrow{\text{Carboanhydrase}} H_2CO_3 \to H^+ + HCO_3^-)$$

beeinträchtigen. Die Folgen dieser Reaktion sind erhöhter renaler Natrium- und Wasserverlust (= alkalischer Harn) sowie Retention von H^+-Ionen im Körper. Demzufolge entwickeln derartig behandelte Tiere eine metabolische Azidose, die respiratorisch kompensiert werden muß (Tachypnoe mit PCO_2: ↓).

Mit stärkerem Effekt kann die Harnbildung bei Tieren mit den (3) *Schleifendiuretika* stimuliert werden. Der bekannteste Vertreter dieser Gruppe ist das Furosemid. Die Wirksamkeit beruht auf einer Hemmung der „Chlorid-Pumpe" am aufsteigenden Schenkel der Henleschen Schleife des Tubulussystems. Die beeinträchtigte tubuläre Reabsorption des Anions Chlorid verhindert nach dem Gesetz der Elektroneutralität den Übertritt eines äquivalenten Betrages an Kationen, wie Na^+-Ionen, aus dem Primärharn des Tubuluslumens zurück in den Organismus. Nachfolgend erhöht sich im Organismus die renale Elektrolyt- plus Wasserausscheidung.

In ähnlicher Weise reduzieren Arzneimittel der Gruppe der (4) *Benzothiadiazine* die tubuläre Resorption von Elektrolyten am jetzt distalen Abschnitt des Tubulussystems.

Als letzte Gruppe der Diuretika sind die (5) *Aldosteron-Hemmer* zu nennen. Diese Pharmaka, wie Spironolacton, verdrängen das Mineralocorticosteroid Aldosteron von seinen Rezeptoren im distalen Tubulusabschnitt sowie den Sammelrohren der Nieren und hemmen so die dort stattfindende Na^+-Resorption. Durch diese Wirksamkeit wird gleichzeitig die renale K^+-Ausscheidung reduziert (= kaliumsparendes Diuretikum; s. Tab. 2.-7.).

3. Elektrolyttherapie gegen isoionische Störungen (Dysionie)

Die Elektrolyte des Körpers üben sehr unterschiedliche, lebenswichtige Funktionen aus. Während die Kationen Na^+ und K^+ entscheidend das extra- und intrazelluläre Flüssigkeitsvolumen regulieren (s. Kap. 2.), beteiligen sich die Anionen Cl^- und HCO_3^- an der Aufrechterhaltung des Säuren-Basen-Gleichgewichtes im Körper (s. Kap. 4.). Außerdem sind die Elektrolyte Ca^{2+}, Mg^{2+} und $HPO_4^{2-}/H_2PO_4^-$ für zahlreiche spezifische Körperfunktionen unerläßlich. Als Regelgröße des Elektrolytstoffwechsels gilt die Plasmakonzentration der verschiedenen Ionen. Ursachen von behandlungsbedürftigen Elektrolytimbalancen können bei Tieren sein:
(1) eine negative oder positive Bilanzstörung,
(2) eine maladaptive Regulation sowie
(3) eine Volumenveränderung des Elektrolytlösungsraumes.

Für die **Therapie** von *mittel-* bis *hochgradigen isoionischen Störungen* (**Dysionie**) sind bei Tierpatienten neben dem Abstellen der primären Ursache(n) des Leidens die kurzfristige Elektrolytsubstitution (bei negativer Bilanzstörung) oder die erzwungene gesteigerte Ionenexkretion über die Nieren (bei positiver Bilanzstörung) oft lebensrettend. Abweichend davon werden die *geringgradigen Elektrolytstoffwechselstörungen* vordergründig durch diätetische Maßnahmen behandelt.

3.1. Hypo- oder Hypernatriämie

3.1.1. Pathophysiologie und Diagnostik

Die Na^+-Ionen sind mit einem physiologischen Plasmagehalt zwischen 135 und 150 mmol/l das quantiativ wichtigste Kation des Extrazellularraumes. So besitzt z. B. ein Rind mit 450 kg KM und 90 l extrazellulärer Flüssigkeit (EZV – adult: ~20% der KM) etwa 12 800 mmol austauschbares Natrium (131 mmol Na^+ je kg $KM^{0,75}$). Untersuchungen u. a. an Pferden haben ergeben, daß die Na^+-Bilanz des tierischen Organismus durch unterschiedliche renale Na^+-Exkretion in weiten Grenzen stabil gehalten werden kann (Rose 1990). Der Plasma-Na^+-Gehalt steht in enger funktioneller Beziehung zum extrazellulären Flüssigkeitsvolumen (s. Kap. 2.1.1. sowie 2.2.1.). Veränderungen der Plasma-Na^+-Konzentration sig-

3. Elektrolyttherapie gegen isoionische Störungen (Dysionie)

nalisieren daher nicht vordergründig eine negative oder positive Na$^+$-Bilanz des Körpers, sondern vielmehr eine extrazelluläre Volumenänderung [= unterschiedliches Volumen des Na$^+$-Lösungsraumes (Abb. 3.-1.)]. Außer von der Na$^+$-Bilanz und dem extrazellulären Volumen ist der Plasma-Na$^+$-Gehalt drittens von der Plasma-K$^+$-Konzentration abhängig. Für beide Kationen des Körpers verdeutlicht folgende Gleichung die Zusammenhänge:

$$\text{Plasma-Natrium} = \frac{\text{austauschbares Natrium (Na}_e\text{)} + \text{austauschbares Kalium (K}_e\text{)}}{\text{Gesamtkörperwasser (GKW)}}.$$

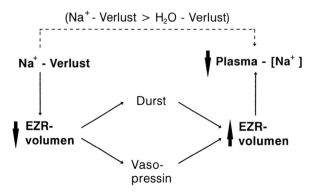

Abb. 3.-1. Beziehungen zwischen extrazellulärem Volumen und Plasma-Na$^+$-Gehalt. (EZR = extrazellulärer Raum).

Mit dieser Formel können näherungsweise Elektrolytdefizite bei dehydratisierten Tieren ermittelt werden. In der Tabelle 3.-1. wird anhand eines Beispiels die Berechnung der Na$^+$- sowie K$^+$-Defizite von exsikkotischen Tieren demonstriert (s. auch Kap. 8.2.).

Die **Hyponatriämie** *(Plasma-Na$^+$: <135 mmol/l)* kann die Folge von
(1) ungenügender Na$^+$-Aufnahme,
(2) erhöhter Na$^+$-Abgabe,
(3) Hyperhydratation oder
(4) einer Kombination dieser Faktoren

sein. Die für eine Hyponatriämie bei Tieren wesentlichen Ursachen sind Inhalt der Tabelle 3.-2. Der Grund für eine „fälschliche" Hyponatriämie kann u. a. ein erhöhter Plasmagehalt an relativ großen Molekülen, wie Lipide oder Proteine, sein. Da solche Moleküle einen bestimmten Betrag an Plasmawasser osmotisch binden und die Na$^+$-Ionen nur in der übrigen „flüssigen" Phase des Blutplasmas präsent sind, ist bei ausgeprägter Hyperlipämie/-proteinämie mit einer *Pseudohyponatriämie* zu rechnen. Weil die relativ großen Moleküle den gemessenen osmotischen Druck des Plasmas kaum verändern, geht diese „fälschliche" Hypo-

Tabelle 3.-1. Beispiel für die Errechnung eines Elektrolytdefizits bei dehydratisierten Tieren (adultes Pferd mit Diarrhoe: 400 kg KM; Dehydratation: 8% der KM), s. auch Anhang (Tabellen A.2. und A.3.)

GKW → physiologisch	= 220 l (55% der KM)
GKW → Dehydratation (Flüssigkeitsdefizit)	= 188 l (KM · 0,08 = 32 l)
Es gilt im physiologischen Zustand:	
Plasma-Natrium · GKW	= $Na_e + K_e$
140 mmol/l · 220 l	= 30800 mmol
$Na_e + K_e$ [**physiologisch**]	= **30800 mmol**
und bei isotoner Dehydratation:	
140 mmol/l · 188 l	= 26320 mmol
$NA_e + K_e$ [**dehydratisiert**]	= **26320 mmol**
$Na_e + K_e$ [**Gesamtdefizit**]	= **4480 mmol**

Bei gastrointestinalen Funktionsstörungen umfaßt der Natriumverlust zwischen 70 und 80% des Gesamtkationendefizits. Daher kann kalkuliert werden:

Gesamtkationendefizit	= 4480 mmol
davon 75% *Na-Defizit*	= 3360 mmol
und 25% *K-Defizit*	= 1120 mmol

GKW = Gesamtkörperwasser; Na_e/K_e = $Na/K_{exchangeable}$.

natriämie mit, diagnostisch nutzbaren, erhöhten Werten für das osmolale gap einher (s. auch Kap. 2.1.1.). Im Fall der Hyperglykämie steigt dagegen infolge der vermehrten, relativ kleinen Glucosemoleküle die Plasmaosmolalität an (1 mmol/l Glucose = 1 mosmol/kg) und nachfolgend kommt es im Körper zu einer Wasserbewegung von intra- nach extrazellulär (vgl. hierzu Abb. 2.-9.). Auf dieser Grundlage bedingt der Anstieg des Plasmaglucosegehaltes um ~5,6 mmol/l den Abfall der Plasma-Na^+-Konzentration um ~1,6 mmol/l. Sehr oft ist bei Tieren die Hyponatriämie eine Folge erhöhter Elektrolytverluste des Körpers (s. Tab. 3.-2.). Kompensatorisch wird in solchen Fällen die Flüssigkeitsexkretion relativ verringert, und der Plasma-Na^+-Gehalt steigt wieder an. Auch bei Verteilungsstörungen der transzellulären Flüssigkeit entsteht durch die Akkumulation natriumhaltiger Flüssigkeit in den Körperhöhlen häufig eine Hyponatriämie.

Die klinischen Symptome der Hyponatriämie sind bei Tieren unspezifisch. Die hypovolämische Hyponatriämie führt meistens zu einem ausgeprägten Plasmavolumenmangel mit deutlichen hypovolämischen Schockreaktionen (Hämokonzentration: ↑↑). Die hypervolämische Hyponatriämie („Wasserintoxika-

3. Elektrolyttherapie gegen isoionische Störungen (Dysionie)

Tabelle 3.-2. Ursachen (U), Diagnostik (D) und Behandlung (B) einer Hyponatriämie

(1) „Fälschliche" Hyponatriämie mit *physiologischer Plasmaosmolalität*
U: Hyperlipämie
   Hyperproteinämie

(2) „Fälschliche" Hyponatriämie mit *erhöhter Plasmaosmolalität* (>315 mosmol/kg)
U: Hyperglykämie
   Iatrogen, z. B. Mannitolgabe

(3) **Hyponatriämie** mit *verringerter Plasmaosmolalität* (<270 mosmol/kg)
   1. und *Hypervolämie*
      U: Kardiale Stauungsinsuffizienz
         Leberinsuffizienz (Zirrhose)
         Niereninsuffizienz
         Iatrogene exzessive Flüssigkeitszufuhr, z. B. iso- bis hypotone Kohlenhydrat-
            lösungen
         „Wasserintoxikation" nach übermäßiger Trinkwasseraufnahme
         Inadäquate Vasopressinsekretion
      D: Periphere Ödeme oder Aszites, unveränderter Hautturgor
         Harn-Na^+: ↓, Harnosmolalität: ↑ oder –, Plasmaharnstoffgehalt: – oder ↑
      B: Restriktion von Natrium und Wasser

   2. und *Normovolämie*
      U: Psychogene Polydipsie
         Vasopressin-Sekretionsstörungen
         Myxödem bei Hypothyreoidismus
         Infusion hypotoner Flüssigkeiten
      D: Harn-Na^+: ↑, Harnosmolalität: ↑, Plasmaharnstoffgehalt: ↓
      B: Wasserrestriktion

   3. und *Hypovolämie*
      U: (1) Gastrointestinale Flüssigkeitsverluste, wie Diarrhoe, Vomitus
         (2) Renale Flüssigkeitsverluste, wie „Salzverlust-Nephropathie", Diuretika
            Hypoadrenokortizismus
            Transzelluläre Flüssigkeitsstörungen, wie Peritonitis, Pankreatitis, Uroabdo-
               men, Volvulus oder Torsion des Darmes, Gallenblasenruptur
            Starkes Schwitzen
            Verbrennungen
      D: (1) Harn-Na^+: ↓, Harnosmolalität: ↑ oder – ⎫ Plasmaharnstoffgehalt: – oder ↑
         (2) Harn-Na^+: ↑, Harnosmolalität: –   ⎭
      B: Isotone NaCl-Lösung

↑ ≙ Antieg, – ≙ unverändert, ↓ ≙ Abfall.

Tabelle 3.-3. Ursachen einer Hypernatriämie

---

(1) **Hypernatriämie** *mit Dehydratation*
Inadäquate Wasseraufnahme (ungenügendes Trinkwasserangebot, Tiere mit Inappetenz, ZNS-Störungen → gestörter Durstmechanismus)
Exzessiver Wasserverlust (renal, gastrointestinal, starkes Schwitzen)
Wasser (↑↑↑)- und Natrium (↑)-Verlust (Hyperglykämie)

(2) **Hypernatriämie** *ohne Dehydratation*
Exzessive Na$^+$-Aufnahme mit starkem Wasserverlust
  (iatrogen: isotone NaCl-Lösung an Patienten mit zentralem oder renalem Diabetes insipidus)
Exzessive Na$^+$-Aufnahme mit physiologischem Wasserverlust
  (Exzessive NaHCO$_3$-Zufuhr)

↑↑↑ bzw. ↑ ≙ starker bzw. geringer Anstieg.

tion") kann Schwäche oder, bei entsprechender Ausprägung, zentralnervale Symptome, wie Unruhe, Tremor bzw. Koma, verursachen.
Die **Hypernatriämie** *(Plasma-Na$^+$: >150 mmol/l)* kann sich bei Tieren als Folge von
(1) übermäßiger Na$^+$-Aufnahme (Salzintoxikation, vor allem Schweine, Kälber),
(2) unzureichender Trinkwasserzufuhr,
(3) inadäquatem Flüssigkeitsverlust oder
(4) starkem Na$^+$- und Wasser (= prädominant)-Verlust
ereignen (Tab. 3.-3.). Die erhöhten Natriumwerte des Plasmas bewirken eine extrazelluläre Hypertonizität, wobei ein Plasma-Na$^+$-Gehalt > 170 mmol/l oder eine Plasma-Osmolalität >370 mosmol/kg für den Tierpatienten Lebensgefahr bedeuten. Klinisch dominieren anfänglich Schwäche und Depression, später existieren Bewußtlosigkeit sowie Koma, und innerhalb weniger Stunden kann der Tod eintreten.

3.1.2. Therapieprinzipien

Hyponatriämie: Vor einer möglichen Behandlung der Hyponatriämie ist Klarheit darüber zu schaffen, ob der Tierpatient dehydratisiert, hyperhydratisiert oder euhydratisiert ist. Liegt eine Hyponatriämie mit Dehydratation beim Patienten vor, ist nach Kalkulation des Elektrolytdefizits (s. Tab. 3.-1.) Natrium mit isotoner NaCl-Lösung oder Ringerlösung zu substituieren. Die Behandlung der Hyponatriämie mit Hyperhydratation ist von der Ursache der Wasserretention im Körper abhängig. Der Betrag an überschüssigem Wasser im adulten Körper kann mit folgender Formel kalkuliert werden (DiBartola 1992):

$$\text{Überschüssiger Flüssigkeitsbetrag (l)} = [0{,}6 \cdot \text{KM (kg)}] - \left[\frac{\text{Plasma-Na}^+_{\text{Ist}}}{\text{Plasma-Na}^+_{\text{Soll}}} \cdot (0{,}6 \cdot \text{KM (kg)}) \right].$$

Eine Verringerung der Na$^+$-Zufuhr mit der Nahrung an den Patienten ist für solche Fälle anzuraten, in denen eine exzessive Na$^+$-Retention im Organismus vorliegt, wie bei Leberinsuffizienz, nephrotischem Syndrom oder Herzinsuffizienz (s. Tab. 3.-2.). Abweichend davon sind beim Syndrom der Vasopressinüberproduktion im Organismus eine Hyperhydratation und gleichzeitig ausgeprägte renale Na$^+$-Verluste nachweisbar. Für solche Patienten ist die NaCl-Zugabe zur Nahrung plus Trinkwasserreduktion vorteilhaft. Insgesamt ist festzustellen, daß eine erfolgreiche Behandlung der Hyponatriämie bei Tieren die Beseitigung der Ursache(n) der Elektrolytstörung erforderlich macht. Bleibt die ätiologische Komponente unerkannt oder unberücksichtigt, gelingt die langfristige Korrektur der Plasma-Na$^+$-Konzentration beim Patienten meistens nicht.

Hypernatriämie: Die Therapie der Hypernatriämie ist von der An- oder Abwesenheit einer Dehydratation abhängig. Priorität in der Behandlung des Tierpatienten sollte die Wiederherstellung eines physiologischen extrazellulären Flüssigkeitsvolumens besitzen. Danach sind unbedingt die Ursache(n) der Hypernatriämie zu diagnostizieren und möglichst abzustellen. Bei der Salzintoxikation (= geringe oder keine Dehydratation) ist die Korrektur der Ernährung (salzarm) sowie ausreichende Trinkwasserzufuhr (elektrolytarm) wichtig. In hochgradigen Fällen und bei intakter Herz-Kreislauf- sowie Nieren-Funktion des Tierpatienten kann parenteral elektrolytfreie hypotone Glucoselösung (<5,4%ig bzw. <54 g Glucose je l) zugeführt werden (nach kurzfristiger Metabolisierung der Glucose nur noch freies Wasser im Organismus wirksam; s. unter Kap. 2.1.2.2.). Liegt die Hypernatriämie gemeinsam mit einer Dehydratation beim Patienten vor, ist die einzuleitende Behandlung vom Schweregrad der Elektrolytstörung abhängig. In milden Fällen ist über eine Korrektur der Flüssigkeitszufuhr an den Patienten die hypernatriämische Dehydratation zu beseitigen. Zusätzlich ist die intravenöse Gabe einer isotonen Glucoselösung (5,4%ig bzw. 54 g Glucose je l) über eine Periode von 6 bis 12 h als Dauertropfinfusion hilfreich. Bei moderater sowie schwerer Hypernatriämie mit Dehydratation, z. B. beim Hund mit Hyperadrenokortizismus und Vomitus, ist die lebensgefährliche Elektrolytstörung ausreichend langsam und zielstrebig zu korrigieren. Eine zu schnelle Normalisierung der stark erhöhten Plasma-Na$^+$-Werte kann zu einem „Rebound-Effekt" mit Gehirnödem und nachfolgendem Exitus letalis führen. Daher sollte zuerst der Flüssigkeitsvolumenmangel des Patienten durch intravenöse Zufuhr einer Vollelektrolytlösung bis zur Normalisierung der Kapillarfüllungszeit (<3 s) behandelt werden. Danach kann die Hypernatriämie mit Halbelektrolytlösungen oder elektrolytfreien Glucoselösungen weiter korrigiert werden. Falls die Behandlung innerhalb von 6 h nicht zur Verminderung der erhöhten Plasma-Na$^+$-Werte führt oder bedrohliche neurologische Symptome die Lebensgefahr beim Patienten anzeigen, ist die hypernatriämische Dehydratation „aggressiv" zu therapieren. Hierzu sind Furosemid (s. Tab. 2.-7.) plus hypotone Glucoselösung, z. B. 2,5%ig (= 25 g Glucose je l), langsam intravenös zu verabreichen und der Plasma-Na$^+$- sowie Plasma-K$^+$-Gehalt ausreichend zu überwachen (Monitoring).

3.2. Hypo- oder Hyperkaliämie

3.2.1. Pathophysiologie und Diagnostik

Kalium ist das dominante Kation des Intrazellularraumes. Sein intrazellulärer Gehalt wird mit ~140 mmol/l und seine extrazelluläre Konzentration (Plasma) mit ~4 mmol/l angegeben. Ein Rind mit 450 kg KM verfügt etwa über 180 l intrazelluläre (IZV: ~40% der KM) und 90 l extrazelluläre Flüssigkeit (EZV: ~20% der KM). Demzufolge besitzt dieses adulte Rind einen Gesamtkaliumbestand von ~25 560 mmol (IZV: 25 200 mmol + EZV: 360 mmol). Bezogen auf die metabolische KM, betragen die Werte: 262 mmol K$^+$ je kg KM^{0,75}. Die Verteilung der K$^+$-Ionen zwischen extra- und intrazellulärem Kompartiment des Körpers ist vor allem von der H$^+$-Ionenkonzentration (pH-Wert) sowie dem aktuellen Energie- bzw. Sauerstoffbetrag (Energie- und O$_2$-Bedarf für (Na, K)-ATPase) abhängig (Abb. 3.-2.). Der Gradient zwischen intra- und extrazellulärer K$^+$-Konzentration (K_i/K_e) besitzt erhebliche Bedeutung für die Erregbarkeit und damit die physiologische oder pathologische Funktion an bestimmten Zellmembranen, wie Muskel(Herz-)kontraktion und nervale Impulsübertragung (s. Hartmann

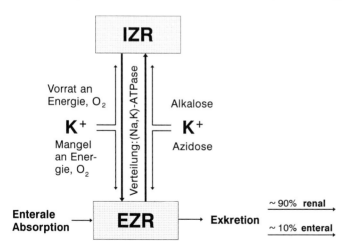

Abb. 3.-2. Komponenten der Kalium-Homöostase. (IZR = intrazellulärer Raum, EZR = extrazellulärer Raum).

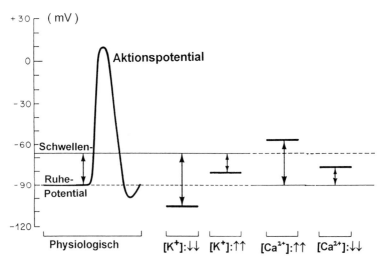

Abb. 3.-3. Physiologischer Zustand sowie Einfluß der K⁺- und Ca²⁺-Ionen auf das Ruhe- und Schwellenpotential von erregbaren Zellmembranen (nach DiBartola 1992). (Erläuterungen im Text.)

und Meyer 1994). Wesentlich ist in diesem Zusammenhang das an der Membran vorherrschende Schwellen- sowie Ruhepotential (Abb. 3.-3.). Beim Vorgang der Depolarisation, z. B. an der Muskelzelle, wird das Ruhepotential an den Schwellenwert der Membran herangeführt und, beginnend von diesem Zeitpunkt, treten die Aktionspotentiale (= erwartete Funktion) auf. Somit bestimmt die aktuelle Differenz zwischen Ruhe- und Schwellenpotential die vorhandene Erregbarkeit des Gewebes. Eine Verkleinerung der Differenz dieser beiden Potentiale bedeutet eine Zunahme der Membranerregbarkeit und umgekehrt. Da bei einer Hypokaliämie (K_i/K_e-Gradient: ↑) das Ruhepotential sinkt (→ Differenz zwischen Ruhe- und Schwellenpotential wird größer!), nimmt die Erregbarkeit der Zellmembran ab (s. Abb. 3.-3.). Während extremer Hypokaliämie kann schlaffe Lähmung eintreten (Ruhepotential erreicht trotz Aktivierung nicht mehr das Schwellenpotential!). Im Unterschied dazu bewirkt die Hyperkaliämie (K_i/K_e-Gradient: ↓) eine Hyperexitation an den Membranen. Ein übermäßiger Anstieg von Plasma-K⁺ (>10 mmol/l) führt zur Dauerdepolarisation und damit zur Funktiolaesa an den erregbaren Membranen. Während die K⁺-Ionen das Ruhepotential beeinflussen, verändern die Ca²⁺-Ionen im Plasma das Schwellenpotential der Membranen. Wie aus der Abb. 3.-3. hervorgeht, verursacht die Hypokalzämie eine Verringerung des Schwellenpotentials (→ Differenz zwischen Ruhe- und Schwellenpotential wird kleiner!) und damit eine Zunahme, dagegen die Hyperkalzämie eine Erhöhung des Schwellenpotentials (→ Differenz zwischen Ruhe- und Schwellenpotential wird größer!) und damit eine Abnahme der Membranerregbarkeit. Es wird deutlich, daß Hyperkaliämie und Hyperkalzämie an Zellmembranen entgegengesetzte Wirkungen entfalten. Dieser Umstand wird bei der Behandlung einer akuten Hyperkaliämie (→ Zufuhr von Ca^{2+}-Ionen) oder akuten Hyperkalzämie (→Zufuhr von K^+-Ionen) ausgenutzt.

Die für Tiere wesentlichen Ursachen einer **Hypokaliämie** *(Plasma-K^+: <3,5 mmol/l)* sind in der Tabelle 3.-4. aufgelistet. Klinische Symptome einer negativen Kaliumbilanz des Körpers bzw. einer Hypokaliämie sind wenig spezifisch. Es dominieren bei den Tieren eine kaliuminduzierte Anorexie, Schwäche, verringertes Harnkonzentrierungsvermögen der Nieren, erhöhte Sensitivität gegenüber Digitalis-Pharmaka sowie eine Kohlenhydratintoleranz.

Die Ursachen für eine positive Kaliumbilanz des Körpers bzw. eine **Hyperkaliämie** *(Plasma-K^+: >5,5 mmol/l)* werden in der Tabelle 3.-5. aufgeführt. Als klinische Symptome der Hyperkaliämie sind vor allem kardiotoxische Effekte auffällig: Arrhythmie, Bradykardie (Herzfrequenzverminderung um 8 ± 2 Schläge/min für jeden Anstieg des Plasma-K-Gehaltes um 1 mmol/l), EKG-Veränderungen,

Tabelle 3.-4. Ursachen einer Hypokaliämie

---

(1) **Verringerte K^+-Aufnahme**
Diätetisches K^+-Defizit/anhaltende Anorexie
Applikation kaliumfreier Infusionslösungen, wie 0,9%ige NaCl-Lösung oder
   5%ige Glucoselösung

(2) **K^+-Verteilungsstörung** (EZV → IZV)
Alkalose/exzessive, schnelle Infusion von $NaHCO_3$
Glucoselösungen plus Insulin
Catecholamine
Hypothermie

(3) **Erhöhte K^+-Verluste**
Gastrointestinaltrakt (FE_K < 5–8%)
   Vomitus
   Diarrhoe
   Volvulus/Torsion/Peritonitis
Nieren (FE_K > 60–80%)
   Hypokaliämische Nephropathien
   Postobstruktive Diurese
   Hyperadrenokortizismus (Mineralocorticosteroide: ↑↑↑)
   Diuretika

FE_K = Fraktionierte Elektrolytausscheidung der Nieren für Kalium;

$$FE_K\ (\%) = \frac{Urin_{Kalium} \cdot Plasma_{Creatinin}}{Urin_{Creatinin} \cdot Plasma_{Ka}} \cdot 100\ ;$$

EZV = extrazelluläres Volumen; IZV = intrazelluläres Volumen; ↑↑↑ ≙ starker Anstieg.

3. Elektrolyttherapie gegen isoionische Störungen (Dysionie)

Tabelle 3.-5. Ursachen einer Hyperkaliämie

(1) **Pseudohyperkaliämie**
Thrombozytose (>1000 G/l)
Hämolyse

(2) **Erhöhte K^+-Zufuhr**
Übermäßige K^+-Substitution, oral/parenteral

(3) **K^+-Verteilungsstörungen** (IZV → EZV)
Azidose
Insulinmangel
Arzneimittel, wie ß-Rezeptoren-Blocker (Propranolol)

(4) **Verringerte K^+-Exkretion**
Niereninsuffizienz, wie Anurie oder Oligurie, urethrale Obstruktion
Gallenblasenruptur
Hypoadrenokortizismus
Massiver Gewebeabbau (intrazelluläres Kalium: ↑)
Arzneimittel, wie ACE-Hemmer (Captopril), kaliumsparende Diuretika
(Spironolacton), Prostaglandin-Hemmer

ACE = angiotensin converting enzyme; IZV = intrazelluläres Volumen; EZV = extrazelluläres Volumen; ↑ ≙ geringer Anstieg.

wie hohe, schmale T-Welle (Repolarisationsstörungen), kleine, breite P-Welle sowie Verlängerung von PT und QRS (Überleitungsstörungen), ventrikuläre Asystolie sowie Fibrillation mit Herzstillstand. Außerdem zeigen Tiere mit Hyperkaliämie Muskelschwäche.

3.2.2. Therapieprinzipien

Hypokaliämie: Beim Vorliegen der Hypokaliämie und Abwesenheit einer gleichzeitigen Alkalose signalisiert dieser Zustand für den Organismus eine negative K^+-Bilanz. Der Behandlungserfolg über eine Hypokaliämie mittels K^+-Substitution an den Patienten läßt sich nur schwierig verifizieren, weil die intrazelluläre K^+-Konzentration routinemäßig nicht erfaßt wird. Es bleibt die indirekte Kalkulation des Elektrolytdefizits (s. Tab. 3.-1.). Aufgrund der beschriebenen Situation fehlen bei Tieren exakte Angaben der K^+-Zufuhr während einer negativen Bilanz im Körper. Als Orientierungshilfe können die in der Tabelle 3.-6. angegebenen Werte zur K^+-Substitution herangezogen werden. Zur Verabreichung an Tiere stehen das *Kaliumchlorid* (KCl), das *Kaliumhydrogencarbonat* ($KHCO_3$) und, seltener im Gebrauch, das *Kaliumphosphat* (K_2HPO_4) zur Verfügung. Besonders für Kleintiere, wie Hunde, Katzen, die außer einer Hypokaliämie zusätzlich Erbrechen aufweisen können, ist das KCl vorteilhaft, weil neben

3.2. Hypo- oder Hyperkaliämie

Tabelle 3.-6. Angaben zur Kaliumsubstitution bei Tieren

K$^+$-Defizit	Plasma-K$^+$-Konzentration (mmol/l)	Erforderliche K$^+$-Substitution	
		(mmol/kg KM · d)	K$^+$-Konzentration in Lösungen (mmol/l)
kein	5,5–3,5	0,5–1	5
gering	3,5–3,0	1–3	20
moderat	3,0–2,5	4–6	30
stark	<2,5	7–9	40–50

der K$^+$-Zufuhr gleichzeitig der Chloridverlust solcherart erkrankter Tiere behandelt wird. Existiert beim Patienten nur eine geringe negative K$^+$-Bilanz, ist die orale bzw. bei vorhandenem Vomitus der Tiere die subkutane Applikation mit KCl (Diät, Tabletten, Lösungen) oder von mit K$^+$-Ionen angereicherten polyionischen Elektrolytlösungen (>5 mmol Kalium je l) zu favorisieren (s. auch Tab. 3.-6.). Falls die K$^+$-Ionen infolge ausgeprägter Hypokaliämie intravenös verabreicht werden müssen, ist ihre Zufuhrgeschwindigkeit mit maximal 0,5 mmol K$^+$/kg KM · h zu begrenzen. Bei **Überdosierung** *(Plasma-K$^+$: >10 mmol/l)* entstehen lebensbedrohliche kardiale Nebenwirkungen, wie Bradykardie, Rhythmusstörungen, AV-Block, Kammerflimmern und Herzstillstand. Nach der Infusion von kaliumhaltigen Lösungen an Tiere verringern sich anfänglich die Plasma-K$^+$-Werte als Folge des Verdünnungseffektes, der erhöhten renalen Elimination sowie des gesteigerten zellulären K$^+$-Einstromes. Besonders die Kombination von K$^+$-Ionen mit Glucose beschleunigt den insulinabhängigen K$^+$-Transport in die Zelle, so daß die mögliche Gefahr einer infusionsbedingten Hyperkaliämie vermindert wird. Ausreichende Sorgfalt der K$^+$-Substitution ist bei Insulinbehandlung von diabetischen Patienten erforderlich. Tiere mit Diabetes mellitus zeigen oft infolge Anorexie, Muskelmasseschwund, Vomitus und Polyurie eine ausgeprägte negative K$^+$-Bilanz. Jedoch ist die K$^+$-Konzentration im Plasma dieser Tiere durch das Insulindefizit (= mangelhafte intrazelluläre Glucoseverwertung mit ungenügendem K$^+$-Einstrom in die Zelle) häufig im physiologischen Bereich oder sogar etwas erhöht. Auf diese Weise wird der eigentliche Kaliummangel des Körpers maskiert. Erhalten die so erkrankten Tiere das Insulin appliziert, kommt es vorübergehend zur Normo- oder sogar Hypoglykämie und nachfolgend zur Hypokaliämie (zellulärer K$^+$-Influx: ↑). Aufgrund dieser Verhältnisse ist die K$^+$-Substitution der Patienten mit Diabetes mellitus durch wiederholte Bestimmung der Plasma-K$^+$-Konzentration gewissenhaft zu kontrollieren.

Hyperkaliämie: Betragen die Plasma-K$^+$-Werte von Tieren >8 mmol/l, muß es vordringliches Ziel der Behandlung sein, kurzfristig wieder eine Normokaliämie zu erreichen (= Behandlungspflicht wegen drohender Kardiotoxizität). Die

50   3. Elektrolyttherapie gegen isoionische Störungen (Dysionie)

Therapie einer akuten Hyperkaliämie gelingt durch intravenöse Applikation von kaliumarmen, isotonen und *alkalinisierend* wirkenden *Elektrolytlösungen*. Durch eine solche Infusion wird die Diurese angeregt (K^+-Exkretion: ↑) und der K^+-Einstrom in die Zellen gesteigert (extrazelluläres K^+: ↓). Bei extremer Hyperkaliämie (>10 mmol/l) bewirkt die zusätzliche Verabreichung von *Insulin* und isotoner *Glucoselösung* (1 IE Insulin auf 100 ml einer 5,4%igen Glucoselösung) eine nachhaltige Erhöhung des K^+-Influxes in die Zellen. Die kardiotoxische Wirkung der Hyperkaliämie kann durch Zufuhr von *Ca^{2+}-Ionen*, wie 10%ige Calciumgluconatlösung (z. B. 0,5 ml/kg KM; s. Abb. 3.-3. sowie Kap. 3.3.1.), an die Tiere reduziert werden. Außer der symptomatischen Behandlung der Hyperkaliämie ist (sind) stets auch die Ursache(n) der Elektrolytstörung zu erfassen und, falls möglich, zu beseitigen. Der Therapieerfolg sollte durch mehrmalige Bestimmung der Plasma-K^+-Konzentration sowie durch EKG-Aufzeichnungen am Tierpatienten überwacht werden.

3.3. Hypo- oder Hyperkalzämie

3.3.1. Pathophysiologie und Diagnostik

Die Ca^{2+}-Ionen besitzen für zahlreiche Funktionen des Organismus, wie Muskelkontraktion einschließlich nervaler Erregungsübertragung, Blutgerinnung, Membrantransportvorgänge, Befruchtungsvorgang, Enzymaktivität, Hormonsekretion (z. B. Insulin), Phagozytose, Zellwachstum sowie -teilung u. a., lebenswichtige Bedeutung. Der Gesamtcalciumgehalt des Körpers beträgt zwischen 40 bis 70 g (1,03–1,55 mol) je kg $KM^{0,75}$. Etwa 99% des Körper-Ca^{2+} sind in den Knochen/Zähnen lokalisiert und können bei akuten Ca^{2+}-Imbalancen nur in sehr geringem Umfang (~5%) mobilisiert werden. Die **Regulation** der **Ca^{2+}-Homöostase** erfolgt durch das

(1) Parathormon (Wirkung: bei Hypokalzämie erhöhte renale Ca^{2+}-Rückresorption sowie verstärkte Ca^{2+}-Freisetzung aus den Knochen),
(2) Calcitonin (Wirkung: bei Hyperkalzämie unterdrückte Ca^{2+}-Resorption aus den Knochen) und
(3) 1,25-$(OH)_2$-Cholecalciferol [= Calcitriol] (Wirkung: bei Hypokalzämie vermehrte enterale Ca^{2+}-Absorption, verzögerter Ca^{2+}-Einbau in die Knochenmatrix und erhöhte renale Ca^{2+}-Rückresorption, Abb. 3.-4.).

Reguliert wird in engen Grenzen das Plasmacalcium (physiologisch: 2,3–2,8 mmol Gesamt-Ca^{2+} oder 1,4–1,7 mmol ionisiertes Ca^{2+} je l). Von den drei verschiedenen Fraktionen des Ca^{2+}-Gehaltes im Plasma, wie

(1) ionisiertes (freies) Ca^{2+} (45–60%),
(2) komplex gebundenes Ca^{2+} (5–10%) sowie
(3) an Protein gebundenes Ca^{2+} (35–45%),

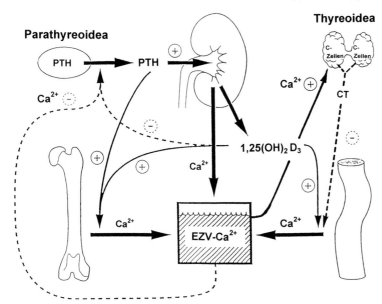

Abb. 3.-4. Regulation der Ca^{2+}-Homöostase. (PTH = Parathormon, CT = Calcitonin, 1,25 $(OH)_2D_3$ = 1,25 Dihydroxycholecalciferol [= Calcitriol], EZV = extrazelluläres Volumen; + = fördernd, – = hemmend.) (Erläuterungen im Text.)

ist nur die *ionisierte Form* biologisch aktiv und damit als **Regelgröße** für den Organismus entscheidend (Abb. 3.-5.). Verändern sich bestimmte Zustände des inneren Milieus im Körper, wie pH-Wert, Proteingehalt u. a., können die relativen Anteile der drei verschiedenen Ca^{2+}-Fraktionen von der Norm abweichende Werte einnehmen. Dieser Umstand erlangt diagnostische Bedeutung, wenn anstelle der ionisierten Ca^{2+}-Ionen der Gesamtcalciumgehalt des Plasmas bestimmt wird. So ist es z. B. möglich, daß bei einer deutlichen Hypoalbuminämie des Tierpatienten der Gesamt-Ca^{2+}-Gehalt erniedrigt ist (proteingebundene Ca^{2+}-Fraktion: ↓), jedoch gleichzeitig hypokalzämische Symptome des Organismus fehlen. In diesem Fall hatte sich der Betrag der für die Wirksamkeit und Regelung der Ca^{2+}-Ionen im Körper allein verantwortlichen ionisierten Ca^{2+}-Fraktion des Plasmas nicht verändert. Andererseits können Tiere mit Alkalose, z. B. Rinder nach Passagestörungen und Reflux im kranialen Magen-Darm-Kanal, einen nur wenig veränderten Gesamt-Ca^{2+}-Gehalt im Plasma aufweisen und dennoch hypokalzämische Erscheinungen zeigen. Diese Situation tritt auf, weil durch den Anstieg des pH-Wertes (= H^+-Ionenkonzentration: ↓) das Calcium aus der ionisierten Fraktion in die biologisch inaktiven anderen Fraktionen verlagert wird (Ca^{2+}-drift). Es ist daher diagnostisch vorteilhaft, im Plasma mittels ionensensitiver Elektroden das ionisierte Calcium zu bestimmen. Liegt der Gesamt-Ca^{2+}-Gehalt des Plasma vor und existiert beim Patienten eine Hypo-

3. Elektrolyttherapie gegen isoionische Störungen (Dysionie)

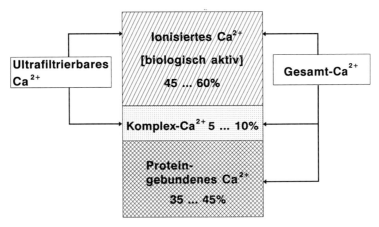

Abb. 3.-5. Calciumfraktionen des Blutplasmas.

albumin(-protein-)ämie, kann ersterer mit den nachfolgenden Formeln korrigiert werden (Smith 1990):

$$\begin{matrix}\text{Korrigierter Gesamt-} \\ \text{calciumgehalt} \\ \text{(mg/dl)}\end{matrix} = \left[\begin{matrix}\text{Gemessener Gesamt-} \\ \text{calciumgehalt} \\ \text{(mg/dl)}\end{matrix}\right] - \left[\begin{matrix}\text{Albumin-} \\ \text{gehalt} \\ \text{(g/dl)}\end{matrix}\right] + [3,5]$$

oder

$$\begin{matrix}\text{Korrigierter Gesamt-} \\ \text{calciumgehalt} \\ \text{(mg/dl)}\end{matrix} = \left[\begin{matrix}\text{Gemessener Gesamt-} \\ \text{calciumgehalt} \\ \text{(mg/dl)}\end{matrix}\right] - [0,4] \cdot \left[\begin{matrix}\text{Gesamt-} \\ \text{proteingehalt} \\ \text{(g/dl)}\end{matrix}\right] + [3,3]$$

(s. auch Anhang: Tab. A.2. und A.3.).

Veränderungen der Plasma-Ca^{2+}-Konzentration signalisieren bei Tieren vordergründig regulative Imbalancen der Ca^{2+}-Homöostase und nicht so sehr Bilanzstörungen des Elektrolyts. Ein zu niedriger oder zu hoher extrazellulärer Ca^{2+}-Gehalt beeinflussen sehr bald das intrazelluläre Angebot an Ca^{2+}-Ionen (Mangel/Überschuß), und als Folge entstehen verschiedene Ausfallserscheinungen im Körper.

Als bedeutsame Störung des Calciumstoffwechsels kommt bei Tieren relativ häufig die **Hypokalzämie** vor *(Plasmagehalt: Gesamt-Ca^{2+} <2,0 mmol/l oder ionisiertes Ca^{2+} <1,1 mmol/l)*. Sie kann als akute Erkrankung von folgenden klinischen Symptomen begleitet sein: Verhaltensänderung (Hypersensitivität, Aggression), Parese, Tetanie, Tachykardie mit EKG-Veränderungen (Entkopplung der elektro-chemo-mechanischen Reaktionsfolge [= Utilisationsinsuffizienz], QT-Dauer verlängert (= Erregungsrückbildungsstörungen), Polydipsie/Polyurie (renaler sekundärer Hyperparathyreoidismus), Nickhautvorfall (Katze), Hypoalbumin-

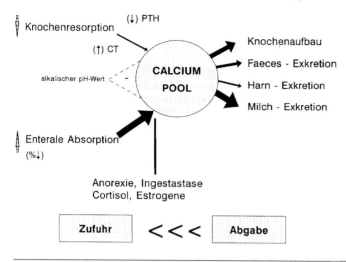

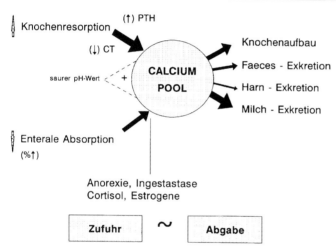

Abb. 3.-6. Ca^{2+}-Homöostase bei unterschiedlicher Calciumdiät ante partum (in Anlehnung an Capen u. Rosol 1989). (PTH = Parathormon, CT = Calcitonin).
A (obere Bildhälfte): Eine calciumreiche Diät ante partum geht mit beträchtlicher enteraler Ca^{2+}-Absorption und gleichzeitig relativ niedriger ossärer Ca^{2+}-Resorption (Parathormon: ↓) einher. Bei peripartalen Störungen (Ca^{2+}-Zufuhr: ↓↓) und hoher Milchleistung (Ca^{2+}-Abgabe: ↑↑) kann relativ leicht eine progressive Hypokalzämie (Gebärparese) entstehen.
B (untere Bildhälfte): Bei Ernährung mit mäßigem Ca^{2+}-Gehalt im Futter wird die Ca^{2+}-Homöostase etwa gleichermaßen durch enterale Absorption und ossäre Resorption des Elektrolyts realisiert. In dieser Situation können peripartale Störungen beim Tier weniger intensiv Ca^{2+}-Imbalancen des Organismus auslösen, da über das Parathormon (jetzt höhere Plasmakonzentration als unter A) die Knochenresorption für Ca^{2+}-Ionen kurzfristiger und effektiver gesteigert werden kann. (↓ bzw. ↓↓ = geringer bzw. mittlerer Abfall, ↑ bzw. ↑↑ = geringer bzw. mittlerer Anstieg).

3. Elektrolyttherapie gegen isoionische Störungen (Dysionie)

Tabelle 3.-7. Ursachen einer Hypokalzämie

---
(1) *Häufiger vorkommend:*
Ernährungsbedingte Ca^{2+}-/PO_4-Imbalancen
  (alimentärer sekundärer Hyperparathyreoidismus)
Peripartale hormonale Maladaptation
Akute oder chronische Niereninsuffizienz
  (renaler sekundärer Hyperparathyreoidismus)
Hypoalbuminämie
Akute Pankreatitis
Unbekannte Faktoren (milde Hypokalzämie)

(2) *Seltener vorkommend:*
Hypoparathyreoidismus
Exzessive $NaHCO_3$-Applikation
Exzessive PO_4-Applikation
Exzessive Zufuhr calciumfreier Lösungen
Intestinale Malabsorption/anhaltende Inappetenz
Hypovitaminose D
Bluttransfusion (Citrat als Antikoagulans)

ämie, Stress-Leukogramm (Neutrophilie mit regenerativer Linksverschiebung, Lympho- und Eosinopenie), Plasma-Creatinkinase (CK): ↑ u. a.

Bei Tieren gehen verschiedene Zustände des Körpers mit einer Hypokalzämie einher (Tab. 3.-7.). Die Hypokalzämie im postnatalen Zeitraum (~72 h post partum) des Rindes führt zum klinischen Bild der **Gebärparese**. Der bei dieser Erkrankung vorliegende, transitorische Calciummangel kommt zustande, weil post partum, besonders bei Hochleistungstieren, plötzlich ein beträchtlicher Ca^{2+}-Betrag über das Kolostrum oder die Milch dem Organismus verloren gehen (s. Abb. 3.-6.). Die hormonale Anpassung benötigt z. B. für das Calcitriol etwa 24 h, ehe die enterale Ca^{2+}-Absorption nachhaltig gefördert, oder für das Parathormon etwa 48 h, ehe die Ca^{2+}-Resorption aus dem Knochen deutlich gesteigert werden. Bei hormonaler Maladaptation oder postnatal anhaltender Inappetenz der Tiere kann die negative Ca^{2+}-Bilanz zur Hypokalzämie bzw. Gebärparese führen. Die Ursache(n) der Maladaptation der Ca^{2+}-Homöostase solcherart erkrankter Tiere ist (sind) bisher nicht vollständig aufgeklärt. Da Kühe mit und ohne Gebärparese häufig den gleichen Plasmagehalt an Vitamin D_3 bzw. Parathormon aufweisen, dürfte die mangelhafte Hormonbereitstellung (= „Schläfrigkeit" der Parathyreoidea) kaum ursächliche Bedeutung haben. Wahrscheinlich befindet sich bei derartig erkrankten Tieren der Defekt der Hormonwirkungen an den Zielorganen, wie Darmkanal, Knochen und Nieren. Rinder mit Gebärparese besitzen vermutlich eine verringerte Hormonrezeptorzahl oder weisen eine gestörte Hormon-Rezeptor-Bindung auf. Prophylaktisch ist es daher vorteilhaft, den Tieren während der Trockenstehzeit eine Nahrung mit eher etwas niedrigerem als zu hohem Calciumgehalt anzubieten (Abb. 3.-6.).

Tabelle 3.-8. Ursachen einer Hyperkalzämie

(1) **Stimulation der Parathyreoidea**
Primärer Hyperparathyreoidismus
Humorale Hyperkalzämie bei Tumoren

(2) **Exzessive intestinale Ca^{2+}-Absorption**
Vitamin-D-Intoxikation
1,25-Dihydroxyvitamin-D_3-Intoxikation
Tumoren mit ekzessiver Produktion an 1,25-Dihydroxyvitamin D_3

(3) **Exzessive ossäre Ca^{2+}-Resorption**
Osteomyelitis
Hyperthyreoidismus
Knochentumoren
Vitamin-A-Intoxikation
Immobilisation

(4) **Reduzierte renale Ca^{2+}-Exkretion**
Thiazid-Diuretika
Hypokalziurämische Hyperkalzämie (genetisch bedingt)

(5) **Erhöhtes proteingebundenes oder komplexgebundenes Plasma-Ca^{2+}**
Hypoadrenokortizismus
Niereninsuffizienz
Hämokonzentration

Persistiert im Plasma von Tieren ein Ca^{2+}-Gehalt von *>3,0 mmol/l Gesamt-Ca^{2+}* oder *>1,7 mmol/l ionisiertes Ca^{2+}*, dann liegt eine **Hyperkalzämie** vor. Sie kommt häufiger bei Kleintieren, seltener beim Pferd sowie bei den anderen Tierspezies vor (Tab. 3.-8.). Folgende klinische Symptome oder Zustände können bei Tieren mit Hyperkalzämie beobachtete werden: Niereninsuffizienz (Polydipsie/Polyurie, renale Gewebsverkalkung), Anorexie, Dehydratation, Erbrechen, Teilnahmslosigkeit und Schwäche. Bei Kleintieren ist eine Hyperkalzämie häufig in Verbindung mit bösartigem Tumorwachstum zu beobachten (Chew et al. 1992).

3.3.2. Therapieprinzipien

Hypokalzämie: Die Behandlung von akuten hypokalzämischen Störungen bei Tieren erfolgt mittels intravenöser Zufuhr von calciumhaltigen Lösungen, wie *Calciumgluconat* ($C_{12}H_{22}CaO_{14} \cdot H_2O$)- bzw. *Calciumborogluconat-* sowie *Calciumchlorid* ($CaCl_2$)-Zubereitungen. Pathogenetisch wird z. B. bei der Gebärparese des Rindes als wesentlicher Mechanismus ein nur mangelhafter Effekt der zuständigen Hormone an den Zielorganen vermutet, so daß sich für die Therapie dieser akuten Hypokalzämie zwingend die Zufuhr von Ca^{2+}-Ionen und nicht etwa die Gabe von regulativ wirkenden Hormonen ergibt. Infolge der gefäßabdichtenden Wirkung der Ca^{2+}-Ionen werden Calciuminfusionen außerdem bei Erkrankungen von Tieren mit erhöhter Kapillarpermeabilität, wie allergisch oder toxisch bedingte Hyperpermeabilität, therapeutisch eingesetzt.

Als Vorteil der Calciumgluconatlösung gilt ihre gute Gewebeverträglichkeit, so daß diese Infusionslösung an Tiere auch subkutan appliziert werden kann. Außerdem soll nach Substitution von Calciumgluconat bei hypokalzämischen Rindern der gestörte Calciumstoffwechsel effektiver behoben werden als z. B. nach Gabe von $CaCl_2$-Lösungen (Zepperitz et al. 1989). Der Zusatz von Borsäure (BH_3O_3) verbessert die Löslichkeit des Calciumgluconats, so daß auch >10%ige Lösungen, z. B. 24%ig (240 g/l), ohne Ausfällung zum Einsatz kommen können.

Die wirksame Therapie einer akuten Hypokalzämie erfordert die Calciumverabreichung in folgender *Dosierung*:

Kleintiere – 5 bis 15 mg (0,12–0,37 mmol) Ca^{2+} und
Großtiere – 20 bis 25 mg (0,50–0,62 mmol) Ca^{2+} je kg KM.

Bei Verwendung z. B. einer 10%igen Calciumgluconatlösung (100 g/l) bedeutet die angegebene Dosis für Kleintiere einen Betrag von 0,5 bis 1,5 ml/kg KM (gewöhnlich zwischen 5–10 ml für die meisten Kleintiere). Für Großtiere erfordert die angegebene Ca^{2+}-Dosierung beim Einsatz z. B. der 24%igen Calciumborogluconatlösung entsprechend 1,1 bis 1,3 ml/kg KM oder für ein adultes Rind (450 kg KM) etwa 550 ml Infusionslösung. Wird für die Calciumsubstitution bei Tieren eine $CaCl_2$-Lösung verwendet, ist auf strenge intravenöse Applikation zu achten. Bei paravenöser Zufuhr ist mit Gewebsnekrosen zu rechnen. Das $CaCl_2$ ist in den Lösungen infolge eines beachtlichen Nebenwirkungsrisikos meistens <10%ig (<100 g $CaCl_2$/l) enthalten und mit $MgCl_2$ (3%ig bzw. 30 g/l) sowie Glucose (5%ig bzw. 50 g/l) kombiniert. Derartige Infusionslösungen sind stark hyperton und wirken im Körper erheblich azidotisch (Cl^--Ionen!).

Die an Tiere verabreichten *Ca^{2+}-Ionen* entfalten eine direkte *kardiotoxische Wirkung*. Daher sind die calciumhaltigen Lösungen in der oben angegebenen Dosierung ausreichend langsam innerhalb von 10 bis 20 min zu infundieren. Als allgemeine Empfehlung, z. B. für Rinder mit 450 kg KM, gilt die *Zufuhrgeschwindigkeit* von *1 g Calcium je min*. Während der Infusion ist die Herzfunktion des Tierpatienten zu überwachen und gegebenenfalls beim Auftreten von Dysrhythmien oder Bradykardie die Zufuhr zu stoppen. Nach Normalisierung der Herzfrequenz kann die Infusion mit geringerer Applikationsgeschwindigkeit fortgesetzt werden. Die kardiotoxischen Effekte der erhöhten Plasma-Ca^{2+}-Werte können wirkungsvoll durch intravenöse Gabe von Mg^{2+}-Ionen, z. B. 10%ige $MgSO_4$-Lösung, 100 bis 400 ml für ein erwachsenes Rind, sowie Atropin vermindert werden.

Eine einmalige Ca^{2+}-Substitution an Patienten mit akuter Hypokalzämie reicht meistens nicht aus. Die Ca^{2+}-Ionen verteilen sich nach der Infusion vorwiegend im extrazellulären Kompartiment (adult: ~20% der KM). Die oben für das Calcium angegebene Dosierung würde etwa 1/10 des extrazellulären Gesamtcalciumbestandes der Tiere substituieren. Falls innerhalb von 6 h nach der Calciuminfusion keine Besserung des Erkrankungszustandes (klinische Symptome, ionisiertes Plasma-Ca^{2+}: ↑) erkennbar wird, ist eine Nachbehandlung anzuraten. Beim Gebrauch von Calciumgluconatlösungen ist dabei verstärkt die subkutane Applikation an die Tiere zu nutzen.

3.3. Hypo- oder Hyperkalzämie

Tabelle 3.-9. Bedarf an Calcium und Phosphor für Tiere (g/d)

Spezies	Calcium	Phosphor	Ca:P
(1) *Pferd*			
– adult (500 kg)	27	17	nicht unter
– laktierend (500 kg)	60	40	1:1
– Fohlen (170 kg)	36	23	
(2) *Rind*			
– Kuh (500 kg)	25	20	nicht unter
– laktierend			1:1
je kg Milch (5% Fett)	2,9	1,9	
– Kalb (50 kg)	10	6	
(3) *Schaf*			
– adult (50 kg)	3	3	nicht unter
– laktierend	11 bis 13	8 bis 9	1:1
(4) *Schwein*			
– adult (50 kg)	13	11	
– laktierend	41	28	1 bis 1,5:1
– Läufer (10–20 kg)	7	6	
(5) *Hund*			
– adult (je kg KM)	0,12	0,09	1,2 bis 1,4:1
– wachsend (je kg KM)	0,32	0,24	

Zahlreiche kommerzielle **calciumhaltige Lösungen** enthalten außer den Ca^{2+}-Ionen zusätzlich *Mg^{2+}-Ionen* und/oder *PO_4-Ionen*. Zur Behandlung der einfachen Hypokalzämie sind weder Mg^{2+}- noch PO_4-Ionen erforderlich. In nicht wenigen Fällen ist der hypokalzämische Zustand bei Tieren sogar mit einer Hypermagnesämie verbunden. Bezüglich PO_4-Ionen ist während einer Hypokalzämie häufig auch eine Hypophosphatämie zu beobachten (s. auch Kap. 3.4.). Nach der erforderlichen Korrektur des gestörten Calciumstoffwechsels normalisiert sich sekundär der Plasma-PO_4-Gehalt in der Regel auch ohne zusätzliche Phosphat-Substitution. Demnach ist ein zusätzlicher therapeutischer Effekt der Mg^{2+}- und PO_4-Ionen bei der Behandlung einer Hypokalzämie von Tieren kaum zu erwarten. Andererseits sind nach Verwendung dieser Elektrolyte bei hypokalzämischen Tieren bisher keine nachteiligen Wirkungen beschrieben worden. Das gleichzeitige Vorhandensein von Mg^{2+}-Ionen reduziert die möglichen Irritationen nach Zufuhr der Ca^{2+}-Ionen an die Tiere (s. auch Kap. 3.5.).

Existiert bei den Tieren, abweichend von der akuten Erkrankung, eine mehr geringgradige Hypokalzämie als Folge einer *chronisch negativen Ca^{2+}-Bilanz* des Körpers, ist diese Störung durch **orale Zufuhr** von **Calcium** (calciumhaltige Diät bzw. Mineralstoffmischungen), gegebenenfalls in Kombination mit Vitamin-D_3-Applikationen, zu beheben. Als Orientierung für die Mineralstoffsubstitution ist vom Calciumbedarf der Tiere auszugehen (Tab. 3.-9.).

3. Elektrolyttherapie gegen isoionische Störungen (Dysionie)

Ebenso wie bei den anderen Störungen der inneren Homöostase erfordert die langfristig erfolgreiche Behandlung der Hypokalzämie das Erkennen und Abstellen der Ursache(n) für die Calciumstoffwechselstörung. Prophylaktisch kann das Entstehen einer peripartalen Hypokalzämie bei Wiederkäuern durch Beachtung des Anionen-Kationen-Verhältnisses im Futter während der Trockenstehzeit weitgehend verhindert werden. Der relative Anteil der Anionen Cl⁻ und S⁻ muß in der Diät ausreichend hoch sein, weil ihre Anwesenheit die enterale Ca^{2+}-Absorption fördert. Allgemein gilt:

$$\frac{Cl^- \uparrow \text{ und } S^- \uparrow}{Na^+ \downarrow \text{ und } K^+ \downarrow} = \frac{\text{Anionen} \uparrow}{\text{Kationen} \downarrow} = \textbf{Schutz vor Gebärparese.}$$

Im Futter sollte folgende Ionen-Balance vorliegen:

Ionenbalance *(<8 000 mval)* = $(Ca + 1/_3 PO_4 + Na + K) - (S + Cl)$.

Sind die geforderten Bedingungen im „Trockenstehfutter" bei Wiederkäuern nicht realisiert, kann durch Verabfolgung von 100 g NH_4Cl oder 100 g $(NH_4)_2SO_4$ je Tier zum Basisfutter die gewünschte Ionenbalance erzielt werden.

Hyperkalzämie: Die Beseitigung der Ursache(n) für die Hyperkalzämie des Organismus ist die wirkungsvollste Behandlung, jedoch nicht in jedem Fall realisierbar. Unter Beachtung der jeweiligen klinisch ermittelten neurologischen, kardiologischen und/oder renalen Dysfunktionen ist eine Hyperkalzämie bei

Tabelle 3.-10. Behandlungsverfahren bei Hyperkalzämie (in Anlehnung an Chew et al. 1992)

Therapie	Dosierung	Indikation	Bemerkungen
(1) Volumenexpansion durch Flüssigkeitszufuhr (0,9%ige NaCl-Lösung)	70 bis 120 ml/kg/d	subkutan: ↑ Hyperkalzämie intravenös: ↑↑ bis ↑↑↑ Hyperkalzämie	Kontraindikation: periphere Ödeme, Herz- oder Kreislaufinsuffizienz
(2) Diuretikum, z. B. Furosemid	2 bis 4 mg/kg	↑↑ bis ↑↑↑ Hyperkalzämie	Ausreichende Flüssigkeitszufuhr erforderlich
(3) Alkalinisierende Pharmaka, wie $NaHCO_3$	$NaHCO_3$ (8,4%ig) ml = BE · 0,3 · kg KM/Tag	↑↑↑ Hyperkalzämie	Bestimmung des Säuren-Basen-Haushaltes erforderlich
(4) Glucocorticosteroide, wie Prednisolon → Dexamethason →	1 bis 2,2 mg/kg 0,1 bis 0,22 mg/kg	↑↑ bis ↑↑↑ Hyperkalzämie	Sofortige Anwendung erschwert das Finden der Ätiologie der Hyperkalzämie

↑, ↑↑, ↑↑↑ ≙ geringe, mittlere, starke Hyperkalzämie; BE = base excess.

Tieren mit Werten *>4 mmol/l Gesamt-Ca^{2+}* oder *>2,2 mmol/l ionisiertes Ca^{2+}* als akute Erkrankung mit kurzfristig erforderlicher Therapie anzusehen. Werden bei den Tieren Plasma-Ca^{2+}-Konzentrationen von >5 mmol/l Gesamt-Ca^{2+} oder >2,7 mmol/l ionisiertes Ca^{2+} gemessen, besteht für den Patienten unmittelbare Lebensgefahr. Das gleichzeitige Vorliegen einer Azidose im Körper steigert die vorhandenen hyperkalzämischen Effekte, weil in diesem Zustand das im Plasma vorhandene Calcium verstärkt in die ionisierte Fraktion driftet.

Für die Behandlung der akuten Hyperkalzämie von Tieren sind die
(1) parenterale Flüssigkeitstherapie,
(2) Diuretika (Furosemid),
(3) NaHCO$_3$,
(4) Glucocorticosteroide oder
(5) eine Kombination von (1) bis (4) empfehlenswert (Tab. 3.-10.).

Das Ziel der (1) *parenteralen Flüssigkeitstherapie* ist eine extrazelluläre Volumenexpansion mit nachfolgendem ionisiertem Plasma-Ca^{2+}: ↓ und Anregung der Diurese (renale Ca^{2+}-Exkretion: ↑).

Die Verabreichung von geeigneten (2) *Diuretika*, d. h. Kalziuretika, an hyperkalzämische Patienten soll die renale Ca^{2+}-Ausscheidung „erzwingen". Da bei dieser Behandlung ebenso die Wasserabgabe über die Nieren ansteigt, ist auf eine ausreichende Rehydratation des Patienten zu achten.

Die Zufuhr von (3) *NaHCO$_3$-Lösungen* [8,4%- (= 1 molar) oder 4,2%ig (= 0,5 molar)] ist für solche Tierpatienten vorteilhaft, die außer Hyperkalzämie noch eine metabolische Azidose aufweisen. Durch Korrektur des gestörten Säuren-Basen-Gleichgewichtes wird ein Teil des ionisierten Plasma-Ca^{2+} in die proteingebundene Ca^{2+}-Fraktion überführt, und nachfolgend reduzieren sich die hyperkalzämischen Effekte im Körper.

Die Verwendung von (4) *Glucocorticosteroiden* ist für die Kleintierpatienten anzuraten, deren Hyperkalzämie mit tumorösen Erkrankungen einhergeht. Durch die Steroidpharmaka werden u. a. eine verminderte Ca^{2+}-Resorption in den Knochen, reduzierte enterale Ca^{2+}-Absorption sowie erhöhte renale Ca^{2+}-Exkretion erzielt (Chew et al. 1992).

3.4. Hypo- oder Hyperphosphatämie

3.4.1. Pathophysiologie und Diagnostik

Phosphor ist für die Struktur und Funktion aller Zellen des Körpers unerläßlich. Er ist Bestandteil der Zellmembranen (Phospholipide), des Zellkerns (Nukleinsäuren), der Knochen (Hydroxylapatit), der Erythrozyten (2,3-Diphosphoglycerat) u. a. Darüber hinaus ist Phosphor an der zellulären Energietransformation (oxydative Phosphorylierung in Mitochondrien), der intrazellulären Wirkungsübertragung von Polypeptidhormonen (cyclisches Adenosinmono-

```
        OH           OH                      OH
        |            |                       |
HO ── P ── O ── P ── OH          HO ── P ── OH
        ‖            ‖                       ‖
        O            O                       O

   Pyrophosphorsäure                  Orthophosphorsäure
```

$$H_3PO_4 \underset{pKa=2,0}{\rightleftharpoons} H_2PO_4^{1-} + H^+ \underset{pKa=6,8}{\rightleftharpoons} HPO_4^{2-} + 2H^+ \underset{pKa=12,4}{\rightleftharpoons} PO_4^{3-} + 3H^+$$

Abb. 3.-7. Formen des anorganischen Phosphats im Körper.

phosphat), zahlreichen Enzymwirkungen (z. B. Glutaminase für NH_3-Bildung), sowie der Pufferung im Harn (titrierbare Azidität) u. a. beteiligt. Der Phosphor existiert im Körper in zwei organischen Formen (Phospholipide, Phosphatester) sowie in verschiedenen anorganischen Verbindungen (Abb. 3.-7.). Dem physiologischen Blut-pH von 7,4 ist der pKa von 6,8 am nächsten (s. Abb. 3.-7.), so daß im Plasma von Tieren das anorganische Phosphat vor allem durch das Monohydrogenphosphat (HPO_4^{2-}) und das Dihydrogenphosphat ($H_2PO_4^-$) im Mengenverhältnis 4:1 vorherrscht. In 1 mmol Phosphat sind 31 mg elementarer Phosphor enthalten. Das labordiagnostisch ermittelte anorganische Plasmaphosphat (physiologische Konzentration: 0,85–2,10 mmol/l) ist zu 10 bis 20% an Proteine gebunden, während der andere Teil als freies Anion oder komplexgebunden an Na^+, Mg^{2+} oder Ca^{2+} zirkuliert und in den Nieren ultrafiltriert wird. Das Phosphat des extrazellulären Kompartiments umfaßt <1% des Gesamtphosphatbestandes im Körper (PO_4-Bestand: 80–85% in den Knochen, 15–20% im Bindegewebe und in der Muskulatur). Das Phosphat gilt als quantitativ bedeutendstes intrazelluläres Anion des Organismus und sein Transport zum oder vom Intrazellularraum kann relativ schnell die Plasma-PO_4-Konzentration ändern. Dagegen wirken sich Phosphorbilanzstörungen erst nach längerer Wirkungszeit auf den Plasmaphosphatgehalt aus. Die PO_4-Homöostase des Körpers wird in enger Verbindung zu den Ca^{2+}-Ionen, jedoch in nicht so engen Grenzen und meistens sekundär reguliert (s. Kap. 3.3.1.). Das Phosphat wird passiv und aktiv enteral absorbiert, wobei der aktive epitheliale Transport durch Calcitriol stimuliert werden kann. Die Ausscheidung des PO_4-Ions erfolgt vor allem über die Nieren und bei Wiederkäuern in beträchtlichem Umfang über den Speichel. Wiederkäuer verfügen bei phosphatarmer Nahrung über einen „protektiven" Mechanismus zur effizienten renalen Reabsorption sowie ausgeprägten enteralen Absorption des Anions.

Sinken die Plasma-PO_4-Werte für *Kleintiere unter 0,8 mmol/l* und für *Großtiere unter 1,0 mmol/l*, liegt im Organismus eine **Hypophosphatämie** vor. Wichtige Ursa-

3.4. Hypo- oder Hyperphosphatämie

Tabelle 3.-11. Ursachen einer Hypophosphatämie

(1) **Intra-/extrazelluläre PO_4-Verteilungsstörungen**
(Maldistribution)
Hyperglykämie/Insulingaben
Respiratorische Alkalose/Hyerventilation
Parenterale Ernährung
Hypothermie
(2) **Reduzierte renale PO_4-Resorption**
Primärer Hyperparathyreoidismus
Renale Tubulusstörungen (Fanconi-Syndrom)
Diuretika (Carboanhydrase-Hemmer)
Eklampsie
Hyperadrenokortizismus

(3) **Reduzierte intestinale PO_4-Absorption**
Nahrungsdefizit
Anhaltendes Erbrechen
Ausgeprägte Malabsorption
Phosphat-Binder im Futter
Vitamin-D-Defizit
(4) **Pseudohypophosphatämie**
Mannitol-Verabreichung

chen einer negativen PO_4-Bilanz oder einer PO_4-Verteilungsstörung sind in der Tabelle 3.-11. angegeben. Eine Hypophosphatämie beeinträchtigt bei den Tieren besonders die Funktion der Erythrozyten (Fragilität: ↑ bzw. Hämolyseneigung: ↑), Granulozyten (Phagozytose: ↓) sowie Thrombozyten (gestörte Blutgerinnung). Die beträchtlichen Auswirkungen der Hypophosphatämie auf die Blutzellen werden u. a. für das Entstehen verschiedener Erkrankungen, wie postnatale Hämoglobinurie der Kühe oder Sepsis von Patienten mit vollständiger parenteraler Ernährung und negativer PO_4-Bilanz, verantwortlich gemacht. Außerdem kommt es bei hypophosphatämischen Tierpatienten zur Verarmung der zellulären ATP-Speicher und nachfolgend können vor allem Muskelschwäche, kardiale Kontraktilität: ↓, metabolische Enzephalopathie, renale Ammoniakbildung: ↓ mit anschließender metabolischer Azidose entstehen.
Ein Anstieg der Plasma-PO_4-Konzentration über den Referenzbereich hinaus (Beachte: Jungtiere besitzen mit 2,3–2,9 mmol/l höhere physiologische PO_4-Werte als Adulte) führt in der Regel zur Verminderung des Plasma-Ca^{2+}-Gehaltes, weil im Körper das *Calcium-Phosphat-Löslichkeitsprodukt* ($[Ca^{2+}] \cdot [PO_4]$) annähernd konstant gehalten wird. Demzufolge stehen als klinische Konsequenzen der **Hyperphosphatämie** bei Tieren die Symptome der Hypokalzämie im Vordergrund (s. Kap. 3.3.1.). Als wichtiges zusätzliches Ereignis der Hyperphosphatämie besteht die Gefahr der Mineralisation des weichen Bindegewebes im Körper. Derartige Mineralisationsvorgänge kommen im Organismus, beginnend mit einem $[Ca^{2+}] \cdot [PO_4]$-Löslichkeitsprodukt von >19,4 mmol/l (>60 mg/dl), gehäuft vor (DiBartola 1992). Die Ursachen einer Hyperphosphatämie bei Tieren werden in der Tabelle 3.-12. genannt.
Nicht selten wird bei Tieren als Ursache von Ca^{2+}-/PO_4-Imbalancen der **sekundäre** oder, weniger häufig, der **primäre Hyperparathyreoidismus** wirksam (Abb. 3.-8.). So kommt es z. B. bei Kleintieren, seltener bei anderen Tierspezies, mit dem Fortschreiten einer renalen Insuffizienz zur Verringerung der glomerulären Filtrationsrate und nachfolgend u. a. zur Verminderung der urinären PO_4-Exkre-

3. Elektrolyttherapie gegen isoionische Störungen (Dysionie)

Tabelle 3.-12. Ursachen einer Hyperphosphatämie

(1) **Intra-/extrazelluläre PO_4-Verteilungsstörungen** (Maldistribution)
Tumoröse Zell-Lysis
Gewebeuntergang, z. B. Rhabdomyelom
Hämolyse
Metabolische Azidose

(2) **Erhöhte PO_4-Aufnahme**
Gastrointestinal: phosphatreiche Diät, Vitamin-D-Intoxikation
Ekzessive parenterale oder intravenöse PO_4-Gabe

(3) **Verminderte renale PO_4-Ausscheidung**
Akute oder chronische Niereninsuffizienz
Urethrale Obstruktion/Uroabdomen
Hypoparathyreoidismus
Hyperthyreoidismus

(4) **Pseudohyperphosphatämie**
Lipämie
Hyperproteinämie

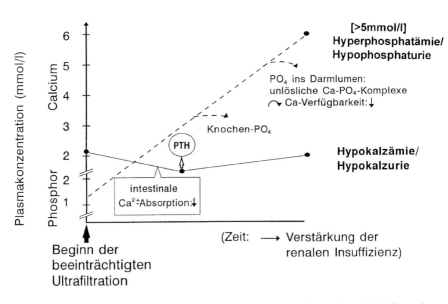

Abb. 3.-8A. Veränderungen des Plasma-Ca^{2+}- und PO_4-Gehaltes während des Entstehens von renalem sekundärem Hyperparathyreoidismus. (PTH = Parathormon.) (Erläuterungen im Text.)

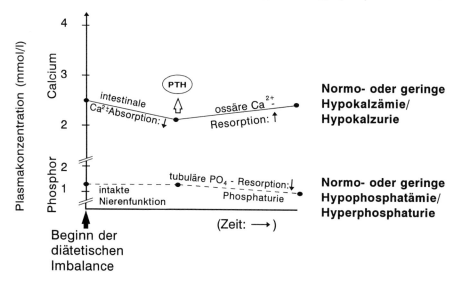

Abb. 3.-8B. Veränderungen des Plasma-Ca^{2+}- und PO$_4$-Gehaltes während des Entstehens von alimentärem sekundärem Hyperparathyreoidismus. (Erläuterungen im Text.)

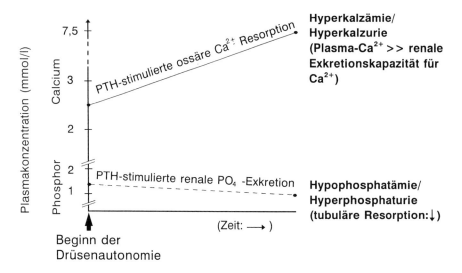

Abb. 3.-8C. Veränderungen des Plasma-Ca^{2+}- und PO$_4$-Gehaltes während des Entstehens von primärem Hyperparathyreoidismus. (Erläuterungen im Text.)

3. Elektrolyttherapie gegen isoionische Störungen (Dysionie)

tion (Abb. 3.-8. [A]: Hypophosphaturie). Die PO_4-Retention im Körper bewirkt eine progressive Hyperphosphatämie. Da der Wert des Plasma-Ionenproduktes von ($[Ca^{2+}] \cdot [PO_4]$) annähernd konstant bleibt, senken die erhöhten PO_4-Werte den Plasma-Ca^{2+}-Gehalt (= reziproke Wirkung zwischen Plasma-Ca^{2+}- und PO_4-Gehalt!). Daraufhin wird das Parathormon aus der Nebenschilddrüse vermehrt sezerniert und Ca^{2+}- sowie PO_4-Ionen aus dem Knochen verstärkt mobilisiert. Die Hormonwirkung auf die insuffizienten Nieren (u. a. PO_4-Ausscheidung: ↑ und Ca^{2+}-Resorption: ↑) bleibt dagegen begrenzt. Hinzu kommt die ungenügende Hydroxylierung von Vitamin D durch die funktionsgestörten Nieren in die biologisch aktive Form des 1,25-Dihydroxyvitamin D_3, so daß bei den nierenkranken Probanden die enterale Ca^{2+}-Absorption sinkt. Entsprechend der Ausprägung der Niereninsuffizienz bilden sich die Hyperphosphatämie und die Hypokalzämie im Körper weiter aus (s. Abb. 3.-8. [A]: *sekundärer renaler Hyperparathyreoidismus*).

Der *alimentäre sekundäre Hyperparathyreoidismus* wird bei allen Tierarten durch
(1) ein absolutes Ca^{2+}-Defizit oder
(2) ein relatives Ca^{2+}-Defizit mit PO_4-Überschuß verursacht (Abb. 3.-8. [B]).
So gelangen z. B. bei anhaltender phosphatreicher Nahrung die PO_4-Ionen passiv vom Magen-Darm-Kanal in das Blut und führen zur Hyperphosphatämie. Nach-

Tabelle 3.-13. Labordiagnostische Befunde bei Funktionsstörungen der Parathyreoidea

Zustand	Plasma		Harn		alkalische Phosphatase im Plasma	Andere Parameter/ Tests
	Ca^{2+}	HPO_4^{2-}	Ca^{2+}	HPO_4^{2-}		
Primärer Hyperparathyreoidismus	↑	↓	↑	↑	–/↑	HN: –/↑ Crea: –/↑
Renaler sekundärer Hyperparathyreoidismus	–/↓	↑	–/↑	↓	–/↑	HN: ↑ Crea: ↑
Alimentärer sekundärer Hyperparathyreoidismus	–/↓	–/↑	↓	↑	–/↑	HN: – Crea: –
Pseudohyperparathyreoidismus (= tumoröse Hyperkalzämie)	↑	↑/–	↑	↑	–/↑	HN: –/↑ Crea: –/↑
Hypoparathyreoidismus	↓	↑	↓	↓	–	Nierenfunktionstest: –

HN = Harnstoff, Crea = Creatinin, ↑ ≙ Anstieg, ↓ ≙ Abfall, – ≙ unverändert.

3.4. Hypo- oder Hyperphosphatämie

folgend beginnt die oben beschriebene hormonale Regulation. Der bei solchen phosphatreich ernährten Tieren erhöhte Parathormongehalt bewirkt jetzt, abweichend von den in Abb. 3.-8. [A] dargestellten Verhältnissen, infolge intakter Nierentätigkeit des Probanden u. a. eine Hyperphosphaturie (s. Abb. 3.-8. [B]). Die anhaltende übermäßige PO_4-Zuführung mit dem Futter unterhält im Organismus eine permanent verstärkte Ca^{2+}-/PO_4-Resorption aus dem Knochen und kann bei entsprechender Ausprägung zur Osteoporose des Patienten führen.
Beim *primären Hyperparathyreoidismus*, z. B. durch einen Tumor ausgelöst, kommt es im Körper zur exzessiven Parathormonwirkung (Abb. 3.-8. [C]). Für die Diagnostik der verschiedenen Funktionsstörungen der Nebenschilddrüse bei Tieren eignen sich die Ca^{2+}- und PO_4-Konzentrationen im Plasma und Harn (Tab. 3.-13.) sowie noch besser die Ermittlung der fraktionierten renalen Ca^{2+}- und PO_4-Ausscheidung (FE_{Ca} bzw. FE_P: s. auch Tab. 3.-4.: unten).

3.4.2. Therapieprinzipien

Hypophosphatämie: Bei der Behandlung einer Hypophosphatämie stehen im Vordergrund:
(1) Vermeidung bzw. Abstellen von Ursachen, die zur klinischen Hypophosphatämie führen,
(2) orale Gabe von Phosphat und
(3) parenterale Verabreichung von Phosphatlösungen.
Welche der genannten Behandlungsarten im konkreten Fall für den Tierpatienten empfehlenswert ist, hängt von der Intensität der Hypophosphatämie sowie vor allem von den klinischen Symptomen der Phosphordepletion des erkrankten Organismus ab.
Die *intravenöse PO_4-Applikation* ist mit Risiken behaftet, weil nachfolgend u. a. Hypokalzämie, Tetanie, Hyperphosphatämie und sogar Mineralisierung des weichen Bindegewebes entstehen können. Eine verläßliche Dosierung der PO_4-Gabe an Tiere kann nicht angegeben werden, weil der hauptsächlich intrazelluläre Wirkungsort des PO_4-Ions einer direkten Bestimmung nicht zugängig ist. So war z. B. für Hunde mit Hypophosphatämie, bedingt durch diabetische Ketoazidose, der sehr unterschiedliche PO_4-Betrag zwischen 4 und 26 mmol parenteral zu verabreichen, damit der Plasmaphosphatgehalt wieder physiologische Werte erreichte (DiBartola 1992). Als Orientierungshilfe der PO_4-Dosierung sollte vom extrazellulären Gesamtbestand ausgegangen werden:
PO_4-Bestand im EZR in mmol = KM (kg) · 0,20 · physiologischer PO_4-Plasmagehalt.
Etwa $1/10$ bis $1/5$ des errechneten Betrages kann je parenteraler PO_4-Behandlung an die Tiere mit akuter Hypophosphatämie verabreicht werden. Die Wirksamkeit der Phosphat-Zufuhr an den Patienten ist durch wiederholte Bestimmung der PO_4-Plasmakonzentration zu kontrollieren.
Die *orale Phosphatverabreichung* an Tiere ist relativ sicher, wobei für eine optimale enterale Absorption der Mineralstoffe das Verhältnis von Calcium:Phosphor =

1:1 bis 2:1 vorliegen sollte. Bezüglich der täglich zu verabreichenden Menge ist vom entsprechenden Phosphorbedarf der Tiere auszugehen (s. Tab. 3.-9.).
Hyperphosphatämie: Die Therapie der Hyperphosphatämie ist mit
(1) verminderter PO_4-Aufnahme,
(2) Korrektur der hyperphosphatämischen Ursachen,
(3) extrazellulärer Volumenexpansion, z. B. mit 0,9%iger NaCl-Lösung oder elektrolytfreier isotoner Glucoselösung oder/und
(4) Verabreichung von phosphatbindenden Substanzen
anzustreben. Zur Behandlung der oft ausgeprägten Hyperphosphatämie von urämischen Tierpatienten werden der Nahrung u. a. *„Phosphatbinder"*, wie Aluminiumhydroxid, -carbonat, Calciumacetat, -carbonat, -citrat, zugesetzt. Als übliche Dosierung der Phosphatbinder sind 90 bis 100 mg/kg KM/Tag, unterteilt für 2 bis 3 Mahlzeiten, zu wählen. Wird das bei Kleintieren vorteilhaft phosphatbindende Calciumacetat verwendet, genügt bei gleichem Effekt die Dosis von 50 bis 60 mg/kg KM/Tag (DiBartola 1992). Die stärkste Bindung des Nahrungsphosphates wird dann erzielt, wenn eine der angeführten Substanzen gleichzeitig mit der Futterdiät an die Tiere verabfolgt wird. Die Wirksamkeit der Behandlungsmaßnahmen gegen die Hyperphosphatämie ist bei wiederholter Bestimmung der Plasma-PO_4-Konzentration und, viel besser, der fraktionierten Phosphatausscheidung über die Nieren (FE_P) zu kontrollieren.

3.5. Hypo- oder Hypermagnesämie

3.5.1. Pathophysiologie und Diagnostik

Das Magnesium gehört nach Na^+, K^+ und Ca^{2+} als vierthäufigstes Kation im Körper ebenfalls zu den essentiellen Mengenelementen. Der Gesamt-Mg^{2+}-Bestand des Organismus beträgt etwa 1 g (~41 mmol) je kg $KM^{0.75}$. Davon befinden sich nur ~2% in der extrazellulären Flüssigkeit, dagegen ~60% im Skelett (nicht sofort mobilisierbar) und ~38% in den Organen sowie im Bindegewebe. Das Plasma-Mg^{2+} (physiologisch: 0,8–1,1 mmol/l) liegt zu ~55% ionisiert, zu ~32% proteingebunden und zu ~13% komplexgebunden vor.
Die Mg^{2+}-Ionen erfüllen vielfältige Funktionen im Körper, wie intrazellulär: Enzymaktivator, Muskelzellenrelaxation, oxydative Phosphorylierung, Membranstabilisator, Immunantwort u. a. sowie extrazellulär: Acetylcholinfreisetzung u. a. Über die Mg^{2+}-Homöostase im Körper ist bisher wenig bekannt. Zur Überwindung der biologischen Membranen scheinen für Mg^{2+}-Ionen nur passive Diffusionsvorgänge Bedeutung zu besitzen. Demzufolge würden für den Transfer der Mg^{2+}-Ionen im Organismus allein die transmembranösen Konzentrationsgradienten (Massenwirkungsgesetz) wichtig sein. Die Mg^{2+}-Ionen werden vermutlich passiv enteral, bei Wiederkäuern zusätzlich ruminal, absorbiert. Das mit dem Futter angebotene Magnesium gelangt bei den Wiederkäuern zu 20 bis

25%, bei den nichtruminanten Tieren zu 40 bis 55%, mittels Absorption in den Organismus. Die Ausscheidung des Magnesiums geschieht über (1) die Faezes (= nicht absorbiertes Nahrungs-Mg^{2+}), (2) die Nieren (geringe renale Resorptionskapazität) und (3) die Milchdrüse (Mg-Gehalt der Rindermilch: 0,12 g/l). In geringem Umfang steigert das Parathormon bei Tieren die renale Mg^{2+}-Resorption (Plasma-Mg^{2+}: ↑). Zur Beurteilung der Mg^{2+}-Bilanz im Körper bzw. des Mg^{2+}-Angebotes mit dem Futter eignet sich bei Tieren die Ermittlung der fraktionierten renalen Elektrolytausscheidung, wie FE_{Mg}, besser als die alleinige Beurteilung des Plasma-Mg^{2+}-Gehaltes (s. auch Tab. 3.-4., unten). Für das Rind sollen ein Harn-Mg^{2+}-Gehalt von 2 bis 4 mmol/l oder darüber bzw. eine FE_{Mg} von >10% (bzw. FE_{Mg} <1%) ein ausreichendes (bzw. ein nicht ausreichendes) Mg^{2+}-Angebot mit der Nahrung signalisieren. Bei verendeten Tieren kann zur Sicherung der Diagnose eines Mg^{2+}-Defizits der *Mg^{2+}-Gehalt* im *Liquor cerebrospinalis* herangezogen werden:

0,7 bis 0,9 mmol/l = **physiologisch**
<0,6 mmol/l = **hypomagnesämische Tetanie.**

Als wichtigste Störung des Mg^{2+}-Stoffwechsels kommt, vorzugsweise bei Wiederkäuern, die **Hypomagnesämie** *(Plasma-Mg^{2+}-Gehalt: <0,6 mmol/l)* vor. Die als **Tetanie** bezeichnete Erkrankung ist u. a. durch ein Mg^{2+}-Defizit im Blut und Liquor cerebrospinalis gekennzeichnet. Die korrespondierenden klinischen Symptome sind: Anorexie, Hyperästhesie, „Augenflackern", inkoordinierte Bewegung, Opisthotonus, Tachykardie, Atemstillstand. Ursächlich können folgende Faktoren eine Hypomagnesämie bei Tieren auslösen:
(1) kaliumreiche Pflanzennahrung, z. B. erster Weideaufwuchs im Frühjahr,
(2) magnesiumarme Milchernährung (Kälber),
(3) Transport,
(4) übermäßige motorische Leistungsanforderung (Pferd) sowie
(5) Laktation (Mg^{2+}-Verluste: ↑↑).

Nachgewiesenermaßen wird eine Hypomagnesämie bei Wiederkäuern induziert, wenn der Mg^{2+}-Gehalt der Nahrung unter 0,2% absinkt oder wenn das Mengenelementenverhältnis im Futter *(relativer Kationenanteil)* folgenden Wert übersteigt:

$$\frac{K^+ (\%)}{Ca^{2+} (\%) + Mg^{2+} (\%)} > 2{,}2 \text{ (Hunt 1990).}$$

Eine **Hypermagnesämie** *(Plasma-Mg^{2+}-Gehalt: >1,2 mmol/l)* tritt bei Tieren seltener auf. Als mögliche Ursachen für diesen Zustand sind zu nennen:
(1) orale oder rektale (Klistier) Überdosierung von Bittersalz ($MgSO_4$; Laxativum),
(2) intravenöse Verabreichung eines exzessiven Mg^{2+}-Betrages sowie
(3) ausgeprägte renale Insuffizienz.

Die erhöhten Mg^{2+}-Werte im Plasma führen zur Hemmung der neuromuskulären Elemente (kurareähnliche Wirkung), zu elektrokardiographischen Veränderungen (Verlängerung von PR- sowie QRS-Intervall, spitze T-Welle), Erbrechen, Lethargie und schlimmstenfalls zum Tod durch Atemstillstand. In starker

68   3. Elektrolyttherapie gegen isoionische Störungen (Dysionie)

Überdosierung wurden die Mg^{2+}-Ionen früher zur Euthanasie von Tieren verwendet (verbunden mit teilweise Exzitationen während des Sterbevorganges). Ein Plasma-Mg^{2+}-Gehalt >1,5 mmol/l bedeutet für die Tiere Lebensgefahr und ist daher zu behandeln.

3.5.2. Therapieprinzipien

Hypomagnesämie: Die Behandlung der akuten, nicht selten lebensgefährlichen Hypomagnesämie bei Wiederkäuern erfordert die *intravenöse Zufuhr* von *Mg^{2+}-Ionen*. Befinden sich die Tiere bereits im Koma und zeigen ausgeprägte Konvulsionen, ist zusätzlich eine Sedation des Patienten vorteilhaft. Als wirksame Dosis gegen Hypomagnesämie des Rindes wird die intravenöse Gabe von 4 bis 6 mg (0,16–0,25 mmol) Mg^{2+} je kg KM und Tag empfohlen (Löscher et al. 1991). Die Applikationsgeschwindigkeit der magnesiumhaltigen Lösungen muß ausreichend langsam erfolgen, weil die Mg^{2+}-Ionen im Überschuß toxisch wirken. Der als Dosis empfohlene Mg^{2+}-Betrag sollte daher an die Tiere innerhalb von etwa 15 bis 20 min infundiert werden. Die gleichzeitige parenterale Verabreichung von Mg^{2+}- und Ca^{2+}-Ionen in Lösungen ist vorteilhaft, weil sich beide Kationen bezüglich ihrer unerwünschten kardialen und neuromuskulären Effekte neutralisieren und daher das Nebenwirkungsrisiko solcher Infusionen herabgesetzt wird (Mg^{2+}- und Ca^{2+}-Ionen = antagonistische Wirkung; s. auch Kap. 3.3.). Dagegen dürfen kaliumhaltige Infusionslösungen zur Therapie von Tierpatienten mit akuter Hypomagnesämie möglichst keine Anwendung finden, weil Kalium im Tierkörper die hypomagnesämischen Effekte verstärkt (s. Kap. 3.2.). Der klinisch feststellbare Behandlungserfolg sollte sich innerhalb von 3 bis 6 h nach Mg^{2+}-Zufuhr an den Patienten einstellen. Allerdings ist zu beachten, daß trotz Auffüllung des extrazellulären Mg^{2+}-Bestandes beim Tierpatienten das Kation relativ langsam die Blut-Hirn-Schranke überwindet. Dieser Umstand kann beim hypomagnesämischen Patienten trotz exogener Mg^{2+}-Zufuhr ein längeres Fortdauern des Mg^{2+}-Defizits im Liquor cerebrospinalis bewirken, wodurch die zerebralen Störungen (Konvulsionen) anhalten und sogar der Tod des Tieres bei annähernder Normomagnesämie möglich ist. In Erkrankungsfällen mit erforderlicher Nachbehandlung an Mg^{2+}-Ionen ist auch die subkutane Applikation verstärkt zu nutzen, z. B. für ein Rind 300 bis 350 ml einer 15%igen $MgSO_4$-Lösung (150 g $MgSO_4$/l), verteilt auf mehrere Depots am Körper. Gelingt bei stark tetanischen Rindern oder Schafen infolge heftiger, unkoordinierter Bewegungen der Tiere keine intravenöse Applikation, ist die Verabfolgung eines *magnesiumhaltigen Klistiers* eine alternative Therapie: 60 g $MgCl_2 \cdot 6 H_2O$ in 250 bis 500 ml körperwarmem Wasser. Die solcherart verabreichten Mg^{2+}-Ionen werden relativ rasch absorbiert.

Hypermagnesämie: Zur Therapie der Hypermagnesämie ist die intravenöse Verabreichung von Ca^{2+}-Ionen, z. B. Calciumgluconatlösung, zu empfehlen, weil die Ca^{2+}-Ionen als direkte Antagonisten der Mg^{2+}-Ionen gelten (s. auch Kap. 3.3.).

4. Puffertherapie gegen isohydrische Störungen (Dyshydrie)

Die Regulation des Säuren-Basen-Gleichgewichtes geschieht in enger Beziehung zum Flüssigkeits- und Elektrolythaushalt des Organismus. So kann z. B. der Verlust an natriumhaltiger Flüssigkeit während einer Diarrhoe im Körper zur Verminderung des zirkulierenden Plasmavolumens und durch die damit defizitäre Gewebeperfusion zur systemischen Laktazidose führen. Als weiteres Beispiel offenbaren ein Cl^-- und K^+-Verlust, etwa beim Vomitus des Hundes oder der Dislocatio abomasi des Rindes, und die nachfolgende Entstehung der metabolischen Alkalose die enge Verflechtung der verschiedenen Funktionsbereiche des inneren Milieus im Körper (s. auch Kap. 1.). Die **Störungen** des **Säuren-Basen-Haushaltes** ergeben sich stets als *sekundäre Folge* von *primären Organdysfunktionen*, wie des Magen-Darm-Kanals [Verlust von Basen (HCO_3^-) oder Säuren (Cl^--Ionen)], der Nieren (mangelhafte Ausscheidung nichtflüchtiger Säuren), der Lunge (ungenügende CO_2-Abatmung) oder der Leber (Katabolismus schwefel- und phosphatenthaltender Proteine).

Der physiologische Stoffwechsel läßt in den Zellen des Körpers u. a. als ein zu entsorgendes Endprodukt täglich zwischen 10 000 bis 15 000 mmol CO_2 entstehen. Das CO_2 bildet mit H_2O die flüchtige Säure H_2CO_3. Infolge guter Wasserlöslichkeit überwindet das CO_2 leicht die biologischen Membranen und wird in den Alveolen der Lunge kontinuierlich abgeatmet, so daß der extrazelluläre Kohlendioxidpartialdruck (PCO_2) mit ~5,3 kPa (~40 mm Hg) annähernd konstant bleibt. Erfolgt die CO_2-Abatmung unvollständig, wie respiratorische Insuffizienz, staut sich im Körper die flüchtige Säure H_2CO_3 an, und es liegt die *respiratorische Azidose* vor. Umgekehrt bedeutet für den Organismus die verstärkte CO_2-Abatmung entweder die Kompensation einer metabolischen Azidose oder, bei Tieren seltener vorkommend, das Vorhandensein einer *respiratorischen Alkalose*. Außer dem CO_2 ($H^+ + HCO_3^-$) entstehen durch den Intermediärstoffwechsel im Organismus noch die H^+-Ionen von nichtflüchtigen Säuren mit einem Betrag von ~1 mval/kg KM · d. Ihre notwendige Elimination kann nur über die Nieren geschehen. Als Ursprung der nichtflüchtigen Säuren kommen infrage:

(1) unvollständiger oxydativer Substanzabbau, wobei anstelle des Endproduktes CO_2 das Zwischenprodukt Milchsäure entsteht,
(2) ausgeprägte Lipolyse (Acetyl-CoA: ↑↑) und vorhandenes Energiedefizit (Oxalacetat: ↓↓) mit erhöhter Bildung der Ketokörper, wie Acetessigsäure und/oder β-Hydroxybuttersäure,

4. Puffertherapie gegen isohydrische Störungen (Dyshydrie)

(3) starker Katabolismus schwefelhaltiger Aminosäuren, wie Methionin und Cystein, mit Entstehung von 2 H^+ + SO_4^{2-}-Ionen und

(4) Hydrolyse von phosphatenthaltendem Protein mit Entstehung von 2 H^+/H^+ + $HPO_4^{2-}/H_2PO_4^-$-Ionen.

Nach übermäßiger Bildung von nichtflüchtigen Säuren im Körper, wie O_2-Mangel, Energiemangel, Katabolismus und/oder ungenügender Elimination der Säurelast, z. B. bei Niereninsuffizienz, kommt es zum Konzentrationsanstieg von nichtflüchtigen Säurerest-Ionen bzw. H^+-Ionen und damit zur *metabolischen Azidose*. Existiert dagegen im Organismus ein ekzessiver Verlust an H^+-Ionen, z. B. durch Erbrechen oder Sequestration von Cl^-- und H^+-Ionen enthaltenden Magensaft, entsteht die *metabolische Alkalose* (Tab. 4.-1.).

Tabelle 4.-1. Störungen des Säuren-Basen-Haushaltes und kompensatorische Folgen im Organismus

Störung	pH	[H^+]	Primäre Imbalance	Kompensatorische Folgereaktion
Metabolische Azidose	↓	↑	↓ [HCO_3^-]/ neg. BE	↓ PCO_2
Metabolische Alkalose	↑	↓	↑ [HCO_3^-]/ pos. BE	↑ PCO_2
Respiratorische Azidose	↓	↑	↑ PCO_2	↑ [HCO_3^-]/ pos. BE
Respiratorische Alkalose	↑	↓	↓ PCO_2	↓ [HCO_3^-]/ neg. BE

BE = base excess, neg. = negativ, pos. = positiv, ↑ ≙ Anstieg, ↓ ≙ Abfall, – ≙ unverändert

Die physiologische extrazelluläre Konzentration an H^+-Ionen beträgt ~40 nmol/l. Dies entspricht einem pH-Wert von 7,40. Zwischen der H^+-Ionen-Konzentration und dem pH-Wert besteht eine inverse Beziehung (s. auch Tab. A6):

$$pH = -\log_{10} [H^+] = \log_{10} \left(\frac{1}{H^+}\right)$$

$$[H^+] = 4 \cdot 10^{-8} \text{ mol/l}$$
$$pH = -\log_{10}(4 \cdot 10^{-8})$$
$$= -(\log_{10} 4) - (\log_{10} 10^{-8})$$
$$= -(0,602) - (-8)$$
$$= 8 - 0,602$$
$$pH = 7,398.$$

Der Wert von 40 nmol/l oder $40 \cdot 10^{-6}$ mmol/l ist im Vergleich zur Plasmakonzentration anderer Elektrolyte, wie der K^+-Ionen mit ~4 mmol/l, extrem gering (Einmillionstel Teil!). Dennoch besitzt der physiologische H^+-Ionengehalt des Extrazellularraumes **(Isohydrie)** für den Organismus lebenswichtige Bedeutung. Bei Störungen des Säuren-Basen-Status **(Dyshydrie)** verändern sich die

Konfiguration und nachfolgend die Funktion vieler Proteinmoleküle. Außerdem verfügen die meisten Enzymreaktionen sowie weitere biologische Vorgänge, wie transmembranöser Transport u. a., über ein Wirkungsoptimum bezüglich des pH-Wertes.

4.1. Metabolische oder respiratorische Azidose

4.1.1. Pathophysiologie und Diagnostik

Unter einer **Azidose** ist die Nettoakkumulation von Säure(n)-Anionen (HCO_3^-, SO_4^{2-}, Lactat$^-$, $HPO_4^{2-}/H_2PO_4^-$ u. a.) mit ihren dazugehörigen H$^+$-Ionen im Organismus zu verstehen. Betrifft der Konzentrationsanstieg die über die Lunge „flüchtige" Kohlensäure

$$(H^+ + HCO_3^- \rightarrow H_2CO_3 \rightarrow CO_2 \uparrow + H_2O),$$

liegt die *respiratorische Azidose* vor. Sind die „nichtflüchtigen" Milch-, Keto-, Schwefel-, Phosphorsäure u. a. in ihrem Betrag deutlich vermehrt, existiert im Organismus die *metabolische Azidose*.
Abweichend vom Begriff der Azidose bezieht sich der Ausdruck **Azidämie** nur auf den pH-Wert des Extrazellularraumes, d. h., er ist in diesem Fall erniedrigt (H$^+$-Ionenkonzentration: ↑). Falls z. B. eine milde metabolische Azidose im Organismus vollständig respiratorisch kompensiert wird, ist folglich der Plasma-pH-Wert des Patienten nicht verändert, und es liegt demnach eine Azidose ohne Azidämie vor.
Die **metabolische Azidose** ist durch Verringerung des pH-Wertes ([H$^+$]: ↑), Abnahme des HCO_3^--Ionengehaltes und negative BE-Werte gekennzeichnet (s. Tab. 4.-1.). Sie zählt bei Tieren zu den häufigsten Störungen des Säuren-Basen-Haushaltes. Als Ursachen kommen infrage (Tab. 4.-2.):
(1) erhöhte Bildungsrate an nichtflüchtigen Säuren (= *Additionsazidose*),
(2) übermäßiger Verlust an Pufferbasen (Säure-Anion) (= *Subtraktionsazidose*) oder
(3) ungenügende Säurenelimination (= *Retentionsazidose*).
Für die *Regulation* des *Säuren-Basen-Status* stehen dem Organismus drei sich integrierende Funktionssysteme zur Verfügung:
(1) extra- und intrazelluläre chemische Puffer,
(2) Respirationssystem („behandelt" nur die flüchtige Säure H_2CO_3) und
(3) Nieren („behandeln" alle nichtflüchtigen Säuren).
Im Fall der metabolischen Azidose wird zuerst die pH-Wert-Senkung durch die Wirksamkeit (= Verbrauch) des extrazellulären Puffers HCO_3^-/H_2CO_3 minimiert (Folge → HCO_3^-: ↓). In zweiter Hinsicht gelangen intrazelluläre Puffer, wie Proteine oder $HPO_4^{2-}/H_2PO_4^-$, zum Einsatz. Falls die Nieren nicht insuffizient sind, steigt die renale H$^+$-Ionenexkretion und der Harn wird zunehmend

4. Puffertherapie gegen isohydrische Störungen (Dyshydrie)

Tabelle 4.-2. Ursachen einer metabolischen Azidose

(1) **Normochlorämische Azidose** (erhöhtes Anionen-gap)
Niereninsuffizienz/Urämie
Laktazidose, wie O_2-Defizit, Pansenazidose
Ketoazidose, wie Diabetes mellitus (Kleintiere), Trächtigkeitstoxikose (Schafe)
Proteinkatabolismus
Intoxikation, Salicylate, Alkohol u. a.

(2) **Hyperchlorämische Azidose** (unverändertes oder erniedrigtes Anionen-gap)
Diarrhoe
Peritonitis
Kolik mit strangulierten Darmteilen
Gallenblasenruptur
Diuretika, wie Carboanhydrase-Hemmer
NH_4Cl-Gaben
„Verdünnungsazidose", wie exzessive Zufuhr von 0,9%iger NaCl-Lösung
Hypoadrenokortizismus

sauer. Außerdem gelangen die vermehrt vorhandenen extrazellulären H^+-Ionen im Austausch gegen K^+-Ionen nach intrazellulär. Dadurch wird der „Lösungsraum" für die Säuren im Körper vergrößert und ihre Konzentration sinkt zwangsläufig (= „Pufferwirkung" des Intrazellularraumes). Die bei einer metabolischen Azidose auftretende extra-/intrazelluläre Kationendrift [$H^+ \rightarrow K^+$] bewirkt bei den azidotischen Probanden auch dann eine Hyperkaliämie, wenn im Organismus gleichzeitig Kaliummangel vorherrscht (Abb. 4.-1. sowie Kap. 3.2. und Tabelle A2). Nach dem Entstehen der metabolischen Azidose kann in wenigen Minuten durch Hyperventilation die respiratorische Kompensation ini-

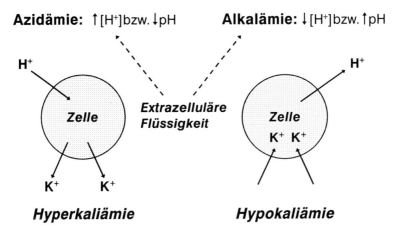

Abb. 4.-1. Kationendrift zwischen extra- und intrazellulärem Raum des Körpers bei unterschiedlichem Säuren-Basen-Status.

4.1. Metabolische oder respiratorische Azidose

tiiert werden. Durch die Verringerung des PCO_2 bzw. der H_2CO_3 wird der Gesamtsäurenbestand des Körpers reduziert und damit der weiteren pH-Wertsenkung entgegengewirkt. Die Kompensationskapazität über die Lunge soll maximal bis zu einer Verminderung des PCO_2 auf ~2,0 kPa (~15 mm Hg) möglich sein (Kaneko 1989). Die respiratorische „Hilfe" bei einer metabolischen Azidose des Körpers ist insgesamt von begrenzter Effektivität. Langfristig erfordert der vermehrte Betrag an nichtflüchtigen Säuren im Körper ihre Ausscheidung über die Nieren:

$$(NH_3 + H^+ \rightarrow NH_4^+ \text{ oder } HPO_4^{2-} + H^+ \rightarrow H_2PO_4^-).$$

Patienten mit Niereninsuffizienz sind dazu nur unvollständig in der Lage und demzufolge bei einer vorhandenen Säurelast länger an Azidose erkrankt.

Die **respiratorische Azidose** ist durch eine Verminderung des pH-Wertes ($[H^+]$: ↑) sowie einen Anstieg des PCO_2-Betrages (= Hyperkapnie) gekennzeichnet (s. Tab. 4.-1.). Eine Hyperkapnie liegt bei Tieren vor, wenn die Plasmawerte des $PCO_2 > 6,2$ kPa (>46 mm Hg) betragen. Steigt der PCO_2 im Blut auf einen Betrag von ~13 kPa (~98 mm Hg) oder darüber, tritt eine vollständige, durch das CO_2 induzierte Narkose des Patienten auf. Als wichtige Ursachen für die respiratorische Azidose gelten:
(1) Hypoventilation, z. B. bei obstruktiven respiratorischen Störungen, Pneumonie, Atelektase, Emphysem,
(2) Narkotika mit Unterdrückung des Atemzentrums,
(3) inadäquate mechanische Beatmung oder
(4) Herz-Kreislauf-Insuffizienz (Zyanose).

In der Regel existiert bei den Tieren vor der durch Hypoventilation entstandenen respiratorischen Azidose bereits eine deutliche Hypoxämie. Die Veränderung beider Blutgaspartialdrücke, wie PO_2: ↓ (= *Hypoxämie*) sowie PCO_2: ↑ (= *Hyperkapnie*), wird klinisch als *respiratorische Globalinsuffizienz* bezeichnet (s. auch Hartmann und Meyer 1994).

Die initiale Pufferung der Säurelast des Körpers bei respiratorischer Azidose geschieht durch intrazelluläre Puffer, wie Hämoglobin und weitere Proteine. Diese Reaktion ist erklärbar, da der wichtige extrazelluläre Puffer des Körpers, wie HCO_3^-/H_2CO_3, infolge ungenügender CO_2-Abatmung in der Lunge nur begrenzt zur Wirksamkeit gelangen kann. Die Nieren reagieren als Antwort auf eine respiratorische Azidose mit erhöhter Exkretion an H^+-Ionen und verstärkter Resorption von HCO_3^--Ionen. Allerdings bilden sich die renalen Kompensationsvorgänge erst innerhalb von Tagen aus.

Für die *Diagnostik* einer *Azidose* bei Tieren existieren wenig verwertbare klinische Symptome. Am ehesten ist nach einer moderaten bis starken metabolischen Azidose eine Tachypnoe feststellbar. Vor allem Jungtiere, die plötzlich infolge von starkem Durchfall in eine ausgeprägte metabolische Subtraktionsazidose gelangen, zeigen in diesem Zusammenhang oft eine deutlich erhöhte Atemfrequenz. Sie darf nicht mit einer möglicherweise zur gleichen Zeit vorhandenen Tachypnoe (Dyspnoe) infolge respiratorischer Störungen des Tierpatienten verwechselt werden. Aufgrund der beschriebenen Situation ist für die Beurteilung eines

4. Puffertherapie gegen isohydrische Störungen (Dyshydrie)

Tabelle 4.-3. Diagnostische Bedeutung verschiedener Meßwerte des Säuren-Basen-Gleichgewichtes

Parameter	Aussage
pH	– Maß der H^+-Ionenaktivität
PCO_2 (kPa oder mm Hg)	– Maß der respiratorischen Veränderungen (flüchtige Säure H_2CO_3)
BE (mmol/l)	– Maß der metabolischen Veränderungen (= nichtflüchtige Säuren) und Berechnungsgrundlage für Puffertherapie
HCO_3^--Aktuell (mmol/l)	– Hydrogencarbonat-Ionen bei aktuellem pH und PCO_2, Veränderungen durch respiratorische und/oder metabolische Einflüsse
HCO_3^--Standard (mmol/l)	– Hydrogencarbonat-Ionen bei Standardbedingungen (PCO_2 = 5,3 kPa, vollständige Sättigung des Hämoglobins mit O_2); respiratorische Komponente des SBH konstant: Veränderungen der Werte allein durch metabolische Einflüsse

BE = base excess, gibt die Menge Base oder Säure in mmol/l an, die zur Titration von 1 l Blut bei einem pH von 7,4 notwendig ist. Physiologischer Wert = 0, negative BE-Werte: (<–3) = metabolische Azidose, positive BE-Werte (>+3) = metabolische Alkalose.

gestörten Säuren-Basen-Gleichgewichts des Körpers die labordiagnostische Bestimmung seines Säuren-Basen-Status im venösen Blut außerordentlich hilfreich. Die von der Analysen-Apparatur des Labors ermittelten Parameter sind, wie in Tabelle 4.-3. angegeben, zu bewerten. Die bei den Tieren am häufigsten vorkommenden Störungen des Säuren-Basen-Haushaltes und die damit im Zusammenhang stehenden Veränderungen der Laborbefunde sind Inhalt der Tabelle 4.-4. Wie erkennbar, existieren bezüglich klinischem Bild der durch die primären Organdysfunktionen sehr unterschiedlich erkrankten Tiere und den dazugehörigen Laborergebnissen des Säuren-Basen-Status zahlreiche Variationsmöglichkeiten. Um die klinische Bewertung der Laborparameter des Säuren-Basen-Gleichgewichtes für den Kliniker zu erleichtern, werden in der Tabelle 4.-5. ausgewählte Fallbeispiele von Tieren mit Azidose oder/und Alkalose und ihre Diagnostik angegeben.

Eine wesentliche Hilfe zur verbesserten Abgrenzung der Störungen des Säuren-Basen-Haushaltes bezüglich ursächlicher Faktoren und prognostischer Hinweise ergeben die Werte für das **Anionen-gap (AG)**. Es wird wie folgt berechnet:

$$AG \text{ (mmol/l)} = ([Na^+] + [K^+]) - ([Cl^-] + [HCO_3^-]).$$
~95% des Gesamt-   ~85% des Gesamt-
kationenbestandes   anionenbestandes

Der Begriff „Anionenlücke" darf nicht mißverstanden werden. Zwischen dem Betrag für die Kationen Na^+ und K^+ und dem Wert für die Anionen Cl^- und HCO_3^- im Plasma kann nach dem Gesetz der Elektroneutralität tatsächlich

Tabelle 4.4. Laborparameter bei klinisch bedeutsamen Störungen des Säuren-Basen-Haushaltes, partiell kompensiert (in Anlehnung an Coles 1989)

Zustand	pH	PCO_2	HCO_3^-	BE	Ursächliche Faktoren
Metabolische Azidose	↓	↓	↓	neg.	(1) Verlust an HCO_3^- (2) Akkumulation von Säure-Anionen plus H^+
Respiratorische Azidose	↓	↑	↑/–	–/pos.	(1) Respiratorische Globalinsuffizienz (2) Narkose
Gemischte Azidose (respir./metab.)	↓	↑	↓	neg.	(1) anhaltende Narkose mit O_2-Defizit (2) Herz-Kreislauf-Insuffizienz (Rechts-Links-Shunt) (3) Geburtsvorgang für Neugeborene
Metabolische Alkalose	↑	↑	↑	pos.	(1) Vomitus (2) renale Alkalose
Respiratorische Alkalose	↑	↓	↓	(neg.)	(1) Hyperventilation (2) starke Schmerzen, psychische Erregung
Gemischte Alkalose (respir./metab.)	↑	↓	↑	pos.	(1) Hyperventilation plus Vomitus (2) iatrogen
Gemischte Störungen:					
(1) Respiratorische Azidose + Metabolische Alkalose	–/↑/↓	↑	↑	pos.	Hypoventilation plus Vomitus
(2) Respiratorische Alkalose + Metabolische Azidose	–/↑/↓	↓	↓	neg.	Hyperventilation plus Niereninsuffizienz/Durchfall
(3) Metabolische Alkalose + Metabolische Azidose	–/↑/↓	–/↑/↓	–/↑/↓	–/pos./neg.	Vomitus plus Niereninsuffizienz/Durchfall

↑ ≙ Anstieg, ↓ ≙ Abfall, – ≙ unverändert, pos. = positiv, neg. = negativ, BE = base excess, respir. = respiratorisch, metab. = metabolisch.

4. Puffertherapie gegen isohydrische Störungen (Dyshydrie)

Tabelle 4.-5. Fallbeispiele eines gestörten Säuren-Basen-Haushaltes im venösen Blut mit diagnostischer Bewertung der Laborbefunde, s. auch Anhang (Tabelle A6)

Zustand	pH	PCO_2 (kPa)	HCO_3^- (mmol/l)	BE (mmol/l)
Physiologisch	7,36–7,44	5,2–6,2	22–28	± 3
(1) Kolikkrankes Pferd mit Darmstrangulation	7,24	4,0	12	–13

Regel:	Jeder ~1,6 kPa ↑ des PCO_2 → ~0,1 Einheiten pH ↓ (ohne Kompensation!)
Fall:	(1) Erniedrigter pH-Wert → Azidose
	(2) PCO_2 ist erniedrigt → Azidose ist nicht respiratorischen Ursprungs
Regel:	Jeder ~6 mmol/l ↓ des BE → ~0,1 Einheiten pH ↓ (ohne Kompensation!)
Fall:	(1) Negativer BE-Wert und erniedrigter HCO_3^--Gehalt → metabolische Azidose
Diagnose:	Metabolische Azidose (↓ pH sowie ↓ HCO_3^- bzw. neg. BE-Wert) mit teilweiser respiratorischer Kompensation (↑ PCO_2).

(2) Chronisch nierenkranker Hund	7,0	6,0	10	–20

Fall:	(1) Erniedrigter pH → Azidose
	(2) PCO_2 ist nicht erhöht → Azidose ist nicht respiratorischen Ursprungs
	(3) HCO_3^- erniedrigt und negativer BE-Wert → metabolische Azidose
Diagnose:	Metabolische Azidose (↓ pH sowie ↓ HCO_3^- und neg. BE-Wert) ohne respiratorische Kompensation (PCO_2: –)

(3) Chronisch pneumoniekrankes Kalb ohne Durchfall	7,28	7,2	30	+5

Fall:	(1) Erniedrigter pH-Wert → Azidose
	(2) PCO_2 ist erhöht → Azidose ist respiratorischen Ursprungs
Diagnose:	Respiratorische Azidose (↓ pH sowie ↑ PCO_2) mit nur geringer metabolischer Kompensation (↑ HCO_3^- bzw. pos. BE-Wert)

(4) Rind mit Labmagenverlagerung	7,55	6,3	40	+16

Fall:	(1) Erhöhter pH-Wert → Alkalose
	(2) PCO_2 ist nicht erniedrigt → Alkalose ist nicht respiratorischen Ursprungs
	(3) HCO_3^- ist erhöht und BE-Wert ist positiv → metabolische Alkalose
Diagnose:	Metabolische Alkalose (↑ pH sowie ↑ HCO_3^- bzw. pos. BE-Wert) mit geringer respiratorischer Kompensation (↑ PCO_2)

Tabelle 4.-5. Fortsetzung

Zustand	pH	PCO$_2$ (kPa)	HCO$_3^-$ (mmol/l)	BE (mmol/l)
(5) **Chronisch pneumomie- und durchfallkrankes Kalb** („Kümmerer")	7,15	6,8	18	−13

Fall: (1) Erniedrigter pH-Wert → Azidose
       (2) PCO$_2$ ist erhöht → Azidose ist teilweise respiratorischen Ursprungs
       (3) HCO$_3^-$ ist erniedrigt und neg. BE-Wert → Azidose ist teilweise metabolischen Ursprungs
Diagnose: Gemischte respiratorische (↑ PCO$_2$) und metabolische (↓ HCO$_3^-$ bzw. neg. BE-Wert) Azidose

(6) **Akuter durchfallkranker Hund mit Erbrechen** *(Parvovirus-Infektion)*	7,36	5,8	24	−4

Fall: Nahezu unveränderte Parameter des Säuren-Basen-Status
Diagnose: Unter Berücksichtigung der klinischen Symptome dürfte die erwartete metabolische Azidose (Durchfall) vollständig von der gleichzeitig existierenden metabolischen Alkalose (Vomitus) überdeckt worden sein. (Bestimmung des Anionen-gaps ist anzuraten!)

↑ ≙ Anstieg, − ≙ unverändert, ↓ ≙ Abfall, pos. = positiv, neg. = negativ, BE = base excess.

keine „Lücke" existieren. Die diesbezügliche In-vivo-Situation des Organismus ist wie folgt darstellbar (Cornelius 1992):

$(Na^+ + K^+) + u\,K = (Cl^- + HCO_3^-) + u\,A$

oder

$(Na^+ + K^+) − (Cl^- + HCO_3^-) = u\,A − u\,K$

$AG = u\,A − u\,K$

Wie ersichtlich, bedeutet das Anionen-gap exakt den Differenzbetrag zwischen den ungemessenen Anionen (u A), wie Lactat$^-$, Pyruvat$^-$, Acetat$^-$, SO$_4^{2-}$, HPO$_4^{2-}$/H$_2$PO$_4^-$, anionische Proteine (Albumin, α- und β-Globuline) und den ungemessenen Kationen (u K), wie Ca^{2+}, Mg^{2+}, kationische Proteine (γ-Globuline). Da der Wert der ungemessenen Kationen relativ gering ist und sich ihre Konzentrationen während einer Dysfunktion nur wenig ändern − ansonsten tritt der Tod des Patienten auf − bleibt ihr Betrag bei der Bewertung des AG oft unberücksichtigt. Bezüglich des Anionen-gap ist zu beachten, daß Veränderungen seiner Werte allein durch den Anstieg oder Abfall der Plasmakonzentrationen an ungemessenen Elektrolyten zustande kommen. Dagegen beeinflussen veränderte Plasmawerte an den gemessenen Elektrolyten, wie [Na$^+$], [K$^+$], [Cl$^-$] und [HCO$_3^-$], den Betrag des Anionen-gap nicht.

78   4. Puffertherapie gegen isohydrische Störungen (Dyshydrie)

Folgende Beispiele können die Zusammenhänge verdeutlichen:
(1) $H^+ Lactat^- + Na^+HCO_3^- \rightarrow Na^+ Lactat^- + H_2CO_3 \rightarrow CO_2 \uparrow + H_2O$.

Erklärung: Eine Akkumulation von Milchsäure ($H^+ + Lactat^-$) verdrängt (= erniedrigt) das gemessene Anion HCO_3^- durch das ungemessene Anion $Lactat^-$ im Körper. Als Folge steigt der AG-Betrag an ($\rightarrow$ metabolische Azidose mit erhöhtem AG; s. auch Tab. 4.-2.).

(2) $H^+Cl^- + Na^+ HCO_3^- \rightarrow Na^+Cl^- + H_2CO_3 \rightarrow CO_2 \uparrow + H_2O$.

Erklärung: Eine Akkumulation von Salzsäure (H^+Cl^-) erniedrigt die Konzentration des gemessenen Anions HCO_3^- und ersetzt es durch das andere gemessene Anion Cl^-. Daraus folgt keine Veränderung des AG-Wertes ($\rightarrow$ metabolische Azidose mit unverändertem AG; s. auch Tab. 4.-2.).

Das Anionen-gap kann u. a. zur Abgrenzung von gemischten Störungen des Säuren-Basen-Gleichgewichtes herangezogen werden. Falls z. B. ein Tier sowohl eine metabolische Alkalose (Erbrechen) als auch eine Laktazidose (hypovolämischer Schock) aufweist [s. Tab. 4.-5., Erkrankungsfall (6)], ist der pH-Wert des Plasmas dann nicht verändert, wenn der HCl-Verlust (Erbrechen) exakt durch die Akkumulation der Milchsäure (anaerober Stoffwechsel infolge peripheren O_2-Mangels) ausgeglichen wird. Das in diesem Fall erhöhte Anionen-gap (ungemessenes Anion $Lactat^-$: ↑) signalisiert die metabolische Azidose. Demzufolge bedeuten angestiegen AG-Werte die unphysiologische Anwesenheit von nicht-

Tabelle 4.-6. Ursachen für ein verändertes Anionen-gap (nach Cornelius 1992), vgl. mit Tabelle 4.-2.

(1) **Erhöhtes Anionen-gap**
   1. *Erhöhter Betrag* an *ungemessenen Anionen*
      Ketoazidose
      Laktazidose
      Azotämie (Katabolismus)
      Plasmaalbumingehalt: ↑, wie Dehydratation
      Erhöhte negative Ladung des Albumins bei Alkalose
      Exogene Anionen, wie Penicillin, Salicylsäure u. a.
      Intoxikationen
   2. *Verringerter Betrag* an *ungemessenen Kationen*
      Hypokalzämie
      Hypomagnesämie
(2) **Vermindertes Anionen-gap**
   1. *Verringerter Betrag* an *ungemessenen Anionen*
      Plasmaalbumingehalt: ↓
      Verminderte negative Ladung des Albumins bei Azidose
   2. *Erhöhter Betrag* an *ungemessenen Kationen*
      Hyperkalzämie
      Hypermagnesämie
      Kationenwirksame Proteine bei bestimmten Immunopathien

flüchtigen Säuren im Körper. Dagegen können eine metabolische Alkalose oder eine Dehydratation zur Verminderung des Anionen-gap führen.
In der Tabelle 4.-6. werden die Ursachen für veränderte Werte des Anionen-gap bei Tieren angegeben.

4.1.2. Therapieprinzipien

Priorität in der **Behandlung** von **Azidosen** hat stets die Bekämpfung der Ursache(n) der Dyshydrie. Gelingt bei milden bis moderaten Azidosen, wie Plasma-pH-Wert 7,40 ... 7,20, das Abstellen der Ursache beim Patienten, normalisiert sich das gestörte Säuren-Basen-Gleichgewicht des Körpers in der Regel ohne zusätzliche Behandlungen. Abweichend davon ist in den Fällen, in denen die primären Organdysfunktionen, wie gastrointestinale, renale, respiratorische oder hepatische Insuffizienz, nicht erfolgreich therapiert werden können und außerdem der Plasma-pH-Wert in den lebensbedrohlichen Bereich <7,20 abfällt, eine zusätzliche Behandlung mit *alkalinisierenden Lösungen* (= Pufferbasen) anzuraten. Schwere Azidosen führen u. a. zu kardiovaskulären Komplikationen, wie verminderte kardiale Kontraktilität, beeinträchtigte Blutdruckwirkung der Catecholamine, Auftreten von ventrikulären Arryhthmien, und müssen daher bekämpft werden.

Metabolische Azidose: Da die metabolischen Azidosen im Organismus respiratorisch kompensiert werden, ist es biologisch sinnvoll, die verstärkte CO_2-Abatmung der so erkrankten Tiere durch **Zuführung** von *HCO_3^--Ionen* oder deren *Vorläufer* zu unterstützen. Die Verabfolgung von $NaHCO_3$ an Tiere mit Azidose führt sofort und nachhaltig zum Anstieg des erniedrigten extrazellulären pH-Wertes. Voraussetzung für die Wirksamkeit der Pufferbase HCO_3^- ist die anhaltende pulmonale Abatmung von CO_2 im Organismus:

$$Na^+HCO_3^- + H^+X^- \rightarrow NaX + H_2CO_3$$
$$H_2CO_3 \rightarrow CO_2 \uparrow (Lunge) + H_2O.$$

Zur Ermittlung der im konkreten azidotischen Erkrankungsfall notwendigen Menge an $NaHCO_3$ wird der BE-Wert des Tierpatienten herangezogen (s. auch Tab. 4.-3.):

$NaHCO_3$ (8,4%ig) =   –BE   · KM · 0,3 ... 0,5
 (ml)   (mmol/l) (kg) („Lösungsraum" der HCO_3^--
                                  Ionen im Körper)

Beachte: Die Hälfte der errechneten Dosis ist in den ersten 12 h als Dauertropfinfusion an die Patienten langsam und mit Überwachung zu verabreichen.

Liegt unter Praxisbedingungen kein BE-Wert vom Tierpatienten vor, kann für die notwendige Substitution der HCO_3^--Ionen die in Tabelle 4.-7. angeführte Orientierungshilfe herangezogen werden.

4. Puffertherapie gegen isohydrische Störungen (Dyshydrie)

Tabelle 4.-7. HCO_3^--Zuführung bei metabolischer Azidose (modifiziert nach Orsini 1989)

Schweregrad der klinischen Symptome	Ermitteltes HCO_3^--Defizit (mmol/l)	BE-Wert (mmol/l)	Erforderlicher HCO_3^--Betrag (mmol/kg KM)
mild	5	–5	3
moderat	10	–10	6
schwer	15	<–10	9

Die unsachgemäße intravenöse Gabe von $NaHCO_3$ an Tiere kann unerwünschte *Nebenreaktionen* provozieren. Zuerst ist daran zu denken, daß die 8,4%ige $NaHCO_3$-Lösung (84 g/l) mit 2000 mosmol/kg eine ausgeprägt hypertone Lösung darstellt (Angaben je l bzw. kg):

$$1 \text{ mmol } NaHCO_3 = 0{,}084 \text{ g } NaHCO_3 = 2 \text{ mosmol } Na^+HCO_3^-$$
$$150 \text{ mmol } NaHCO_3 = 12{,}6 \text{ g } NaHCO_3 = 300 \text{ mosmol } Na^+HCO_3^-$$
$$(1{,}3\%\text{ig}) \quad (\text{blutisoton})$$
$$1000 \text{ mmol } NaHCO_3 = 84{,}0 \text{ g } NaHCO_3 = 2000 \text{ mosmol } Na^+HCO_3^-$$
$$(8{,}4\%\text{ig}) \quad (\text{hyperton})$$

Eine zu schnelle Infusion der 8,4%igen $NaHCO_3$-Lösung kann demzufolge beim Patienten hyperosmolare Schockzustände verursachen. Außerdem bewirkt die plötzliche, exzessive Zuführung von Na^+-Ionen an den Organismus eine extrazelluläre Volumenexpansion, so daß besonders bei Tieren mit Herz-Kreislauf-Insuffizienz bedrohliche hypervolämische Belastungszustände entstehen können (s. Kap. 3.1.1.). Durch Verdünnung der 8,4%igen $NaHCO_3$-Lösung, z. B. auf 4,2%ig oder auf 1,3%ig, begegnet man teilweise den beschriebenen Gefahren. Allerdings sind dann größere Volumina an Infusionslösung zur Gewährleistung des für den erkrankten Probanden absolut errechneten Betrages an $NaHCO_3$ (s. S. 79) zu verabfolgen. Zweitens ist zu beachten, daß der Lösungsraum der zugeführten HCO_3^--Ionen im wesentlichen das extrazelluläre Kompartiment des Körpers darstellt (adulter Organismus: ~20% der KM oder 0,2 · KM). Andererseits ist mit einem relativ raschen Verbrauch der verabfolgten HCO_3^--Ionen zu rechnen (CO_2-Abatmung: ↑↑). Aufgrund dieser Situation wird für die Errechnung der Menge an zu verabfolgenden $NaHCO_3$ der Korrekturfaktor von 0,3 ... 0,5 berücksichtigt (s. S. 79). Drittens kann die zu schnelle $NaHCO_3$-Gabe an Tiere zur *paradoxen Azidose* führen. Darunter ist eine ZNS-Funktionsstörung infolge akuter Veränderung des pH-Wertes im Liquor cerebrospinalis zu verstehen. Nach Applikation von HCO_3^--Ionen an Tiere mit azidotischer Stoffwechsellage werden sehr rasch beträchtliche Mengen an CO_2 gebildet. Während das CO_2 schnell und leicht nach intrazellulär sowie über die Blut-Hirn-Schranke in den Liquor gelangt und dort Säure entstehen läßt (CO_2 + $H_2O \rightarrow H_2CO_3$), ist die Wirksamkeit der verabreichten HCO_3^--Ionen im wesentlichen auf den Extrazellularraum begrenzt. Ihre Anwesenheit verbraucht unter

4.1. Metabolische oder respiratorische Azidose 81

Bildung von CO_2 die H^+-Ionen ($HCO_3^- + H^+ \to H_2CO_3 \to CO_2 \uparrow + H_2O$) und normalisiert dadurch den extrazellulären pH-Wert ([H^+]: $\downarrow$). Nachfolgend wird die während der metabolischen Azidose vorhandene kompensatorische Hyperventilation in eine Normoventilation überführt, weil mit der Verringerung der [H^+] der Stimulus für die erhöhte Atemfrequenz im Körper verloren geht. Auf diese Weise entsteht im Organismus ein Konflikt zwischen extrazellulärer Normalisierung des pH-Wertes mit Eintritt der Normoventilation und intrazellulärer bzw. ebenso im Liquor cerebrospinalis auftretender CO_2-Anhäufung mit eigentlich erforderlicher Hyperventilation. Unter solchen Bedingungen kann trotz $NaHCO_3$-Zuführung an den Organismus der pH-Wert im Liquor vorübergehend weiter sinken (paradoxe Azidose). Die Applikation von $NaHCO_3$ an Tiere mit einfacher hyperchlorämischer Azidose (normales Anionen-gap) ist in der Regel weniger „gefährlich", da die ungemessenen Anionen nicht vermehrt vorliegen. Dagegen kann im Zustand der normochlorämischen metabolischen Azidose (erhöhtes Anionen-gap) nach Gabe von $NaHCO_3$ und Metabolisierung der ungemessenen Anionen, wie Lactat⁻ u. a., infolge zusätzlichen Verbrauchs an H^+-Ionen im Körper eine unerwünschte metabolische Alkalose entstehen (überschießende Alkalinisierung).
Außer dem $NaHCO_3$, das schnell und direkt im Organismus wirksam wird, können zur Behandlung von metabolischen Azidosen (besonders der hyperchlorämischen Azidose ohne vermehrt vorhandene ungemessene Anionen) auch sogenannte *HCO_3^--Vorläufer*, wie Lactat⁻, Acetat⁻ oder Citrat⁻, eingesetzt werden. Eine alkalinisierende Wirkung dieser Stoffe im Körper wird jedoch erst nach ihrer Metabolisierung erzielt. So ist bekannt, daß z. B. die Leber ihre Lactatutilisation auf das 3- bis 4fache gegenüber den physiologischen Verhältnissen steigern kann. Sinkt jedoch bei ausgeprägter systemischer Azidose der Blut-pH unter 7,0, dann kommt die hepatische Lactatverwertung bei Tieren zum Erliegen (s. Hartmann und Meyer 1994).
Während die *Entstehung* der *Laktazidose* im Körper wie folgt geschieht:

$$CH_3COCOO^- + NADH + H^+ \xrightarrow[\text{dehydrogenase}]{\text{Lactat-}} CH_3CHOHCOO^- + NAD^+$$
(Pyruvat)   (O_2-Defizit)   (Lactat)

führt die *Metabolisierung* von *Lactat⁻* zum Verbrauch von Protonen (pH-Wert: $\uparrow$, d. h. **alkalinisierende Wirksamkeit**):
(1) Glukoneogenese
    $2 CH_3CHOHCOO^- + 2 H^+ \to C_6H_{12}O_6$
(2) Oxydative Verstoffwechselung
    $CH_3CHOHCOO^- + H^+ + 3 O_2 \to 3 CO_2 \uparrow$ (Lunge) $+ 3 H_2O$.
In ähnlicher Weise benötigt die oxydative Metabolisierung von Acetat⁻ oder Citrat⁻, wiederum primär in der Leber, H^+-Ionen und wirkt daher einer vorhandenen Azidose entgegen. Allerdings ist zur Entfaltung der alkalinisierenden Wirkung stets ein intakter Leberstoffwechsel sowie die kontinuierliche Abatmung von CO_2 in der Lunge Voraussetzung. Liegt dieser Umstand beim hochgradig azidotischen Tier (Plasma-pH < 7,0) nicht oder nicht ausreichend vor,

bewirkt die Applikation von Lactat⁻ oder anderen „CO_2-Vorläufern" eine Verstärkung der Azidose im Körper und ist daher in solchen Fällen kontraindiziert.
Respiratorische Azidose: Da für die Entstehung der respiratorischen Azidose (PCO_2: ↑ oder Hyperkapnie) als entscheidende Ursache eine inadäquate alveoläre Ventilation gilt, ist die Therapie auf eine Normalisierung der pulmonalen Beatmung auszurichten. In Fällen von respiratorischen Erkrankungen sind die hypoventilatorischen Ursachen, falls möglich, zu beseitigen. Bei einer durch Narkotika induzierten respiratorischen Azidose erfolgt nach entsprechender Anregung der alveolären Ventilation in der Regel schnell die Normalisierung der erhöhten PCO_2-Werte des Plasmas. Gelingt die Beseitigung der Ursachen für die Hyperkapnie im Blut nicht oder nur unvollständig, sind in zweiter Hinsicht die während der respiratorischen Azidose im Körper existierenden renalen Kompensationsvorgänge zu unterstützen. Dieses Ziel wird mit Pufferlösungen erreicht, deren wirksame Substanzen allein über die Nieren eliminiert werden. Hierzu zählt der *Trispuffer* (Trometamol). Die an das Tier mit respiratorischer Azidose zu verabfolgende Menge an Pufferlösung errechnet sich wie folgt:

Trispuffer (3,6%ig) = –BE · KM.
(ml)   (mmol/l) (kg)

Ein Korrekturfaktor, wie bei der Kalkulation der Menge an $NaHCO_3$, ist nicht erforderlich, da sich das Tromethanol extra- und intrazellulär im Körper verteilt. Als Nachteile der Verwendung von Trispuffer sind ein relativ hoher Preis sowie ein später Wirkungseintritt der Alkalinisierung zu nennen. Die vermehrte renale Exkretion von mit H^+-Ionen beladenem Tromethamol beginnt sich bei den Tieren innerhalb eines Tages (Elimination von 50–70% der zugeführten Menge) auszubilden und erreicht erst >1 d post infusionem ihren Höhepunkt.
Eine etwaige **Applikation** von *$NaHCO_3$* oder *„CO_2-Vorläufern"* an Tiere mit respiratorischer Azidose ist unzweckmäßig **(kontraindiziert)**. Da die so erkrankten azidotischen Tiere bereits einen erhöhten Wert an PCO_2 im Blut aufweisen, würde die Zuführung der Substanzen die respiratorische Azidose sogar noch verstärken. Dieser Umstand bildet die Erklärung dafür, daß z. B. die mitunter empfohlene Behandlung von Neugeborenen mit Asphyxie (u. a. respiratorische Azidose) mittels $NaHCO_3$-Lösung wenig erfolgreich ist und auch nicht sein kann.

4.2. Metabolische oder respiratorische Alkalose

4.2.1. Pathophysiologie und Diagnostik

Nach einem Anstieg des Blut-pH-Wertes >7,50 existiert im Organismus eine systemische **Alkalose** mit *Alkalämie.* Im Fall der **metabolischen Alkalose** ist außer den erhöhten pH-Werten ($[H^+]$: ↓) im Plasma ein vermehrter HCO_3^--Gehalt

4.2. Metabolische oder respiratorische Alkalose

Tabelle 4.-8. Ursachen einer metabolischen Alkalose

(1) **Chlorid-reagierende Alkalose**
Erbrechen von Mageninhalt
Reflux von Darminhalt (Ileus – Pferd) oder abomasalen Ingesta (Labmagenpassagestörungen – Rind) in den Magen bzw. in die Vormägen
Massives Schwitzen – Equiden
Speichelverluste: ↑↑↑
Kontraktions-Alkalose (extrazelluläre Volumenkontraktion ohne Verlust an HCO_3^--Ionen)
Diuretika (Furosemid)
Massive Bluttransfusion
(2) **Chlorid-resistente Alkalose**
Primärer Hyperaldosteronismus
Hyperadrenokortizismus
Exzessive Kaliumdepletion
(3) **Exzessive Verabreichung an alkalinisierenden Verbindungen**
Überdosis an oraler/parenteraler Gabe von HCO_3^-, Lactat⁻, Citrat⁻, Acetat⁻ u. a.
Überdosis an oraler Gabe von Phosphatbindern (s. Kap. 3.4.2.)

↑↑↑ ≙ starker Anstieg.

sowie positive BE-Werte als Ausdruck des Nettoverlustes an nichtflüchtigen Säuren im Organismus vorhanden (s. Tab. 4.-1. und 4.-4.). Die metabolische Alkalose wird durch verschiedene Ursachen initiiert und muß durch bestimmte Zustände im Körper „unterhalten" werden (Tab. 4.-8.). Für die unmittelbare Auslösung einer alkalotischen Stoffwechsellage bei Tieren können ein (1) exzessiver H⁺-Ionenverlust sowie eine (2) übermäßige HCO_3^--Ionenretention wirksam werden. Ebenso ist nach (3) extrazellulärer Volumenverminderung, wie Sequestration von Na⁺- und Cl⁻-Ionen enthaltender Flüssigkeit ohne äquivalente HCO_3^--Verringerung, mit einer „Kontraktionsalkalose" im Körper zu rechnen.

Die *Aufrechterhaltung* einer im Körper existenten *metabolischen Alkalose* geschieht vor allem über die Nierenfunktion. In vielen Fällen der Alkalose, z. B. Vomitus oder gastraler/abomasaler Reflux, existieren Hypovolämie, Hypochlorämie sowie Hypokaliämie. Jedoch limitieren gerade diese Zustände im Organismus die eigentlich erforderliche erhöhte Ausscheidung von HCO_3^--Ionen über die Nieren. Um die vorhandene Hypovolämie für den Körper nicht lebensbedrohlich werden zu lassen (hypovolämischer Schock!), müssen für eine extrazelluläre Volumenexpansion verstärkt renal Na⁺-Ionen resorbiert werden (s. auch Kap. 2.2. und 3.1.1.). Nach dem Gesetz der Elektroneutralität erfordert diese Na⁺-Resorption zwangsläufig die Reabsorption eines äquivalenten Betrages an Anionen. Da als Folge der gastralen/abomasalen Funktionsstörungen beim Tierpatienten Hypochlorämie vorliegt, bleibt dem Organismus nur die Möglichkeit, auf das zweite quantitativ bedeutsame extrazelluläre Anion, d. h. die HCO_3^--Ionen, zurückzugreifen. Somit ergibt sich ein „*Funktionskonflikt*" im Körper des Probanden zwischen der Aufrechterhaltung der *Normovolämie* und der *Isohydrie* (s. auch Kap. 1.).

Die Kompensation einer Alkalose beginnt, indem von intrazellulär die H^+-Ionen nach extrazellulär gelangen, um den dort herrschenden Mangel an Säuren auszugleichen. Im Austausch für die H^+-Ionen gelangen K^+-Ionen aus dem extrazellulären Kompartiment in die Zellen (s. Abb. 4.-1.). Nachfolgend entsteht eine Hypokaliämie. Wie aus der Abb. 4.-1. ersichtlich ist, kann die Plasma-K^+-Konzentration, ähnlich wie das Anionen-gap, als „Hilfsmittel" zur Erfassung eines gestörten Säuren-Basen-Status bei Tieren herangezogen werden. Als weiterer Ausgleich wird die metabolische Alkalose respiratorisch durch Verringerung der alveolären Ventilation (PCO_2: ↑) kompensiert. Mit dieser Reaktion wird das physiologische $[HCO_3^-]/[PCO_2]$-Verhältnis im Körper wieder angestrebt:

(1) Physiologisch (α = Löslichkeitskoeffizient für CO_2 in H_2O = 0,03):

$$pH = pK + \log \frac{[HCO_3^-] \text{ (metabolisch)}}{[\alpha \cdot PCO_2] \text{ (respiratorisch)}} = \frac{[20]}{[1]}.$$

(2) Metabolische Alkalose mit primärem ↑ HCO_3^--Ionen sowie ↑ pH und kompensatorischem ⇑ PCO_2:

$$\uparrow pH = pK + \log \frac{\uparrow[HCO_3^-]}{\Uparrow [\alpha \cdot PCO_2]}$$

Jedoch ist die respiratorische Kompensationskapazität insgesamt gering [möglicher Anstieg von PCO_2: ~1,3 kPa (~9,8 mm Hg)], weil durch die Hypoventilation sofort eine Hypoxämie im Körper entsteht. Da letzterer Zustand für den Organismus lebensbedrohlich ist, erzwingt die Hypoxämie eine Steigerung der Atemfrequenz (→ Normoventilation).

Der Anstieg des Blut-pH über 7,50 kann auch respiratorisch im Ergebnis einer erzwungenen Hyperventilation mit nachfolgendem ↓ PCO_2 zustande kommen. In diesem Fall liegt die **respiratorische Alkalose** vor (s. Tab. 4.-1. und 4.-4.). Sie wird auch als *primäre Hypokapnie* bezeichnet und ist mit PCO_2 < 4,8 kPa (<36 mm Hg) ein akuter Erkrankungszustand. Als klinisches Zeichen, jedoch nicht allein für die Hypokapnie zutreffend, existiert bei den so erkrankten Tieren eine Tachypnoe. Die wesentlichen Ursachen einer respiratorischen Alkalose sind in der Tabelle 4.-9. aufgeführt. Die initiale Antwort des Organismus zur Pufferung der pH-Wertänderungen ist die Drift von intrazellulären H^+-Ionen nach extrazellulär (s. Abb. 4.-1.). Dort reagieren sie mit den vorhandenen HCO_3^--Ionen, so daß nachfolgend der Plasmagehalt an diesen Anionen sinkt. Falls diese Situation im Körper über ein bis zwei Tage oder länger anhält, beginnen die Nieren kompensatorisch mit verminderter Resorption von HCO_3^--Ionen und reduzierter Exkretion von Säuren. Dieser Mechanismus geschieht mit dem Ziel, daß sich die auch bei respiratorischer Alkalose veränderte $[HCO_3^-]/[PCO_2]$-Ratio im Körper wieder normalisiert.

Tabelle 4.-9. Ursachen einer respiratorischen Alkalose

(1) **Hypermetabolischer Zustand**
    Fieber
    Hitzeschock
    Intoxikation/Sepsis
(2) **Direkte Stimulation des Atemzentrums** (Medulla oblongata)
    Schmerzen
    Angst
    ZNS-Störungen
(3) **Hypoxämie**
    Hypoxämie (↓ PO_2 stimuliert periphere Chemorezeptoren)
    Schwere Anämie
(4) **Übermäßige mechanische Beatmung**
    Tidalvolumen: ↑↑↑

↓ ≙ Abfall, ↑↑↑ ≙ starker Anstieg.

(1) Respiratorische Alkalose mit Hyperventilation und primären ↓ [PCO_2] bzw. ↑ pH sowie sekundärem (= kompensatorischem) ⇓ [HCO_3^-]:

$$\uparrow pH = pK + \log \frac{[HCO_3^-]: \Downarrow}{[\alpha \cdot PCO_2]: \downarrow}$$

Jedoch ist die renale Kompensationskapazität der respiratorischen Alkalose nach einer Verminderung der Plasmawerte für die HCO_3^--Ionen auf 15 bis 12 mmol/l erschöpft.

4.2.2. Therapieprinzipien

Metabolische Alkalose: Entsprechend dem Aspekt, wonach Störungen des Säuren-Basen-Status im Organismus sekundäre Erscheinungen darstellen, ist in die Behandlung jeder Dyshydrie unbedingt und vordergründig das Abstellen der Ursachen einzubeziehen. Jedoch gelingt es nicht in jedem Erkrankungsfall, die primäre Organdysfunktion, wie Vomitus oder Reflux am Magen-Darm-Kanal, kurzfristig und vollständig zu beheben. Steigt bei alkalotischer Stoffwechsellage der Plasma-pH-Wert > 7,60, dann ist dringend die zusätzliche Behandlung der Alkalose mit *azidifizierenden Lösungen* anzuraten. Für hypochlorämische Patienten mit Alkalose ist die Zufuhr von Cl⁻-Ionen wichtig, weil danach die bei so erkrankten Tieren unvorteilhaft hohe renale HCO_3^--Resorption wieder normalisiert wird (s. Kap. 4.2.1.). Dieses Therapieziel und ebenso eine Reexpansion des extrazellulären Flüssigkeitsvolumens wird durch die intravenöse Zufuhr von *0,9%iger NaCl-Lösung* vorteilhaft erzielt. Existiert neben der Hypochlorämie gleichzeitig eine ausgeprägte Hypokaliämie, wie Plasma-K⁺: <2,5 mmol/l, ist

4. Puffertherapie gegen isohydrische Störungen (Dyshydrie)

anstelle von Na^+- besser eine KCl-Lösung zu verwenden. Die Wirksamkeit der an die alkalotischen Tiere verabfolgten Infusionslösungen ist durch Bestimmung des Säuren-Basen-Status sowie der Elektrolytkonzentration im Plasma zu überwachen. Bevor Tierpatienten, z. B. mit Pylorus-Obstruktion, in eine Allgemeinnarkose verbracht oder chirurgisch behandelt werden, sollte vorher durch Flüssigkeitstherapie eine existierende Hypovolämie und/oder Dyshydrie wenigstens annähernd beseitigt sein (Vorbereitung für den operativen Eingriff!).

Respiratorische Alkalose: Auch für diese homöostatische Funktionsstörung gilt es primär, die entsprechende Ursache(n) der Hyperventilation beim Tierpatienten abzustellen. In den Fällen von Fieber oder Hitzestress ist die Körpertemperatur zu normalisieren. Liegt eine akute Hypoxämie als Ursache der Hyperventilation vor, ist eine O_2-Behandlung des Patienten anzuraten. Die Sauerstoffzufuhr, z. B. über eine Maske oder einen nasalen Katheter bzw. in einem Stoffwechselkäfig, führt zur nachhaltigen Verringerung der alveolären Ventilation, weil die hypoxischen Stimuli der Hyperventilation beseitigt werden. In Fällen von starken Schmerzen, Angst oder anderen psychischen Problemen ist der Einsatz von Analgetika und/oder Tranquilizern beim hyperventilierten Patienten mit Alkalose hilfreich. Im Verlauf der Zwangsbeatmung während einer Intubationsnarkose sind das Tidalvolumen auf 10 bis 15 ml/kg KM zu begrenzen und die Blutgase in kurzen Abständen (~10 min) zu überwachen, damit das Entstehen einer respiratorischen Alkalose unterbunden werden kann.

5. Kolloid-, Plasma- oder Vollblutersatz bei isoonkotischen Störungen (Dysosmie) und erythropenischen Zuständen (Anämie)

5.1. Pathophysiologie und Diagnostik

Der *kolloidosmotische* oder *onkotische Druck (KOD)* ist der Anteil am osmotischen Druck einer Lösung, der durch Makromoleküle, wie Albumin, Globuline, synthetische Kolloide, ausgeübt wird. Er beträgt zwar nur ~1% der Plasmaosmolalität (~300 mosmol/kg), besitzt aber für den transvaskulären Flüssigkeitsaustausch überragende Bedeutung (s. auch Kap. 2.1.2.2. sowie Abb. 2.-10.). Die Maßangabe des KOD erfolgt in kPa (cm H_2O oder mm Hg), wobei die Osmolalität von 1 mosmol/kg dem osmotischen Druck von 2,57 kPa (19,3 mm Hg) entspricht. Die Höhe des KOD im Blutplasma wird bei Tieren zu ~65% und beim Menschen zu ~80% durch das Albumin bestimmt. Als zweite Komponente werden die Plasmaglobuline kolloidosmotisch wirksam. Dagegen üben die Lipoproteine oder die korpuskulären Blutbestandteile eine in dieser Hinsicht nur unbedeutende und daher praktisch zu vernachlässigende Wirkung aus.

Der intrazelluläre Syntheseort des für den kolloidosmotischen Druck überaus wichtigen *Albumins* im Körper ist das endoplasmatische Retikulum der Hepatozyten. Dort wird mit einer Entstehungszeit von ~2 min Proalbumin gebildet. Durch Abspaltung eines Peptids entsteht während der Ausscheidung nach extrazellulär das definitive Plasmaalbuminmolekül. Die Gesamtsynthesezeit umfaßt ~25 min. Die Halbwertszeit ($T_{1/2}$) des extrazellulären Albumins im Plasma nimmt mit der Tiergröße zu: Labortiere → 2 bis 5 d, Hund → 8,2 d, Rind → 16,5 d oder Pferd → 19,4 d (Kaneko 1989). Unter physiologischen Bedingungen werden bei den Haussäugetierspezies täglich zwischen 150 und 200 mg Albumin je kg KM produziert. Die aktuelle Bildungsrate des Albumins ist von verschiedenen Faktoren, wie Ernährung, Leberfunktionszustand, anabole/katabole Stoffwechsellage, Hormonhaushalt, Betrag des vorhandenen Plasma-KOD u. a., abhängig. Systemisch wird die Albuminsynthese entscheidend über Osmorezeptoren gesteuert, die als Regelgröße den interstitiellen kolloidosmotischen Druck der Leber erfassen. Exogen an Tiere verabreichte Makromoleküle, z. B. die synthetischen Kolloide oder das Albumin, erhöhen in Abhängigkeit von ihren Metabolisierungsraten im Körper den Plasma-KOD. Nachfolgend drosselt der Organismus die Albuminsynthese und/oder verstärkt den Albuminabbau.

Die *Globuline* haben ihren Ursprung in der Leber (α- und β-Globuline) oder in den Immunorganen des Körpers (γ-Globuline). Ihr sehr unterschiedlicher Molekülaufbau bedingt erheblich voneinander abweichende Halbwertszeiten im Körper (wenige Tage bis einige Wochen).

Die *Bestimmung* des *Plasma-KOD* kann indirekt (Berechnung mittels verschiedener Proteinfraktionen) oder direkt (Messung am Onkometer) erfolgen. Unter pathologischen Bedingungen sind nur die direkt gemessenen KOD-Werte aussagefähig. Für die indirekte Erfassung des Plasma-KOD existieren zahlreiche Möglichkeiten (Deicke 1994). Unter gleichzeitiger Berücksichtigung der Plasmaalbumin (Alb)- und -globulinkonzentration (Glob) kann der onkotische Druck (KOD) wie folgt ermittelt werden (s. auch Tab. A5):

KOD = 4,96 · Alb + 1,15 · Glob + 1,73.
(mm Hg)   (g/dl)   (g/dl)

Beim Vorliegen des Gesamtprotein (GP)- und Albumingehaltes im Plasma (Alb) dient folgende Formel zur Berechnung des kolloidosmotischen Druckes (KOD):

$$\text{KOD} = \text{Alb} \cdot (2{,}98 + 0{,}23\, GP^2 + 0{,},005\, GP^3) + (1 - \text{Alb}) \cdot (1{,}09\, GP + 0{,}083\, GP^2)$$

[KOD in mm Hg; Albuminplasmakonzentration in g/dl und Gesamtproteinkonzentration des Plasmas in g/dl].

Zwischen den errechneten und den gemessenen Werten des onkotischen Plasmadruckes existiert eine Differenz. Sie wird als „*kolloidosmotische Lücke*" (colloid osmotic gap) bezeichnet. Insbesondere bei pathologischen Zuständen im Organismus verändern sich der Betrag zwischen direkt und indirekt erfaßten KOD-Werten. Als Ursachen kommen u. a. in Betracht: veränderte Zusammensetzung der Plasmaeiweiße, unterschiedliche Protein-Protein-Wechselwirkungen (vom pH-Wert abhängig!), Donnan-Effekt, mögliche Therapie des Tierpatienten mit kolloidalen Infusionslösungen und analytische Qualität der Laborbestimmungen. Aufgrund dieser Situation kann der Betrag der kolloidosmotischen Lücke bei Tieren mit für diagnostische oder prognostische Zwecke herangezogen werden (s. auch Deicke 1994).

Das Blut erfüllt mit dem Transport von Sauerstoff und Kohlendioxid eine vitale Funktion im Körper. Zur Realisierung dieser Aufgabe ist sowohl ein ausreichendes Plasmavolumen (Hämokonzentration, Viskosität) als auch ein angemessener Betrag von Erythrozyten (Erythrozytenzahl/l) zur O_2-Beförderung unerläßlich. Für die Aufrechterhaltung des intravasalen Flüssigkeitsvolumens besitzt der von hochmolekularen Proteinen (Albumin/Globuline) erzeugte kolloidosmotische Druck des Plasmas eine überragende Bedeutung (s. Abb. 2.-11.). Sinkt das Blutvolumen (Hypovolämie) oder der Protein(Albumin-)gehalt (= Hypoprotein[-albumin-]ämie) oder die Erythrozytenzahl (= Anämie) unter die lebensnotwendigen Grenzen, wird bei den Patienten eine Behandlung mit Kolloiden, Plasma oder Vollblut erforderlich.

Als **Indikation** für eine *Kolloid-* oder *Plasmaverabreichung* an Tiere gilt eine starke Hypoproteinämie [Plasmaproteingehalt: <35 g/l (adult) oder <45 g/l (neonatal), Plasmaalbumingehalt: <15 g/l]. Sie kann als Folge chronischer Mangelernährung (Proteinzufuhr: ↓↓), schwerer Lebererkrankungen (Proteinbildung: ↓↓) und/oder ausgeprägter gastrointestinaler sowie renaler Funktionsstörungen bzw. bei perioperativen Blutverlusten (Proteinverluste: ↑↑) entstehen. Bei neugeborenen Tieren können ungenügende Plasmaproteinwerte durch mangelhaften passiven (kolostralen) Immunglobulintransfer zustande kommen. Die Verringerung der physiologischen Plasmaproteinkonzentration von 65 bis 85 g/l auf Werte unter etwa 40 g/l senkt den kolloidosmotischen Druck des Blutes um etwa 1,5 kPa (physiologischer Wert für adulte Tier: 2,6–2,9 kPa). Nachfolgend ergibt sich eine Nettoflüssigkeitsbewegung vom Blut in das Gewebe, z. B. aus den Pulmonal(Niederdruck-)gefäßen in das Lungengewebe (Lungenödem), oder in Körperhohlräume, z. B. am Darmkanal in das Darmlumen (enteraler Wasserverlust; s. Abb. 2.-11.). Die pathologischen Auswirkungen einer Hypoproteinämie sind bei den Großtieren, wie Pferd, Rind, infolge eines insgesamt langsameren Protein-Turnovers (z. B. $\frac{1}{2}$ für Albumin beim Pferd ~19 d, dagegen beim Hund nur ~8 d) meistens stärker und anhaltender ausgeprägt als bei kleineren Tieren (s. auch Hartmann und Meyer 1994).

5.2. Therapieprinzipien

Für den veterinärmedizinischen Kliniker kann es Schwierigkeiten bereiten, unter den zahlreichen kommerziell verfügbaren Lösungen mit teilweise erheblich unterschiedlichem Wirksamkeitsspektrum die für den aktuellen Erkrankungsfall des Tieres günstigste Variante der Flüssigkeitstherapie auszuwählen. Diese Feststellung trifft besonders für die Anwendung von entweder kristalloiden oder kolloidalen Infusionslösungen zu. Für die Auswahl der geeigneten Lösung im Rahmen der parenteralen Flüssigkeitsbehandlung von intensiv erkrankten Tierpatienten sind folgende wesentliche **Behandlungsziele** zu berücksichtigen:
(1) Normalisierung der Flüssigkeitsvolumina,
(2) Verbesserung der Hämodynamik und damit
(3) Optimierung der Gewebeperfusion.
Als günstiger Parameter, der das Überleben von hochgradig erkrankten Tieren vorteilhaft widerspiegelt, ist die aktuelle O_2-Konsumption des peripheren Gewebes (arterio-venöse O_2-Differenz) anzusehen. Sie wird entscheidend von der in den Organen vorliegenden Perfusionsrate realisiert. Im Hinblick auf den Einsatz von **kristalloiden** oder **kolloidalen Infusionslösungen** ergeben sich die in Tabelle 5.-1. genannten *Vor-* und *Nachteile*. Die hämodynamische Stabilität des Organismus, wie Herzminutenvolumen, arterieller Blutdruck, peripherer Gefäßwiderstand, und damit entscheidend sein Überleben, kann vollständig [bis zum physiologischen „Endpunkt" (= Maximalzustand!)] mit isotonen kri-

5. Kolloid-, Plasma- oder Vollblutersatz bei isoonkotischen Störungen

Tabelle 5.-1. Vor- und Nachteile beim Einsatz von kristalloiden oder kolloidalen Infusionslösungen

Lösung	Vorteil	Nachteil
kristalloid	– relativ billig – Harnbildung: ↑ – Ersatz transzellulärer Flüssigkeit	– periphere Ödeme – Lungenödem – kurzfristiger hämodynamischer Effekt – Elektrolytkonzentrationsänderung – Säuren-Basen-Gleichgewichtsänderungen
kolloidal	– anhaltender Plasmavolumeneffekt, Verbesserung der Hämodynamik – kleinere Infusionsmengen – osmotische Diurese: ↑ – geringerer intrakranieller Druckanstieg	– relativ teuer – Störung der Blutgerinnung (Dextran) – Tendenz zur Hypokalzämie (Albuminsynthese: ↓) – renale Funktionsstörungen (Harnviskosität: ↑) – Allergieneigung: ↑

↑ ≙ Anstieg, ↓ ≙ Abfall

stalloiden, hypertonen kristalloiden oder kolloidalen Infusionslösungen erreicht werden (s. auch Kap. 8.4.). Der hierfür notwendige Betrag an zu verabreichender Flüssigkeit ist bei Verwendung an isotonen Vollelektrolytlösungen ~2mal größer als beim Gebrauch der hypertonen Zubereitungen (z. B. 7%ige NaCl-Lösung) und 2- bis 4mal größer als beim Einsatz von kolloidalen Lösungen (z. B. Dextran 70; Tab. 5.-2.). Demzufolge ist ein Plasmaverlust beim Patienten mit etwa gleichen Volumen an kolloidalen oder mit 3- bis 5mal größerem Volumen an kristalloiden Infusionslösungen auszugleichen. Nur kolloidale Lösungen können einen erniedrigten Plasma-KOD des Patienten normalisieren. Abweichend davon führt die Applikation von Elektrolytlösungen in größeren Mengen, wie anhaltende Dauertropfinfusion, zum Abfall des Plasma-KOD. Eine solche extrazelluläre Hyposmie prädisponiert den Organismus für die Entstehung von pulmonalen oder peripheren Ödemen und verschlechtert den O_2-Austausch in den Geweben. Eine Oligurie oder Anurie im Körper wird besonders von kolloidalen oder hypertonen Lösungen infolge erhöhter Harnbildungsrate überwunden. Die Verabreichung von Kolloiden an Tierpatienten mit beeinträchtigter Gefäßpermeabilität führt nicht nachweisbar zur Verschlechterung bezüglich der möglichen Ödemausprägung im Körper (Di-Bartola 1992). Als Kolloide sind für Tiere Lösungen mit synthetischen Makromolekülen, wie Dextran, Gelatine, Hydroxyethylstärke, oder das Albumin (Plasma) verfügbar.

Tabelle 5.-2. Volumenexpansion nach Zufuhr unterschiedlicher Infusionslösungen (in Anlehnung an DiBartola 1992)

Infusionslösung (1 l)	Plasmavolumen- expansion (ml)	Wirkungsdauer (h)
Vollelektrolytlösung	194	2
Hydroxyethylstärke (6%)	710	12–24
Dextran 70	800	12–24
Dextran 40	1000	4–6

5.2.1. Synthetische Kolloide

Als **Indikation** für eine Verabreichung *synthetischer Kolloide* an Tiere gelten hypovolämische Schockerscheinungen (intravasaler Volumenmangel) mit mikrozirkulatorischer Insuffizienz, wie Blutviskositätssteigerung, Erythrozyten- und Thrombozytenaggregation (Thrombosegefahr), ischämische Gewebehypoxie u. a. (s. auch Kap. 8.4.). Ihre Applikation direkt in die Blutbahn erhöht dort den onkotischen Druck und stabilisiert nachfolgend ein physiologisches Blutplasmavolumen. Auf diese Weise wird einer Steigerung der Blutviskosität entgegengewirkt, und die beim anhaltenden Schock vor allem in den Kapillaren drohende Gefahr der Erythrozyten- und Thrombozytenzusammenballung („Blut-Sludge-Phänomen") reduziert sich. Diese Eigenschaft beruht auf dem „Coating"-Effekt. Damit ist gemeint, daß zelluläre Blutbestandteile und Gefäßwände mit einem Kolloidfilm überzogen werden, der adhäsive Prozesse verhindert (Löscher et al. 1991).

Ein wichtiges synthetisches Kolloid sind die **Dextrane**. Es sind Polysaccharide (Polyglucosane), die vorwiegend aus 1,6-glykosidisch verbundenen Glucosemolekülen bestehen. Ihre Herstellung geschieht mittels eines fermentativen Prozesses *(Leuconostoc mesenteroides)* aus Saccharose. Die Polymerisation der Glucose zu Dextran wird so gelenkt, daß Präparate mit relativ einheitlicher durchschnittlicher Molmasse entstehen. Für Tiere sind vor allem Dextran 40 (Molmasse: ~40 000 D; 10%ige Lösung) und Dextran 70 (Molmasse: ~70 000 D; 6%ige Lösung) verfügbar.

Die *Wirksamkeit* der Dextran-Infusionslösungen im Körper kommt entscheidend über ihr beachtliches Wasserbindungsvermögen zustande. So kann 1 g Dextran zwischen 20 bis 25 ml Körperwasser binden. Nach der Infusion, z. B. von 10 ml einer 10%igen Lösung mit Dextran (= 1 g Dextran), kommt es daher zu einem erheblichen, über das infundierte Flüssigkeitsvolumen hinausgehenden *intravasalen Volumeneffekt* (10 ml Lösung bindet zusätzlich 15 ml Körperwasser → Expanderwirkung oder Volumenfülleffekt). Aufgrund dieser besonderen Wirksamkeit werden solche Lösungen auch als „Plasmaexpander" oder „Kreislaufprothesen" bezeichnet. Die Wirkungszeit der Dextrane ist von ihrer Verweildauer im tierischen Organismus abhängig. Bei Tieren ist als Halbwertszeit ($T^{1}/_{2}$) für Dextran 40 unvorteilhaft nur etwa 2,5 h und für Dextran 70 zwischen 6 bis 8 h zu veranschlagen. Etwa 20 bis 30% des injizierten Betrages von Dextran 70 verbleiben aufgrund ihrer Molekülgröße bis zu 24 h und länger im Intravasalraum (= günstiger Volumenfülleffekt: cave bei Dextrannachdosierungen!). Die niedermolekularen Dextrane (Molmasse: <50 000 D) verlassen den Organismus fast ausschließlich über die Nieren. Abweichend davon werden die höhermolekularen Dextranverbindungen vorübergehend im mononukleären phagozytischen System der Nieren, Leber oder Milz gespeichert. An diesen Orten erfolgt ihr vollständiger Abbau zu CO_2 + H_2O durch endogene Dextranase. Das Enzym kann die für den tierischen Organismus ungewöhnliche 1,6-glykosidische Bindung nur langsam spalten, so daß die Metabolisierungsrate für die höhermolekularen Dextrane ~70 mg/kg KM · d beträgt.

Beim Einsatz der Dextrane können *Nebenwirkungen* auftreten. Die Dextran-40-Infusionslösung ist ausgeprägt hyperonkotisch (~4facher kolloidosmotischer Druck des Plasmas). Ihre Applikation an dehydratisierte Tiere erfordert gleichzeitig eine ausgewogene Bilanzierung des Flüssigkeits- und Elektrolythaushaltes der Probanden. Ansonsten bewirkt die relativ rasche renale Elimination des Dextran 40 einen onkotischen Druckanstieg im Tubulusharn (Harnviskosität: ↑) mit Gefahr der Oligurie und Nephropathie. Die Harndichte steigt nach Dextrangaben an Tiere deutlich an (Hypersthenurie). Eine zu schnelle Infusion oder eine erhebliche Überdosierung von niedermolekularem Dextran kann bei Tieren zum akuten intravasalen Volumenanstieg (Hypervolämie) mit Belastung des Herz-Kreislauf-Systems führen. Bei starker Überdosierung (>10 g Dextran/kg KM · d) sollen Dextranlösungen die Adhäsivität von Thrombozyten herabsetzen („Coating"-Effekt) und nachfolgend eine Blutungsneigung im Körper hervorrufen. Daher ist die Dextranverabreichung an Tiere mit Thrombozytopenie besonders sorgfältig zu dosieren oder vollständig zu unterlassen. Dextranverbindungen entfalten bei manchen Tieren (individuelle Prädisposition) allergene Eigenschaften. Für den Menschen beträgt das Risiko für das Auftreten anaphylaktischer oder anaphylaktoider Reaktionen nach Dextrangaben 1:3 000. Die Sensibilisierung von Tieren kann durch Nahrungsdextrane oder Kreuzimmunisierung mit verschiedenen bakteriellen Antigenen erfolgen. Die allergischen Reaktionen eines sensibilisierten Probanden nach Zufuhr von Dextran-Lösungen können durch Vorbehandlung mit Dextran 1 (Molmasse: 1 000 D), welches die im Organismus vorhandenen Dextran-Antikörper bindet, weitgehend reduziert werden. Die Halbwertszeit von Dextran 1 beträgt $T^{1}/_{2}$ < 2 h (renale Elimination). Die „Wirkungszeit" des Dextran 1, d. h. das Abfangen von im Organismus existierenden Dextran-Antikörpern und damit die Senkung der möglichen Anaphylaxiegefahr, wird für Tiere mit ~2 d angegeben (s. Deicke 1994).

Als **Kontraindikationen** der Dextrangabe an Tiere gelten:
(1) Hypervolämie,
(2) schwere Herzinsuffizienz,

5.2. Therapieprinzipien

(3) Dextranallergie,
(4) akute Niereninsuffizienz sowie
(5) deutliche Blutungsneigungen, z. B. Thrombozytopenie: <40 G Thrombozyten/l Blut oder Leberinsuffizienz mit Verlängerung der Blutgerinnungszeiten (ungenügende Bildung der hepatischen Gerinnungsfaktoren).

Die Verabreichung der Dextrane sollte als intravenöse Dauertropfinfusion vorteilhaft im Volumenverhältnis von 1:1 mit hypo- bis isotonen Elektrolytlösungen erfolgen. Beim hypovolämischen Schock ist die Infusionstherapie mit u. a. Dextran 40 einzuleiten und die spätere Kolloidzufuhr mit z. B. Dextran 70 oder, falls vorhanden, mit tierartspezifischen Albuminlösungen bzw. Blutplasma fortzusetzen. Als Richtwert der Dosierung für Tiere gilt bei Stoßapplikation: 0,5 g Dextran je kg KM und bei Dauertropfinfusion: 4 bis 5 g/kg KM/Tag. Mit dieser Dosis wird bei den Tieren ein Dextranplasmaspiegel von ~10 g/l nicht überschritten. Außerdem treten bei dieser Behandlung keine nachweisbar ungünstigen Wirkungen bezüglich der Plasmaelektrolytspiegel oder des Blutgerinnungsprofils auf (s. Deicke 1994).

Ein weiteres synthetisches Kolloid ist die **Gelatine**. Sie ist ein Polypeptid, welches aus bovinem Kollagen hergestellt wird. Die im Handel befindlichen 3- bis 5,5%igen Gelatinelösungen für Tiere sind als kolloidaler Volumenersatz bei Hypovolämie anzuwenden. Die Gelatine hat eine durchschnittliche Molmasse von 35 000 D und wird durch Proteasen im Körper relativ schnell abgebaut ($T_{1/2}$ < 2 h). Ihr Wasserbindungsvermögen wird mit etwa 15 ml je 1 g Gelatine angegeben. Unter Berücksichtigung der niedrigprozentigen Gelatinelösungen haben solche Infusionslösungen keine über das infundierte Volumen hinausgehende Expanderwirkung (z. B. 5,5%ig, d. h. in 10 ml Lösung sind 0,55 g Gelatine mit einer Wasserbindungskapazität von ~8 ml enthalten). Die *Dosierung* geschieht nach Wirkung auf die Hämodilution im Patienten, wobei ein für die Gastransportkapazität des Blutes optimaler Hämatokritwert von ~0,33 l/l eingestellt werden sollte. Abweichend von der Dextranwirkung beeinflußt die Gelatine offenbar nicht den Blutgerinnungsvorgang. Dagegen besitzt das Polypeptid Gelatine Antigen(Allergen-)charakter und führt bei Tieren häufiger als die Dextrane zu unerwünschten allergischen Reaktionen.

Hydroxyethylstärke (HES) zählt ebenfalls zu den *synthetischen Kolloiden*. Das Polysaccharid wird aus Amylopectin hergestellt und weist unterschiedliche Molmassen zwischen 40 000 bis 450 000 D auf. Verfügbar sind 6- oder 10%ige Lösungen. Nach Verabreichung an Tiere wird die Hydroxyethylstärke durch die Amylase des Blutes metabolisiert, wobei 24 h post infusionem noch etwa 1/3 der zugeführten Menge an hochmolekularer HES kolloidosmotisch aktiv ist. Für das Pferd wird die Halbwertszeit der HES mit $T_{1/2}$ = ~2 h angegeben (s. Deicke 1994). Das Wasserbindungsvermögen der HES beträgt ähnlich wie für die Gelatine etwa 15 ml je 1 g Substanz. Demzufolge verfügt nur die 10%ige HES-Infusionslösung über eine geringe Expanderwirkung. Die Hydroxyethylstärke beeinflußt die Mikrozirkulation ähnlich wie die Dextrane, so daß fast übereinstimmende Indikationsgebiete vorliegen: kolloidaler Volumenersatz,

94 5. Kolloid-, Plasma- oder Vollblutersatz bei isoonkotischen Störungen

Hämodilution und Thromboseprophylaxe. Die *Dosierung* sollte 1,5 g HES/kg KM/Tag nicht übersteigen. Die Infusionsgeschwindigkeit von HES-Lösungen ist über die Erfassung des Hämatokritwertes (Verdünnungseffekt im Blut) zu kontrollieren. Als Nebenwirkung der HES-Zufuhr an Tiere können bei Überdosierung unerwünschte Effekte auf das Blutgerinnungsprofil entstehen.

5.2.2. Albumin- oder Plasmaverabreichung

Als *natürliches Kolloid* kann bei Tieren das **Albumin** genutzt werden. Sein Wirksamkeitsvorteil beruht u. a. auf der längeren Verweildauer im Körper ($T^{1}/_{2}$ für intravenös zugeführtes Albumin = 16–20 h). Da bei Tieren artspezifische Albuminlösungen kaum im Handel sind, wird für solche Zwecke das Blutplasma von Spendertieren gewählt. Als **Indikationsgebiete** von Albuminlösungen bzw. Blutplasma gelten:
(1) Hypoproteinämie [Plasmagehalt: <35 g/l (adult) oder <45 g/l (neonatal)],
(2) Hypoalbuminämie (<15 g/l),
(3) Hypovolämie und – nur für Blutplasma –
(4) Hämostasestörungen sowie
(5) Immundefizienz, soweit diese Zustände nicht durch einen akuten Blutverlust (Erythrozytenmangel) entstanden sind.

Das intravenös verabfolgte Plasma normalisiert den onkotischen Druck sowie nachfolgend das intravasale Flüssigkeitsvolumen und enthält u. a. Immunglobuline sowie Gerinnungsfaktoren. Die applizierten Plasmaproteine unterstützen vor allem auch die Vitamin-K-abhängigen Koagulationsfaktoren, wie II, VII, IX und X, die z. B. nach Intoxikationen mit Warfarin oder Cumarin besonders beansprucht werden. Sehr bald nach der Infusion von Albuminlösungen in die Blutbahn beginnt der transvaskuläre Abtransport der Substanz in das extravaskuläre Kompartiment des Körpers. Dieser Vorgang ist von weiteren intravasalen Protein- und Wasserverlusten in das Interstitium begleitet. Von dort gelangt das Albumin größtenteils via Lymphe wieder zurück ins Gefäß und stabilisiert erneut das intravaskuläre Flüssigkeitsvolumen (s. auch Abb. 2.-10.). Ein kleinerer Teil des applizierten Albumins wird zur Energiegewinnung für den Organismus metabolisiert. Die für eine wirksame Behandlung erforderliche Plasmamenge ergibt sich aus der Intensität der beim Tierpatienten vorhandenen Störung, wobei der veränderte Plasmaproteingehalt als Orientierungshilfe gelten kann (Tab. 5.-3.). Für neugeborene Tiere mit einem nur mangelhaften Betrag an maternalen Antikörpern verleiht die Plasmamenge von 20 bis 30 ml je kg KM einen vor allem unspezifischen Schutz gegen neonatale Septikämien. Das Blutplasma kann von verschiedenen, klinisch und serologisch gesunden, artspezifischen Spendern gepoolt und in Portionen tiefgefroren bis zu etwa 2 Jahren ohne nachweisbare Wirksamkeitsverluste gelagert werden. Beim Einsatz von Blutplasma ist auf die potentielle Gefahr der Übertragung erregerbedingter Krankheiten zu achten.

5.2. Therapieprinzipien

Tabelle 5.-3. Kalkulation der Plasmamenge zur Transfusion bei Tieren (modifiziert nach Hunt und Moore 1990)

(1)	**Erwünschter PP[1])-Wert** (g/l)	−	Rezipienten-PP-Wert (g/l)	=	Defizit an PP (g/l)
(2)	Defizit an PP (g/l)	·	Rezipienten-KM · 0,05[2]) (kg)	=	Gesamtdefizit an PP (g)
(3)	Gesamtdefizit an PP (g)	:	Donoren-PP-Wert (g/l)	=	**Erforderliche Donorenplasmamenge** (l)

[1]) PP = Plasmaprotein; [2]) Faktor 0,05 = 5% der KM als Blutplasmavolumen (für Neonate: Faktor 0,07 verwenden);
Rezipient = Empfängertier, Donor = Spendertier.

5.2.3. Bluttransfusion

Eine Transfusion mit Vollblut wird bei ausgeprägten Hämorrhagien (exogen, endogen) oder selektiver Erythrozytenzerstörung (Hämolyse) erforderlich. Nach einem Blutverlust von 20 bis 25% des totalen Blutvolumens im Körper (physiologisches Blutvolumen: ~8% der KM oder ~80 ml/kg KM) treten beginnende, bei einem Verlust von >40% lebensgefährliche Schocksymptome auf. Eine **Bluttransfusion** ist für Tierpatienten dringend anzuraten, deren **Hämatokritwerte** im *akuten Fall <0,15* und bei *chronischen Erkrankungen <0,10 l/l* betragen. Derartige Probanden weisen eine auffällige Blässe der unpigmentierten Schleimhaut, verlängerte Kapillarfüllungszeit (>3 s), verringerten zentralen Venendruck (<0 bis 2 cm Wassersäule), Hypoxämie, Tachypnoe sowie Tachykardie (z. B. Rind: >110 Schläge/min) auf.

Das Verfahren der Bluttransfusion beginnt mit der Auswahl bzw. überhaupt dem Vorhandensein von geeigneten Spendern (Donoren). Es sollten klinisch gesunde Tiere, die vorteilshafterweise serologisch auf Antikörper gegen wichtige tierpathogene Erreger untersucht worden sind, Verwendung finden. Einem Tier können unbedenklich 10 bis 20 ml Blut je kg KM im 14tägigen Abstand entnommen werden. Um das entzogene Blut applikationsfähig zu erhalten, müssen *Antikoagulantia* beigefügt werden. Im Gebrauch sind Citronensäure-Dextrose (acid-citrate-dextrose = ACD), Citrat-Phosphat-Dextrose (citrate-phosphate-dextrose = CPD), Citrat-Phosphat-Dextrose-Adenin (citrate-phosphate-dextrose-adenine = CPD-A) oder Heparin. Bei Verwendung von nur relativ kleinen Blutmengen mit sofortiger Verabreichung an den Empfänger (z. B. in Notfällen bei Hunden oder Katzen, Gabe innerhalb 2 h nach Blutgewinnung) kann Heparin (Inaktivierung von Thrombin und anderen Gerinnungsfaktoren) als Antikoagulans eingesetzt werden (5–12 IE/ml Blut oder 20–30 mg/500 ml Blut). Als Nachteile der Verabreichung eines größeren Heparinbetrages an Tiere gelten die Entstehung oder Intensivierung von möglichen Blutungen beim Patienten sowie bei Pferden eine teilweise Erythrozytenagglutination mit

5. Kolloid-, Plasma- oder Vollblutersatz bei isoonkotischen Störungen

anschließenden Mikrozirkulationsstörungen (Williamson 1992). Für Großtiere hat sich zur Gerinnungshemmung der Zusatz von Citrat-Dextrose-Lösungen bewährt, wobei Wirksamkeitsvorteile in der Reihenfolge CPD-A > CPD > ACD existieren. Die Dextrose dient als Substrat für die intrazelluläre Glykolyse und bewirkt ebenso wie Phosphat und Adenin eine Steigerung der ATP-Synthese und damit der Überlebensfähigkeit der Erythrozyten. Das enthaltene Citrat bindet das ionisierte Calcium komplex und stoppt auf diese Weise die calciumabhängigen Blutgerinnungsschritte. Soweit keine bereits mit Antikoagulantia versehenen gebrauchsfertigen Transfusionsflaschen zur Blutentnahme verwendet werden können, bilden 10 ml einer 3,8%igen Na-Citratlösung (38 g/l) für 90 ml Blut (Verhältnis 1:10) einen ausreichenden Gerinnungsschutz. Sind größere Blutmengen für die Transfusion vorzubereiten, können 40 ml einer 10%igen Na-Citratlösung (100 g/l) je 1 l Blut zugesetzt werden. Soll die erhaltene Blutkonserve über Tage oder Wochen gelagert werden, ist zusätzlich je 100 ml Blut 15 ml CPD oder ACD als Energiesubstrat beizufügen.

Vor der eigentlichen Verabreichung des Vollblutes an den Empfänger ist die *Verträglichkeit* des *Blutes* zwischen Donor und Rezipient zu prüfen. Unterbleibt die Untersuchung, kann durch mögliche anaphylaktische Reaktionen das Leben des vor der anstehenden Transfusion häufig sehr geschwächten Tierpatienten akut gefährdet werden. Als In-vitro-Test ist der *Kreuzversuch* durchzuführen (Tab. 5.-4.). Hierbei sollte die Verträglichkeit zwischen Spender-Erythrozyten (= eigentliches „Pharmakon") und Empfänger-Plasma (= Wirkungsort der übertragenen Erythrozyten) unbedingt vorliegen [Tab. 5.-4.: s. unter (2.)]. Der Erfolg der Bluttransfusion erhöht sich, wenn zusätzlich das Spender-Plasma die Empfänger-Erythrozyten nicht nachweisbar agglutiniert [Tab. 5.-4.: s. unter (2.)]. Kann aus Zeitgründen das Ergebnis des Kreuzversuches nicht abgewartet

Tabelle 5.-4. Verträglichkeitsprüfung zwischen Spender(Donoren)-Blut und Empfänger(Rezipienten)-Blut mittels In-vitro-Kreuzprobe

(1)	*Probengewinnung:* Vom Donor und Rezipient je 5 ml Blut gewinnen, mit Antikoagulans (z. B. Heparin) versetzen, Herstellung einer 5%igen Zellsuspension (0,5 ml Blut + 9,5 ml isotone NaCl-Lösung)
(2)	*Kreuzprobe:* Ansatz als Doppel- bis Dreifachbestimmung, etwa 1 h bei 37 °C inkubieren (eventuell eine Probe bei 4 °C inkubieren – Kälteagglutination) • 0,1 ml Zellsuspension – Donor + 0,1 ml Plasma – Rezipient (= „große" Kreuzprobe) • 0,1 ml Zellsuspension – Rezipient + 0,1 ml Plasma – Donor (= „kleine" Kreuzprobe) • 0,1 ml Zellsuspension – Donor + 0,1 ml Plasma – Donor (Kontrolle) • 0,1 ml Zellsuspension – Rezipient + 0,1 ml Plasma – Rezipient (Kontrolle)
(3)	*Auswertung* nach Zentrifugation: – im Überstand Hämolyse? – Zellen mit Klumpenbildung? Agglutination? (Lupenbetrachtung!) – Resuspendierung der Blutzellen und erneute Betrachtung (Lupe oder Mikroskop!)

5.2. Therapieprinzipien   97

werden, sind als Schnellmethode mehrere Blutstropfen des Spenders und des Empfängers auf einem Objektträger miteinander zu mischen und mit einer Lupe auf Mikroagglutination zu untersuchen.
Außer der In-vitro-Untersuchung ist die Verträglichkeit der angestrebten Vollbluttransfusion auch in vivo mittels „*biologischer Vorprobe*" zu testen. Hierzu wird zu Beginn der Transfusion die Applikationsgeschwindigkeit des Spenderblutes mit etwa 0,25 ml je kg KM über 15 min lang sehr niedrig gewählt und beim Patienten auf *Unverträglichkeitsreaktionen*, wie Unruhe, Taumeln, Muskelzittern, Lautäußerungen, Salivation, Tachykardie, Tachypnoe, Hypotension, Kollaps, Vomitus, Fieber, Hämolyse, Hämoglobinurie, verlängerte Blutgerinnungszeiten durch Verbrauch von Gerinnungsfaktoren, geachtet. Um gegen plötzlich auftretende und nicht selten lebensgefährdende anaphylaktische Reaktionen beim Tierpatienten vorgehen zu können, sind vor Beginn der Bluttransfusion entsprechende Arzneimittel, wie Adrenalin, Glucocorticosteroide, Antihistaminika u. a., vorsorglich bereitzuhalten (s. Kap. 7.5.). Treten keine Unverträglichkeitsreaktionen beim Patienten auf, kann die Transfusionsrate auf 10 bis 20 ml Blut je kg KM und h erhöht werden. Während oder unmittelbar nach abgeschlossener Vollbluttransfusion können als Zwischenfälle beim Empfänger Symptome einer Hypervolämie, wie Husten, Dyspnoe, und/oder einer durch Citrat induzierten Hypokalzämie, wie Muskelschwäche, Herzarrhythmie, auftreten. Im ersten Fall ist, wenn noch möglich, die Transfusionsrate zu reduzieren. Die Hypokalzämie kann mit Ca-Infusionslösungen behandelt werden (s. auch Kap. 3.3.2.). Um den Behandlungserfolg der Transfusion zu sichern, ist die für den Patienten notwendige Menge an Spenderblut zu berechnen. Hierbei kann als „Leitparameter" der Hämoglobingehalt des Plasmas herangezogen werden (Tab. 5.-5.). Als Faustregel für das *Transfusionsvolumen* gilt: Applikation von 2 ml Vollblut (bei HK-Wert von ~0,50 l/l entsprechend 1 ml Erythrozyten) je kg KM erhöht den Hämatokrit des Empfängers um 0,01 l/l (s. auch Kap. 2.1.1.).
Falls wiederholte Transfusionen notwendig werden, sind diese in möglichst kurzen Zeitabständen vorzunehmen. Etwa mit 3 bis 4 d nach initialer Blutüber-

Tabelle 5.-5. Berechnung der Blutmenge zur Transfusion bei Tieren (modifziert nach Hunt und Moore 1990)

(1) **Erwünschter Hb[1]-Gehalt** (g/l)	− Anämischer Rezipienten-Hb-Gehalt (g/l)	= Defizit an Hb (g/l)	
(2) Defizit an Hb (g/l)	· Rezipienten-KM · 0,08[2] (kg)	= Absolutes Rezipientendefizit an Hb (g)	
(3) Absolutes Rezipientendefizit an Hb (g)	: Donoren-Hb-Gehalt (g/l)	= **Erforderliche Donorenblutmenge (l)**	

[1]) Hb = Hämoglobin,
[2]) Faktor 0,08 = 8% der KM als Blutvolumen.

tragung sind beim Empfänger ausreichend Antikörper gebildet worden, die bei gleichem Spenderblut zu lebensgefährlichen Unverträglichkeitsreaktionen führen können.

Das eigentliche Ziel einer Transfusion ist die Übertragung von Erythrozyten, um beim Empfänger die lebenswichtige Sauerstoffversorgung der Körpergewebe absichern zu können. Jedoch ist hierbei zu beachten, daß der *therapeutische Effekt* nach einer Vollbluttransfusion nur relativ kurze Zeit anhält. Während als physiologische Lebenszeit von im Körper selbst gebildeten Erythrozyten bei den verschiedenen Tierspezies zwischen 90 Tagen (Hund) und 160 Tagen (Rind) angegeben wird (Kaneko 1989), sind transfusionierte rote Blutkörperchen auch bei im Kreuzversuch nachgewiesener Verträglichkeit in 2 bis 4 Tagen zerstört. Ihre Hämolyse erfolgt vor allem in der Milz und in der Lunge. Nach einer zweiten Transfusion mit dem Blut des gleichen Spenders überleben die übertragenen Erythrozyten sogar nur wenige Stunden. Ursache der kurzen Überlebenszeit der Erythrozyten ist die Wirkung von humoralen hämolysierenden Antikörpern (Hunt und Moore 1990).

6. Parenterale Ernährung

Unter der **parenteralen Ernährung** ist die intravenöse Verabreichung aller erforderlichen essentiellen Nährstoffe, wie Kohlenhydrate, Proteine, Lipide, Elektrolyte, Vitamine und Mikroelemente, zu verstehen. Sie kann bei den erkrankten Tieren *vollständig* oder *partiell* erfolgen. Die intravenöse Applikation wird erforderlich, weil meistens ausgeprägt hyperosmolare Lösungen zum Einsatz gelangen.

Als **Indikation** der parenteralen Ernährung von Tieren gelten zuerst ausgeprägte gastrointestinale Dysfunktionen. Derartige Tierpatienten sind temporär nur gering oder überhaupt nicht fähig, Nahrung zu verdauen bzw. zu absorbieren, z. B.
 (1) nach massiver Dünndarmresektion,
 (2) bei verlängertem postoperativem Ileus (Darmmotilität: ↓↓),
 (3) starker Diarrhoe (infektiöse Enteritis),
 (4) unstillbarem Erbrechen (Urämie, Leberinsuffizienz) oder
 (5) diffuser Pankreatitis.

Außerdem müssen Tiere mit ausgeprägter Inappetenz sowie deutlichem Katabolismus aufgrund anderweitiger Erkrankungen oder Störungen, wie
 (6) septische Peritonitis,
 (7) multiple Traumen,
 (8) disseminierte Neoplasien,
 (9) hochgradiger Diabetes mellitus,
 (10) Hyperthyreoidismus,
 (11) postoperative Komplikationen,
 (12) hochgradige Pneumonie,
 (13) starke systemische Infektionen,
 (14) ausgeprägte neurologische Erkrankungen,
 (15) Verbrennungen,
teilweise oder vollständig parenteral ernährt werden.

Die parenterale Ernährung ist *nicht indiziert* bei Patienten mit
 (1) funktionell intaktem Gastrointestinaltrakt,
 (2) kurzer Dauer der mangelhaften oder fehlenden Nahrungsaufnahme (<2–3 d),
 (3) infauster Prognose der Primärkrankheit sowie in
 (4) solchen Erkrankungsfällen, in denen die entstehenden Kosten den zu erwartenden Nutzen weit übersteigen (Nutztiere).

6.1. Pathophysiologie und Diagnostik

Es ist bekannt, daß zahlreiche Erkrankungen sowie bereits allein die Hospitalisierung von Tieren (Transport plus neue Umgebung) mit beeinträchtigter Nahrungsaufnahme (Malnutrition) einhergehen. Nach jüngeren Erkenntnissen unterscheidet sich der Stoffwechsel von Tieren nach einfachem Hungern und Hungern plus zusätzlicher Belastung (Stress), wie massives Trauma, größerer chirurgischer Eingriff, Sepsis u. a., beträchtlich (Lippert und Buffington 1992).

Der **einfache Hungerstoffwechsel** (negative Energiebilanz) mit zusätzlich *weniger intensiven Funktionsstörungen* im Organismus ist in den ersten 12 bis 24 h vor allem durch Glucosekonsumption solcher Organe/Zellen, wie zentrales und peripheres Nervensystem, Blutzellen, Fibroblasten, Nierenepithelien, gekennzeichnet (= Glycogendepletion im Körper). Dieser Vorgang wird durch erniedrigte Insulin- sowie Glucagenwerte im Plasma vermittelt. Nach dem Verbrauch der im Körper vorhandenen Glycogenspeicher erfolgt die Glucosebereitstellung durch vermehrte endogene Bildung des Metaboliten in der Leber. Als Substrate werden vor allem Lactat, Pyruvat und Glycerol (= stammt vom Abbau der Triglyceride) genutzt. Die einsetzende Lipolyse (Triglyceridabbau über hormonsensitive Lipase) und die entstehenden Fettsäuren bewirken eine Energiebereitstellung für die Gewebe. Außerdem unterstützt die Metabolisierung der entstandenen Ketokörper (Lipolyse: ↑↑) die Energieversorgung in den Zellen. In dieser Stoffwechsellage bleibt die in der Muskulatur einsetzende Proteolyse,

Tabelle 6.-1. Vergleich der Stoffwechselsituation im Organismus nach einfachem Hungern und hypermetabolischem Hungern plus zusätzlicher Belastung (Stress) (nach Chandler et al. 1992)

Metabolische Parameter	Einfaches Hungern	Hungern plus Stresszustand (Hypermetabolismus)
Energieverbrauch	↓	↑↑
Entzündungsmediatoren	↑	↑↑↑
Primäre Energiesubstrate	Glucose, Fett	Glucose, Fett, Protein
Glukoneogenese	↑	↑↑↑
Proteinsynthese (Gewebeaufbau, Antikörperbildung)	↓	↓↓
Katabolismus	↓ oder ↑	↑↑↑

↓, ↓↓ ≙ geringer bzw. mittlerer Abfall, ↑, ↑↑, ↑↑↑ ≙ geringer, mittlerer bzw. starker Anstieg.

wie Bereitstellung glukoplastischer Aminosäuren (Alanin u. a.), auf insgesamt niedrigem Niveau. Die Verringerung der Metabolisierungsrate um 30 bis 40% sowie die Abnahme des O_2-Verbrauchs im Körper, gesteuert von einem erniedrigten Triiodthyroningehalt im Plasma, schonen die Proteinspeicher des Patienten und ermöglichen ein verlängertes Überleben (Tab. 6.-1.).

Abweichend davon entsteht im Körper nach **Hungern** (negative Energiebilanz) plus zusätzlichem **Stresszustand** ein **Hypermetabolismus**. Im Organismus zirkulieren jetzt energieliefernde Substanzen, wie Glucose, in hohen Konzentrationen. Der Hypermetabolismus wird hormonal durch einen erhöhten Plasmagehalt an Glucagon, Cortisol und Adrenalin unterhalten (Abb. 6.-1.). Es bestehen eine negative Bilanz für Stickstoff und Kalium, Hyperinsulinismus, erhöhte Insulinresistenz (Glucocorticosteroide: ↑↑) und Leukozytose im Körper. Der hohe Energiebedarf des Organismus verursacht eine ausgeprägte Proteolyse. Vor allem vom Muskelprotein werden die verzweigtkettigen Aminosäuren Valin, Leucin und Isoleucin zur Energiegewinnung metabolisiert. Das Alanin wird zur verstärkten Glukoneogenese und das Glutamin vorzugsweise zur Energiebereitstellung für die Enterozyten sowie die renale Exkretion der Säurelast (Glutamin

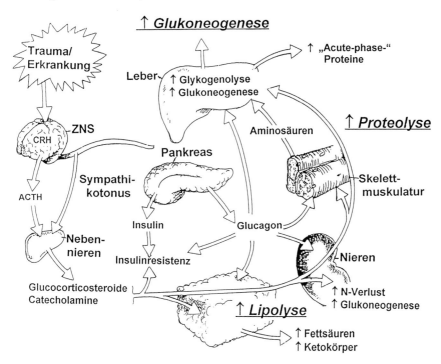

Abb. 6.-1. Hormonale Regulation des Hypermetabolismus im Organismus nach negativer Energiebilanz (Hungern) plus zusätzlichem Stresszustand (Trauma/Erkrankung). (CRH = Corticotropin-releasing hormone, ACTH = Adrenocorticotropic hormone, ZNS = Zentralnervensystem). (Nach Chandler et al. 1992.)

6. Parenterale Ernährung

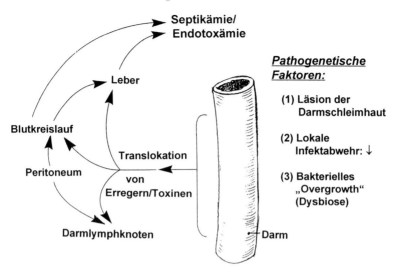

Abb. 6.-2. Mechanismen der Translokation von Erregern und ihren Toxinen aus dem Darmkanal in den übrigen Organismus (nach Chandler et al. 1992)

$\rightarrow NH_3 + H^+ \downarrow \rightarrow NH_4^+ X^-$) herangezogen. Auf diese Weise steigt während des Hypermetabolismus im Körper der Proteinabbau auf bis das 5fache im Vergleich zum Stoffwechsel nach einfachem Hungern. Insgesamt erhöht sich die metabolische Rate im Organismus, z. B. nach Knochenfrakturen um 15 bis 30%, während multipler Schäden um 25 bis 50% sowie bei Septikämie oder nach starken Verbrennungen um 50 bis 100% (s. Tab. 6.-1.). Der Hypermetabolismus vergrößert im Organismus die auszuscheidende osmotische Last sowie den anfallenden Säurenbetrag. Demzufolge werden erhöhte renale und pulmonale Exkretionsleistungen erforderlich. Das nach Anorexie und gleichzeitigem Hypermetabolismus beim Tierpatienten zunehmende *Energiedefizit*, verbunden mit ausgeprägter *Proteindepletion* des Körpers, beeinträchtigt vor allem
(1) die humoralen und zellvermittelten Immunreaktionen,
(2) die Wundheilungsvorgänge sowie
(3) die Funktionen von Lunge („Stress-Tachypnoe"), Herz-Kreislauf-System („Stress-Tachykardie") und Magen-Darm-Kanal (Dysbiose).
Als Folge kann plötzlich das Aussetzen vitaler Organfunktionen mit Todeseintritt entstehen **(multiples Organversagen)**.
In besonderer Weise beeinflussen die intestinalen Mikroorganismen und ihre Toxine den Verlauf der multiplen Organschäden beim Tierpatienten mit Hypermetabolismus. In vielen Fällen bedeutet die *Translokation* von *intraluminalen Bakterien/Toxinen* in den Blutkreislauf des Patienten (= Septikämie) eine drastische Verschlechterung der körperlichen Verfassung oder sogar den Eintritt des Todes (Anonym 1992). Das Übertreten von intestinalen Keimen/Toxi-

Tabelle 6.-2. Bedeutung des Nährstoffangebotes bei erkrankten Tieren mit negativer Energiebilanz und Hypermetabolismus (nach Kirk 1992)

	Darmintegrität	Immunfunktion	Wundheilung
Frühzeitige Fütterung	+++	++	++
Vitamin E	++	++	++
Vitamin A	++	++	+
Vitamin C		+	++
Zink		++	+++
Selen		+	
Ausgewählte Fettsäuren (Omega-3-FS)		+++	
Arginin	++	+++	+
Glutamin	+++	++	++
Verzweigtkettige Aminosäuren	+/−	+/−	+/−
Cystein	++	++	
Taurin	+/−	+/−	
Rohfaser	++		

+/− ≙ möglicher Nutzen, + ≙ geringer Nutzen, ++ ≙ mittlerer Nutzen, +++ ≙ bedeutender Nutzen.

nen in die Blutbahn ist im wesentlichen von drei Mechanismen abhängig (Abb. 6.-2.):
(1) Permeabilität der intestinalen Epithelien, verändert z. B. durch hämorrhagischen Schock, Sepsis, Zelltoxine,
(2) lokale Infektabwehr, verändert durch Immunsuppression, Proteindefizit und
(3) Erregervermehrung (Dysbakteriose).

Eine ausgewogene orale sowie parenterale Ernährung ist gegenwärtig die wirksamste Behandlung gegenüber einem derartigen multiplen Organversagen bei Tieren. Der mögliche Nutzen eines verbesserten Nährstoffangebotes an den Patienten ergibt sich nach den in der Tabelle 6.-2. dargestellten qualitativen Größenordnungen.

6.2. Therapieprinzipien

Die Durchführung der *parenteralen Ernährung* bei Tieren weist Vor- und Nachteile auf. Als beachtlicher **Vorteil** der parenteralen Zuführung von Nährstoffen gegenüber ihrer oralen Verabreichung ist die essentielle Energiezufuhr an den erkrankten Organismus ohne Nutzung von gastrointestinalen Funktionen zu nennen. Außerdem kann nach einem Nahrungsentzug kurzfristig zur vollständigen parenteralen Ernährung übergegangen werden, während das Wiedereinsetzen der oralen Nahrungsaufnahme allmählich (Adaptation der Verdauungsenzyme) erfolgen muß. **Nachteile** der totalen parenteralen Ernährung von Tieren sind die Verwendung oft kostspielig zubereiteter Nährlösungen, der Aufwand zur intravenösen Applikation (Venenverweilkatheter, personelle und labordiagnostische Überwachung) sowie die Möglichkeit einer Infektion bei unsterilem Arbeiten. Hinzu kommt bei über Tage anhaltender, alleiniger parenteraler Nahrungszufuhr eine Atrophie der gastrointestinalen Schleimhaut sowie des Pankreasepithels. Die Mukosaatrophie wird begleitet von verminderter Bildung sekretorischer Immunglobuline (z. B. IgA). Nachfolgend wächst die Gefahr einer enteralen Dysbiose oder sogar eine Translokation von Keimen aus dem Darmlumen in die mesenterialen Lymphknoten bzw. in den übrigen Organismus. Es ist daher empfehlenswert, die parenterale Ernährung von Tieren, falls irgendmöglich, mit mindestens geringer oraler Nahrungszufuhr zu kombinieren (s. auch Tab. 6.-2.).

Für die Durchführung der parenteralen Ernährung und die Absicherung eines **Behandlungserfolges** bei Tieren sind **Kenntnisse** über
(1) die *Auswahl geeigneter Nährstoffe* (-lösungen),
(2) ihre *erforderliche Menge* und
(3) ihre *Applikationsgeschwindigkeit*
wichtig. **Hauptaufgabe** der *parenteralen Ernährung* ist die Zufuhr eines für den Tierpatienten adäquaten Betrages an **Energie** und **Protein**. Um im konkreten Erkrankungsfall die erforderlichen Mengen an Nährstoffen kalkulieren zu können, ist von den in Tabelle 6.-3. angegebenen, speziesübergreifenden Bedarfsnormen auszugehen. Als erster Schritt ist der tägliche Gesamtenergiebetrag des Patienten unter Beachtung der metabolischen Körpermasse ($KM^{0,75}$) sowie des Erkrankungsfaktors (1,25–2,0) zu ermitteln [Tab. 6.-3.: s. unter (1) und (2)]. Danach ist die täglich notwendige Proteinmenge (essentielle Aminosäuren) des Patienten zu errechnen [Tab. 6.-3.: s. unter (4)]. Die Zuführung eines ausreichenden Energie- sowie Proteinbetrages an erkrankte Tierpatienten ist nach neueren Untersuchungen für den Verlauf und den Ausgang der Krankheit von beachtlicher Bedeutung (s. Kap. 6.1.). Als *Ernährungsziele* bei Tierpatienten mit negativer Energiebilanz plus Hypermetabolismus gelten (s. auch Tab. 6.-2.):
(1) Bereitstellung möglichst adäquater Nährstoffe entsprechend den spezifischen metabolischen Veränderungen;
(2) Ausgleich, jedoch nicht massives Überschreiten des Energiebedarfs;
(3) Minimierung der metabolischen Veränderungen, wie
  • Verringerung oder Umkehr des Proteinkatabolismus,
  • Umkehr der Kohlenhydratintolernz,
  • Ausgleich von Störungen des Säuren-Basen-Haushaltes, z. B. Ketoazidose, Laktazidose,
  • Unterdrückung hypermetabolischer Reaktionen;

Tabelle 6.-3. Bedarfsnormen für Energie und Protein bei Tieren mit parenteraler oder oraler Ernährung

(1) **Ruhebedarf** an *metabolisierbarer Energie* (RME)	= 290 · KM^{0,75} in kJ/d oder 70 · KM^{0,75} in kcal/d
(2) **Gesamtbedarf** an *metabolisierbarer Energie* (GME)	= RME · Erkrankungsfaktor[1])
(3) **Erhaltungsumsatz** bei *oraler Nahrungszufuhr* (Energie für Verdauung, Absorption, Metabolismus)	= 585 · KM^{0,75} in kJ/d oder 140 · KM^{0,75} in kcal/d
(4) **Proteinbedarf**	= 1,4 g je 100 kJ oder 6 g je 100 kcal
(5) *Speziesübergreifender Nährstoff-Energiebetrag:* 1 g Kohlenhydrate 1 g Protein 1 g Lipide	= 16,7 kJ (4,0 kcal) = 16,7 kJ (4,0 kcal) und = 39,4 kJ (9,4 kcal)

KM = Körpermasse in kg;
[1]) Erkrankungsfaktor: • geringe Störung: 1,25,
• moderate Störung: 1,5
• starke Störung: 2,0   (nach Lippert und Buffington 1992).

Tabelle 6.-4. Optimaler Nährstoffbereich bei hypermetabolischen Hunden oder Katzen (nach Kirk 1992)

Substrat	Bedarf
Wasser	Aufrechterhaltung der Hydratation [~4 ml (~1 ml) H$_2$O je kJ (kcal)]
Energie	1,3–2fache des Grundumsatzes
Protein	30–50%
Fett	30–50%
Kohlenhydrate	10–30%

(4) Minimierung der Körpermasseverluste;
(5) Aufrechterhaltung von physiologischen Darmstrukturen und -funktionen;
(6) Optimierung der intestinalen lokalen und systemischen Infektabwehr;
(7) günstiger Ablauf der Wundheilung (sanatio per primam) und
(8) Vermeidung von Komplikationen nach unsachgemäßer oraler Ernährung, wie Steatorrhoe, Gärungsdyspepsie, Fäulnisdyspepsie, Dysbiose, osmotische oder sekretorische Diarrhoe u. a.

Für die ausgewogene parenterale Versorgung von hypermetabolischen Tierpatienten sind der Energiebedarf (kJ bzw. kcal) und der Mindestnährstoffbedarf

(Protein, Fett, Kohlenhydrate) zu beachten (Tab. 6.-4.). Zur parenteralen Ernährung von Tieren stehen Kohlenhydrat- und Proteinlösungen sowie in neuerer Zeit Lipidemulsionen zur Verfügung (s. auch Kap. 2.1.2.2.).

6.2.1. Kohlenhydratlösungen

Mit Abstand am häufigsten gelangen bei Tieren zur Energiesubstitution die **Kohlenhydratlösungen** [Glucose (Hexose: $C_6H_{12}O_6$), Fructose (Ketohexose: $C_6H_{12}O_6$), Sorbitol (6wertiger Zuckeralkohol: $C_6H_{14}O_6$) sowie Xylitol (5wertiger Zuckeralkohol: $C_5H_{12}O_5$)] zum Einsatz. Die Kohlenhydratverbindungen werden in der tierärztlichen Praxis u. a. auch wegen ihres relativ vertretbaren Preises für die Energiezuführung an die Patienten herangezogen. Jedoch ist hierbei zu beachten, daß beim intensiv erkrankten Patienten mit Hypermetabolismus der hohe Energiebedarf optimal durch ein Nährstoffverhältnis von Protein:Lipide:Kohlenhydrate wie etwa $^1/_3:^1/_3:^1/_3$ zu ersetzen ist (s. Tab. 6.-4.). Besonders bei erkrankten Großtieren, wie Pferden oder Rindern, ist das geforderte Nährstoffverhältnis zur Energiesubstitution infolge relativ hoher Kosten z. Z. nur in Ausnahmefällen möglich.

Die **Glucose** ist als schnell wirksamer und optimal ausnutzbarer Lieferant von metabolisierbarer Energie (oxydativer Abbau) für den tierischen Organismus gut geeignet. Ihre Verwertung setzt ein funktionstüchtiges endokrines Pankreas (Insulin) voraus. Die Glucose wird im Körper mit einer durchschnittlichen Halbwertszeit von $T_{1/2}$ = 18 min metabolisiert. Auch neugeborene Tiere nutzen Glucose energetisch in günstiger Weise aus.

Namentlich bei adulten Großtieren hat sich zur Energiezuführung ein Monosaccharidgemisch von Glucose und Fructose im Mengenverhältnis 1:1 als **Invertzuckerlösung** bewährt. Die Kombination ist günstig, weil bei der Verwertung im Körper teilweise zwei getrennte Stoffwechselwege beansprucht werden:

(1) Glucose → Glucose(6)-phosphat → Fructose (1,6)-diphosphat
    → Glyceraldehydphosphat → Pyruvat → CO_2 + H_2O,
(2) Fructose → Fructose(1)-phosphat → Glyceraldehydphosphat
    → Pyruvat → CO_2 + H_2O.

Auf diese Weise wird der Glucoseabbauweg der erkrankten Tiere nach Invertzuckergabe weniger belastet als bei alleiniger Glucosezufuhr (Bauch 1987). Die energetische Verwertung von Invertzucker erfolgt bei adulten Tieren mit den Halbwertszeiten $T_{1/2\ Glucose}$ = ~20 min sowie $T_{1/2\ Fructose}$ = ~13 min (Kolb 1978). Bei erhöhter Ketokörperbildung im tierischen Organismus bringt die Zufuhr von Invertzuckerlösungen Vorteile, weil die Fructose, abweichend von der Glucosewirkung, einen beachtlichen antilipolytischen und damit antiketogenen Effekt aufweist. Die Verwertung der **Fructose** im Körper erfordert eine funktionstüchtige Leber. Ansonsten kann dieses Organ bei entsprechender Fructosezufuhr bezüglich seiner energiereichen Phosphatverbindungen verarmen (Energiemangel). Als Folge können Hyperbilirubinämie (hepatischer Ikterus) sowie Hyperlaktatämie (Laktazidose) entstehen. Im Hinblick auf die Anwendung von Invertzuckerlösung ist einschränkend zu beachten, daß die Fructose bei neugeborenen Haustieren nahezu gar nicht und in den ersten Lebenswochen deutlich langsamer metabolisiert wird. Eine Fructoseintoleranz, wie sie mit allerdings nur geringer Inzidenz beim Menschen auftreten kann und dort zum Weglassen von Fructose sowie Sorbitol als Inhaltsstoffe für Infusionslösungen geführt hat, ist bisher bei Tieren so nicht beobachtet worden.

Als weitere Kohlenhydrate sind in einigen Infusionslösungen Sorbitol oder Xylitol enthalten. Ihre Metabolisierung und damit ihre energetische Verwertung im Körper erfolgen über den Weg des Fructosestoffwechsels. Als Halbwertszeit für an adulte Tiere parenteral zugeführtes Sorbitol werden $T_{1/2}$ = ~25 min angegeben (Kolb 1978). Die Verwendung einschränkend, ist zu beachten, daß Neugeborene das Sorbitol bzw. das Xylitol ebenso wie die Fructose nicht nennenswert metabolisieren können.

Die optimale energetische Ausnutzung von parenteral zugeführten Kohlenhydratlösungen bei Tieren [1 g Kohlenhydrate = 16,7 kJ (4,0 kcal)] setzt die Beachtung der *Applikationsgeschwindigkeit* voraus. Sie beträgt für Glucose 0,5 g/

Tabelle 6.-5. Beispiele für berechnete Nährstoffmengen bei parenteraler Ernährung von Tieren (vgl. mit Angaben der Tabelle 6.-3.)

		Hund (15 kg KM bzw. 7,6 kg $KM^{0,75}$)	Pferd (500 kg KM bzw. 106 kg $KM^{0,75}$)
(1)	Ruhebedarf an metabolisierbarer (RME) Energie je d	290 · 7,6 = 2 204 kJ	290 · 106 30 740 kJ
(2)	Gesamtbedarf an metabolisierbarer Energie je d (Erkrankungsfaktor: 1,5)	RME · 1,5 = 3 306 kJ	RME · 1,5 = 46 110 kJ
(3)	Proteinbedarf je d sowie dessen Energiebetrag	= 46 g = 768 kJ	= 646 g = 10 788 kJ
(4)	Gesamtenergiebetrag − Proteinenergiebetrag	= Verbleibender Energiebetrag = 2 538 kJ	= 35 322 kJ
	• Verbleibender Energiebetrag allein durch Glucose, Fructose oder Sorbitol ausgeglichen: erforderliche Kohlenhydratmengen →	152 g	2 115 g
	• Verbleibender Energiebetrag zur Hälfte durch Kohlenhydrate und zur Hälfte durch Lipide ausgeglichen: erforderliche Nährstoffmengen →	76 g Glucose + 32 g Lipide	1 058 g Glucose + 448 g Lipide

kg KM · h und für Fructose sowie Sorbitol und Xylitol 0,25 g/kg KM · h. Unter Verwendung der für die Glucose angegebenen Zufuhrgeschwindigkeit müßten die in Tabelle 6.-5. beschriebenen Tierbeispiele folgende Infusionen erhalten:
(1) Hund mit 15 kg KM: maximale Applikationsgeschwindigkeit 7,5 g Glucose je h; Zufuhr von insgesamt 152 g Glucose erfordern einen Infusionszeitraum von etwa 20 h.
(2) Pferd mit 500 kg KM: maximale Applikationsgeschwindigkeit 250 g Glucose je h; Zufuhr von 2115 g Glucose erfordern einen Infusionszeitraum von etwa 8,5 h.

Nach einer *Überschreitung* der *Infusionsgeschwindigkeit* für Kohlenhydratlösungen an Tiere ist mit einer Hyperglykämie und renalen Substanzverlusten zu rechnen. Übersteigt die Plasmaglucose Werte von etwa 6,5 mmol/l bei Wiederkäuern sowie etwa 11 mmol/l bei monogastrischen Tieren, wird die tubuläre Resorptionskapazität für die Substanz („Nierenschwelle") überschritten, und es entsteht Glukosurie. Auf diese Weise verläßt die zugeführte Glucose ohne energetische Nutzung den Organismus (= unökonomisch). Wird die Zufuhrgeschwindigkeit von Kohlenhydratlösungen sehr deutlich überzogen, z. B. nach Stoßapplikation von hypertonen Zuckerlösungen, können bei den Tieren hyperosmolare Störungen, wie gesteigerte osmotische Diurese (= Flüssigkeitsverlust), Müdigkeit, Somnolenz, in schweren Fällen zerebraler Schock, auftreten. Bei Leberinsuffizienz des Patienten kann eine übermäßige Fructose- oder Zuckeralkoholverabreichung Ikterus sowie Hyperlaktatämie bzw. sogar Laktazidose initiieren oder verstärken (s. Hartmann und Meyer 1994).

6.2.2. Lipidemulsionen

Außer den Kohlenhydratlösungen eignen sich zur parenteralen Substitution von Energie an erkrankte Tiere auch **Lipidemulsionen**. Derartige applikationsfähige Lipidzubereitungen enthalten vor allem langkettige, mehrfachungesättigte Fettsäuren, wie Öl-, Palmitin-, Linolen- und Stearinsäure, sowie Phospholipide und Glycerol. Die in solchen Lösungen emulgierten Fettpartikeln haben einen ähnlichen Aufbau wie die im Körper, z. B. in den Enterozyten, gebildeten Chylomikronen. Die Verwertung der intravenös verabreichten Lipidpartikeln erfolgt durch periphere Lipoproteinlipasen.

Als *Vorteile* der Anwendung von Lipidemulsionen ist ihr relativ hoher Energiebetrag [1 g Lipide = 39,4 kJ (9,4 kcal)] sowie die annähernde Isotonie der Lösungen anzugeben. Im Hinblick auf die Kohlenhydrate wird damit die oft ungünstig hohe Osmolalität der Nährlösungen reduziert. Die parenterale Zufuhr von Lipiden kann ohne Anpassungszeit sofort an den Tierpatienten erfolgen. Bei Kombination von Fetten und Kohlenhydraten mit dem Ziel der parenteralen Energiesubstitution werden die möglichen Gefahren einer zu schnellen Glucosezufuhr an den Organismus, wie Hyperglykämie, Glukosurie, hyperosmolares Koma,

hoher O_2-Verbrauch der oxydativen Verwertung, hohe CO_2-Produktion (respiratorische Abatmung oder latente Azidose) vermindert (s. auch Tab. 6.-2.).
Die parenterale Ernährung von Tieren mittels Lipidemulsionen weist auch *Nachteile* auf. So wird ihre Anwendung vor allem bei Großtieren durch den relativ hohen Preis der Lösungen limitiert. Die Verwendung von Lipidlösungen an Tiere mit pathologischer Hyperlipämie oder Pankreatitis ist kontraindiziert. Die Abwesenheit einer Hypertriglyzeridämie im Plasma des Tierpatienten (Labortest) genügt als Nachweis für den unbedenklichen Einsatz von Lipidnährlösungen. Die Fettemulsionen müssen häufig getrennt von der Zufuhr anderer Infusionslösungen an die Tiere verabfolgt werden.
Umstritten ist bisher die Auffassung, wonach eine über Wochen oder Monate anhaltende parenterale Gabe von Lipidemulsionen die immunologischen Funktionen des Organismus beeinträchtigt. Bei Kindern sowie bei Versuchstieren zeigten sich nach derartiger Verwendung von Fettemulsionen eine Lipidakkumulation in einigen Immunzellen, eine Hepatosplenomegalie und insgesamt verringerte Infektionsabwehrreaktionen sowie teilweise eine Thrombozytopenie (Lippert und Buffington 1992). Es bleibt weiteren Forschungsarbeiten vorbehalten, das Fettsäuremuster in den Lipidlösungen, z. B. durch vermehrtes Einbringen von ernährungsphysiologisch vorteilhaften mittel- und kurzkettigen Carbonsäuren, bezüglich Verträglichkeit und Wirksamkeit bei Tieren weiter zu vervollkommnen.
Erfolgversprechende Ansätze ergeben sich mit den kurzkettigen Fettsäuren, wie Butyrat, Propionat und Acetat, die als wasserlösliche Energiequelle besonders der gastrointestinalen Mukosaatrophie bei Tieren mit anhaltender vollständiger parenteraler Ernährung entgegenwirken. Aufgrund der möglichen ungünstigen Effekte nach wiederholten parenteralen Lipidzuführungen sollte ihr Betrag bei Tierpatienten, wie Kleintieren, auf <50% des Gesamtenergiebedarfs begrenzt werden (s. auch Tab. 6.-4. und 6.-5.). Ansonsten wächst die Gefahr der Entstehung von hyperlipämischen Störungen, namentlich bei den Equiden (s. auch Hartmann und Meyer 1994).

6.2.3. Aminosäurenlösungen

Ein weiterer wichtiger Nährstoff der parenteralen Ernährung sind die **Aminosäuren**. Sie sind in kristallinen Infusionslösungen als Gemisch essentieller Verbindungen verfügbar und erfüllen die Aufgabe der parenteralen Protein- bzw. Stickstoffzufuhr an den erkrankten Organismus (s. Tab. 6.-4.). Ihre Verabreichung an die Tiere unterstützt die Proteinsynthese und spart den Abbau von Gewebeproteinen zur Gluconeogenese (katabole Stoffwechsellage bei Erkrankungen). Die oft konzentrierten Aminosäurenlösungen besitzen nachteilig eine relativ hohe Osmolalität. Letzteres beschränkt von vornherein ihre Applikationsgeschwindigkeit an die Tiere.

Neben den *Standard-Aminosäurenlösungen* existieren auch solche für spezifische klinische Anforderungen bei Tieren. Obwohl theoretisch angenommen werden könnte, daß im Rahmen der parenteralen Ernährung nach adäquater Zufuhr von (1) essentiellen Aminosäuren und (2) nichtproteinhaltiger Energie der erkrankte Tierorganismus zur ausreichenden Bildung aller nichtessentieller Aminosäuren in der Lage sein müßte, existieren bei den verschiedenen Krankheiten nicht selten protein(aminosäuren-)defizitäre Zustände. Dieser Umstand erklärt sich vermutlich dadurch, daß die verschiedenen Funktionsstörungen des Körpers die Bildungs- und/oder Abbaurate der einzelnen nichtessentiellen Aminosäuren unterschiedlich intensiv beeinflussen (s. Hartmann und Meyer 1994).

So existieren z. B. *spezielle Aminosäurenlösungen* für Tierpatienten mit renaler Insuffizienz. Sie enthalten die essentiellen Aminosäuren einschließlich Histidin. Letzteres ist für die Behandlung des urämischen Patienten besonders bedeutungsvoll.

Ein anderes Beispiel ist die parenterale Ernährung von mittel- bis hochgradig erkrankten Tieren mit einem „aggressiven" Hypermetabolismus („Stress-Hungerstoffwechsel"). Diesen Patienten ist als Proteinquelle vorteilhaft ein Gemisch aus essentiellen und nichtessentiellen Aminosäuren mit erhöhten Konzentrationen an den verzweigtkettigen Verbindungen Isoleucin, Leucin und Valin zu verabreichen. Letztere begrenzen im Zustand des Hypermetabolismus im Körper die Proteolyse und bilden eine wichtige Energiequelle für die Skelettmuskulatur. Auf diese Weise wird dem drohenden Organversagen infolge Proteolyse sowie der allgemeinen Abmagerung des hypermetabolen Organismus entgegengewirkt.

Schließlich wird auch die hepatische Enzephalopathie der Tiere von einem pathologischen Proteinstoffwechsel wesentlich geprägt (s. Hartmann und Meyer 1994). Im Erkrankungsverlauf wurden bei Tieren u. a. erhöhte Plasmakonzentrationen an aromatischen Aminosäuren, wie Phenylalanin, Tyrosin und Tryptophan, sowie gleichzeitig erniedrigte Werte an verzweigtkettigen Aminosäuren, wie Isoleucin, Leucin und Valin, beobachtet. Als Ursache des Anstiegs der aromatischen Aminosäuren im Plasma solcherart erkrankter Tiere wird die existierende Leberinsuffizienz betrachtet. Die im Verlauf der hepatischen Enzephalopathie bei Tieren vermehrt vorhandenen Aminosäuren könnten eine entscheidende Ursache für die in diesem Zustand gesteigerte Bildung von funktionsuntüchtigen Transmittern, wie Serotonin u. a., mit nachfolgenden zerebralen Ausfallserscheinungen sein (Lippert und Buffington 1992). Für die Behandlung derartig akut erkrankter Tiere erwies sich u. a. die parenterale Zufuhr eines Proteingemisches als vorteilhaft, das erhöhte Konzentrationen an verzweigtkettigen Verbindungen mit einem erniedrigten Gehalt an aromatischen Aminosäuren aufwies.

Um die Verträglichkeit und Wirksamkeit geeigneter Aminosäurenlösungen im Rahmen der parenteralen Ernährung von erkrankten Tieren weiter zu vervollständigen, ist noch zahlreiche Forschungsarbeit zu leisten. Im Mittelpunkt von

6.2. Therapieprinzipien

in dieser Hinsicht aktuellen Bemühungen stehen Untersuchungen zum Einsatz von Glutamin. Diese Aminosäure ist für Tiere nichtessentiell (Kaneko 1989). Jedoch belegen Untersuchungen, daß Glutamin für Enterozyten und zahlreiche andere schnell wachsende Zellarten als essentieller Nährstoff zu gelten hat. Hinzu kommt die Beobachtung, wonach der Glutamingehalt des Plasmas und der Skelettmuskulatur von Tieren nach chirurgischen Eingriffen als Folge von Traumen, während des Hungerstoffwechsels, bei Septikämien sowie nach Gabe von Glucocorticosteroiden auffällig vermindert ist. Demzufolge ist es naheliegend, die nichtessentielle Aminosäure Glutamin bei der parenteralen Ernährung von Tieren stärker als bisher einzubeziehen. Für die Aminosäure Arginin ist an Labortieren eine vorteilhafte Wirksamkeit für den Probanden besonders nach chirurgischen Erkrankungen beobachtet worden. Erhöhte Argininzufuhr an Tiere mit verschiedenen Traumen bewirkte einen geringeren Stickstoffverlust, verbesserte Wundheilung sowie eine Stimulation des Immunsystems (s. auch Tab. 6.-2.).

Der *Bedarf* an parenteral zu verabreichendem *Protein* für den konkreten Erkrankungsfall eines Tierpatienten errechnet sich als relativer Betrag zum Gesamtenergieaufkommen (s. Tab. 6.3. und 6.-4.). Die Aminosäuren können im Gemisch mit Kohlenhydraten, Elektrolyten oder Vitaminen an die Tiere verabreicht werden. Infolge der oft hohen Osmolalität solcher Nährlösungen ist die Dauertropfinfusion das Verfahren der Wahl. Als *Applikationsgeschwindigkeit* allein für Aminosäurenlösungen sollten bei Tieren etwa 100 mg Aminosäurengemisch je kg KM und h nicht überschritten werden. Diese Zufuhr bedeutet u. a. für eine 10%ige Lösung (100 g Aminosäure/l) die Verabreichung von etwa 1 ml/kg KM/h.

7. Technik, Überwachung und Komplikationen der Infusionstherapie

7.1. Begriffsbestimmung

Die **Infusionstherapie** gehört zu den Verfahren der Applikation systemisch wirkender Arzneimittel (Abb. 7.-1.). Die systemische Wirkung beinhaltet im Unterschied zur lokalen die Entfaltung der Arzneimitteleffekte im Gesamtorganismus unabhängig vom Applikationsort. Die Infusionstherapie gehört zu den invasiven Methoden, weil in der Regel mit einer Kanüle die intakte Körperoberfläche mit dem Ziel des Einbringens der Arzneimittel durchbrochen wird. Dabei gelangen die Pharmaka unter Umgehung des Magen-Darm-Kanals, d. h. parenteral, in den Körper. Bei den invasiven parenteralen Applikationsarten lassen sich Injektionen und Infusionen unterscheiden (s. Abb. 7.-1.). Während bei den **Injektionen** flüssige Arzneimittelzubereitungen mittels Spritzen unter Kraft- bzw. Druckanwendung in den Körper hineingepreßt (= hineingespritzt) werden, bewirkt bei der **Infusion** die Schwerkraft der Arzneimittellösung selbst das Hineinlaufen (= Hineinfließen) in den Organismus ohne zusätzliche äußere Kraftanwendung. Der Einsatz von Infusionspumpen müßte per definitionem zu den Injektionen zählen. Jedoch werden die Infusionspumpen als Hilfseinrichtung zur Steuerung der Infusionsgeschwindigkeit bewertet und daher in der Applikationsgruppe der Infusionen belassen. Weder die verwendete Lösungsmenge noch die Applikationszeit sind, wie häufig angenommen, in dieser Hinsicht begriffsbestimmend. Vielmehr ergibt sich aus praktisch-technischen Gesichtspunkten, daß in der Regel kleine Arzneimittelvolumina in einer kurzen Zeit injiziert und größere Volumina mit einem längeren Zeitaufwand infundiert werden. So wird z. B. 1 Liter einer Arzneimittellösung bei einer erwünschten Zeitdauer von 1 Stunde infundiert. Dieselbe Menge an Pharmaka kann aber, wenn auch sehr umständlich, im gleichen Zeitraum durch wiederholtes Aufziehen in eine Spritze injiziert werden.

In Abhängigkeit von der Infusionsgeschwindigkeit wird zwischen der Stoßinfusion, der forcierten Infusion und der Dauertropfinfusion unterschieden. Bei der **Stoßinfusion** wird die gesamte zu verabreichende Flüssigkeitsmenge mit hoher (maximaler) Geschwindigkeit in einer relativ kurzen Zeit appliziert. Abweichend davon wird bei der **forcierten Infusion** über eine längere Zeit eine große Flüssigkeitsmenge in ununterbrochenem Fluß verabreicht. Bei der

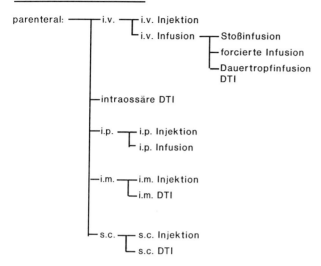

Abb. 7.-1. Hierarchie der Verfahren zur Applikation systemisch wirkender Arzneimittel. (i.v. = intravenös, i.m. = intramuskulär, s.c. = subkutan, i.p. = intraperitoneal, DTI = Dauertropfinfusion).

Dauertropfinfusion erhält der Patient die Infusionslösung tropfenweise über einen längeren Zeitraum.
In Abhängigkeit vom Applikationsort wird zwischen der *intravenösen, subkutanen, intraperitonealen, intramuskulären* und *intraossären* **Infusion** unterschieden. Für die Stoßinfusion können nur der intravenöse und intraperitoneale Weg, für die Dauertropfinfusion hingegen sämtliche Zugänge genutzt werden. Schließlich ist zwischen offenen (Infusionszylinder) und geschlossenen (Infusionsflasche mit Infusionsgerät) Infusionen zu unterscheiden.

7.2. Indikationen für die Infusionstherapie

Die Entscheidung für die Einleitung einer Infusionstherapie erfolgt im Rahmen der Erstellung des **Therapieplanes** für einen bestimmten Patienten bzw. eine

7. Technik, Überwachung und Komplikationen der Infusionstherapie

Tabelle 7.-1. Indikationen für die Infusionstherapie bei Tieren

Zutreffend für alle Tierarten:
- Ausgeprägte Allgemeinstörungen bekannter und unbekannter Ätiologie

Pferd:
- Kolik infolge Ileuszustand
- Akute Diarrhoe (Colitis X, Salmonellose u. a.)
- Hyperlipämie
- Lumbago
- Tetanus
- Hypovolämischer, neurogener oder septikämischer Schock
- Intoxikationen
- Anorexie
- Defibrillation
- Hyperinfusionstherapie bei chronisch-obstruktiver Bronchitis oder Obstipationskolik

Rind/Schaf:
- Anorexie
- Ketose
- Leberverfettung
- Lipomobilisationssyndrom
- Postpartales Festliegen
- Tetanie
- Akute Pansenazidose
- Akute Diarrhoe
- Refluxsyndrom
- Labmagenverlagerung

Hund/Katze:
- Vomitus/Diarrhoe (Parvovirose, Staupe, Hämorrhagische Gastroenteritis u. a.)
- Akute Herz-Kreislauf-Insuffizienz
- Lungenödem
- Akute Niereninsuffizienz
- Leberkoma
- Diabetes mellitus
- Tetanus
- Hypovolämischer, neurogener oder septischer Schock
- Intoxikationen
- Ileuszustände

Patientengruppe. Unter Beachtung der üblichen medizinischen Grundsätze sind solche Therapieverfahren auszuwählen, die einerseits möglichst wenig invasiv, mit einer geringen Schmerzbelastung sowie einem niedrigen Risiko an Nebenwirkungen verbunden und die darüber hinaus aus der Sicht des Tierhalters technologisch und kostenmäßig anwendungsfreundlich sind. Andererseits muß aber auch ein ausreichend sicherer therapeutischer Effekt gewährleistet sein. Der in Abb. 7.-1. gewählte hierarchische Aufbau soll zum Ausdruck bringen, daß der materiell-technische, personelle und finanzielle Aufwand sowie das Risiko für unerwünschte Nebenwirkungen für die Infusionstherapie und insbesondere für die Dauertropfinfusion im Vergleich zu den anderen Methoden höher sind. Diesen Nachteilen steht aber ein hoher therapeutischer Effekt gegenüber, der nur mit der Infusionstherapie zu erreichen ist (s. auch Kap. 2.1.2. und Tab. 2.-5.).

Die **Indikation** zur *Infusionstherapie* richtet sich weniger nach der Art der Erkrankung, sondern sie wird in erster Linie durch das Behandlungsziel und das existierende Krankheitsstadium bestimmt. Die Infusionstherapie zielt auf die Beseitigung oder auf das Vermeiden von gravierenden Störungen der inneren Homöostase (s. Kap. 1.). Dabei stehen das Auftreten von Imbalancen im Wasser-, Elektrolyt-, Säuren-Basen-Haushalt sowie im Kohlenhydrat-, Protein- und Fettstoffwechsel im Vordergrund. Diese pathologischen Funktionen sind bei Tieren vor allem nach massivem Erbrechen, Durchfall, nach tiefgreifenden Störungen des Allgemeinbefindens oder bei deutlicher Einschränkung der Tränke- und Futteraufnahme zu erwarten. Damit wird sich die Entscheidung zur Infusionstherapie nach dem Ergebnis der klinischen Untersuchung möglichst unter Berücksichtigung labordiagnostischer Kennwerte richten, auch wenn nicht in jedem Fall eine genaue Diagnose vorliegen wird.

Eine weitere Indikation zur Infusionstherapie besteht in der Nutzung von Infusionslösungen als Träger von Arzneistoffen zur Erzielung eines kontinuierlichen Effektes über einen längeren Zeitraum, wie er z. B. bei einer schnellen Digitalisierung oder bei der Defibrillation erwünscht ist.

Eine dritte Anwendungsart der Infusionstherapie besteht in der zielgerichteten Beeinflussung bestimmter Organfunktionen, wie sie z. B. bei der Osmotherapie, der Hyperinfusionstherapie oder bei der Stimulation der Nierenfunktion angestrebt wird.

Tabelle 7.-1. enthält eine Aufstellung von Erkrankungen beim Pferd, Rind und Hund, bei denen unter Beachtung des klinischen Bildes eine Infusionstherapie angezeigt sein kann.

7.3. Auswahl der Behandlungsverfahren

Bei der Auswahl der Infusionsverfahren ist zunächst immer zu prüfen, ob das Therapieziel nicht auch mittels einer oralen Applikation (einschließlich der Zwangsernährung) teilweise oder vollständig erreicht werden kann (s. auch Tab. 2.-5.). Eine in den letzten Jahren als Alternative zur Dauertropfinfusion entwickelte spezifische Form der oralen Behandlung basiert auf der Langzeitinstallation einer Magensonde. Diese Methode findet bei Kleintieren überwiegend zur künstlichen Ernährung unter Verwendung ausbilanzierter Flüssignahrung ("Sondennahrung") Anwendung. Ein englumiger Kunststoffschlauch wird über einen Nasengang in den Magen eingeführt und fixiert. Ausnahmsweise kann die Magensonde operativ über die Eröffnung des Pharynx (Pharyngostomie) gelegt werden. Voraussetzung für die Nutzung einer Magensonde ist eine ungestörte Funktion des Magen-Darm-Traktes, wie sie bei nervalen (Tetanus, Koma), traumatischen (Unfall) oder anderen Erkrankungen mit ausgeprägter Inappetenz besteht. Da aber bei Kleintierpatienten gerade akute Magen-Darm-Erkrankungen die häufigste Indikation für die Infusionstherapie bilden und die technische Durchführung überdies relativ einfach ist, wird die intravenöse Dauertropfinfusion der Verwendung einer Magensonde in der derzeitigen Praxisausübung bei der Intensivtherapie vorgezogen.

Die wichtigste Methode der Infusionstherapie ist die intravenöse Dauertropfinfusion. Alternativ zur intravenösen Dauertropfinfusion stehen verschiedene andere Infusionsverfahren zur Verfügung. Im **Therapieplan** ist auf eine *kombinierte Anwendung* von *parenteralen* und *oralen Behandlungsmethoden* zu orientieren.

7.4. Durchführung und Komplikationen der intravenösen Dauertropfinfusion

7.4.1. Technische Voraussetzungen

Die **intravenöse Dauertropfinfusion** nimmt mit steigender Tendenz einen wichtigen Platz in der Großtier- und Kleintierpraxis ein. Sie bildet in Kombination mit der oralen Applikation die Grundlage für die Intensivbehandlung. Die intravenöse Dauertropfinfusion gehört inzwischen zu den Routinemethoden in der tierärztlichen Praxis. Dieser Tatsache wird die Medizintechnik durch eine breite Angebotspalette an technischen Hilfsmitteln gerecht **(Tafel 1)**. Für die sichere und effektive Anwendung der intravenösen Dauertropfinfusion durch den Tierarzt ist einmal die über die Einsatzhäufigkeit erworbene Übung und zum anderen die Festlegung einer an die Praxisbedingungen angepaßten Vorgehensweise wichtig. Eine häufige und im Grundmuster standardisierte Anwendung kann dazu führen, daß beispielsweise die Behandlung von akuten Durchfallerkrankungen beim Hund mittels intravenöser Dauertropfinfusion zeit- und kostenmäßig günstiger sowie therapeutisch effektiver als eine wiederholte subkutane und orale Flüssigkeitsbehandlung ist.

Für die verschiedenen Tierarten sind die gleichen Voraussetzungen für die Durchführung der intravenösen Dauertropfinfusion notwendig:
(1) venöser Zugang,
(2) Infusionssystem mit Vorratsbehälter,
(3) Infusionslösungen,
(4) labordiagnostische Überwachung.

7.4. Durchführung und Komplikationen der intravenösen Dauertropfinfusion

Zunächst muß ein dauerhafter **venöser Zugang** geschaffen werden. *Stahlkanülen* sollten nicht mehr Verwendung finden. Für sehr feine Venen kleiner Haustiere und für die Punktion der Ohrvenen von Wiederkäuern wird gelegentlich auf sogenannte *Flügelkanülen* (Miniven, Butterflykanülen) zurückgegriffen, die mit einem Außendurchmesser zwischen 0,4 bis 1,2 mm und einer Kanülenlänge um 19 mm gehandelt werden (Tafel 1, Abb. 1). Neben der guten Fixiermöglichkeit über die Kunststoffflügel unterstützt der an der Kanüle angeschweißte Kunststoffschlauch eine gute Handhabung. Als Nachteil bleibt die ständige Gefahr der Venenperforation durch die Metallkanüle. Deshalb sollte bevorzugt der venöse Zugang mittels *Venenverweilkanülen (Flexülen)* hergestellt werden (Tafel 1, Abb. 2). Sie bestehen aus einer Stahlkanüle, die eng von einer Kunststoffkanüle umschlossen wird. Nach dem Einstechen verbleibt nur die Kunststoffkanüle in der Vene. Die eigentliche, nur aus Kunststoff gefertigte Flexüle besteht aus dem Kanülenschaft, der Kanülenkammer sowie verschieden ausgebildeten Halterungen zum Fixieren an der Haut. Zum Verschluß der Flexüle in Tropfpausen dienen passende, das gesamte Lumen der Flexüle ausfüllende Kunststoffmandrins oder Verschlußstopfen mit oder ohne Gummimembran. Die Gummimembran kann durchstochen werden und dient zum Einspritzen eines Arzneimittels oder zum Auffüllen der Flexüle. Flexülen stehen mit einem Außendurchmesser zwischen 0,6 (!) bis 2,7 mm und einer Schaftlänge zwischen 19 und 80 mm zur Verfügung.
Schließlich kann der dauerhafte venöse Zugang über einen aus Kunststoff bestehenden *Venenkatheter* geschaffen werden (Tafel 1, Abb. 3). Lange Zeit wurde als Venenkatheter Kunststoffschlauchmaterial benutzt, das über eine weitlumige Stahlkanüle in die Vene eingeschoben und nach Entfernen der Stahlkanüle mit einem provisorischen Verschluß versehen war. Diese einfachen, preiswerten und dennoch durchaus funktionstüchtigen Venenkatheter sind heute durch verschiedene Fertigerzeugnisse ersetzt worden. Letztere sind in der Regel technisch gut durchdacht und erlauben eine komfortable Anwendung am Tier. Angeboten werden Venenkatheter, die mittels Stahlkanüle oder Flexüle in die Vene eingeführt werden, wobei nach dem Herausziehen die Kanüle am Tier verbleibt. Daneben sind auch Venenkatheter erhältlich, bei denen die Flexüle vollständig entfernt wird und nur der Katheterschlauch am Tier fixiert wird. Alle Venenkatheter besitzen ähnlich wie die Flexülen eine Kanülenkammer und Vorrichtungen zur Befestigung an der Haut. Der Verschluß der Venenkatheter erfolgt in Tropfpausen entweder mit Hilfe eines das gesamte Katheterlumen ausfüllenden Kunststoffmandrins oder einfach über einen Verschlußstopfen mit oder ohne Gummimembran. Venenkatheter werden mit einem Außendurchmesser zwischen 1,5 bis 2,1 mm und einer Länge zwischen 200 und 700 mm in sehr einfachen bis zu ausgesprochen komfortablen, mit verschiedenen Schraubverschlüssen versehenen Ausführungen angeboten.
Unabhängig von der Auswahl des Systems zur Schaffung des venösen Zuganges sollten grundsätzlich nur Materialien mit *Luer-Ansätzen* verwandt werden. Darüber hinaus ist der Gebrauch von *Lok-Systemen* sehr zu empfehlen. Sie ermöglichen ein sicheres Verschrauben der Teilstücke. Der geringfügig höhere Preis

für *Luer-Lok-Systeme* im Vergleich zu einfachen Luer-Ausführungen wird durch eine wesentlich zuverlässigere Anwendung gerechtfertigt. Die Verbindung zwischen dem venösen Zugang und dem die Infusionslösung enthaltenen Behältnis stellt das aus Tropfkammer, Stellschraube und Schlauch- sowie Ansatzstücken bestehende **Infusionsgerät** her, das je nach Bedarf durch Verlängerungsstücke erweitert werden kann (Tafel 1, Abb. 4). Es ist wiederum unbedingt auf die Ausstattung mit verschraubbaren Lueransätzen (Luer-Lok) zu achten. Vorteilhaft ist die Verwendung von Infusionsgeräten, deren Tropfkammer über eine Entlüftung verfügt und in deren Schlauchverlauf eine Gummimuffe zum jederzeitigen Einspritzen von zusätzlichen Arzneimitteln integriert ist. Weiterhin gibt es eine Vielzahl verschiedenartiger Kupplungs- und Verteilerstücke, die das Anschließen und Mischen mehrerer Infusionsbehältnisse ermöglichen. Auf ihre Verwendung kann jedoch zur Vereinfachung in der Regel verzichtet werden. Als Vorratsbehälter für die Infusionslösungen dienen günstigerweise die Originalverpackungen selbst in Form von 500- oder 1000-ml-Kunststoff- oder Glasflaschen, 3-l- oder 5-l-Kunststoffbeuteln und 10-l-Kunststoffkanistern (Tafel 1, Abb. 5). Für die Verbindung mehrerer Vorratsbehälter untereinander eignen sich gut die kurzen, mit zwei Kanülen versehenen Perfusionsschläuche. Darüber hinaus sind die in verschiedenen Ausführungen angebotenen Vorrats- und Mischbehälter in der Regel nicht notwendig.

Wichtige Hilfsmaterialien für das Anlegen eines Dauertropfsystems sind schmales Klebeband (Leukoplast 1,25 cm, 2,5 cm), Klebevlies in verschiedener Breite (5–15 cm), polsternde Watte- oder Vliesbinden sowie selbsthaftende, elastische Fixierbinden (5–10 cm breit) (Tafel 1, Abb. 6).

Neben den Gemeinsamkeiten bei der Ausführung der intravenösen Dauertropfinfusion gibt es bei den einzelnen Tierarten spezifische Aspekte zu beachten. Nachfolgend soll die technische Durchführung der intravenösen Dauertropfinfusion für die verschiedenen Tierspezies besprochen werden.

7.4.2. Dauertropfinfusion beim Pferd

Beim **Pferd** wird die **Dauertropfinfusion** über die Vena jugularis oder Vena thoracica externa unter Verwendung einer Flexüle oder eines Venenkatheters durchgeführt **(Tafel 2)**. Die Methode der Wahl ist die Schaffung des venösen Zuganges über die *Vena jugularis* mittels *Flexüle*. Andere Techniken finden ausnahmsweise alternativ unter bestimmten Bedingungen Anwendung.

Nach eingehender Kontrolle beider Halsvenen auf Durchgängigkeit und Vorschädigungen auf Grund vorangegangener Behandlungen wird die Halsvene ausgewählt, die prompt anstaubar ist und keine Wandveränderungen und Entzündungserscheinungen aufweist. Im Bereich des Überganges vom ersten zum zweiten Halsdrittel wird mindestens in Handtellergröße die Venenumgebung rasiert, mit Alkohol entfettet und mit Jod oder einem anderen Mittel desinfiziert.

7.4. Durchführung und Komplikationen der intravenösen Dauertropfinfusion

Es ist eine *lange* (8 cm) *Venenverweilkanüle* auszuwählen. Durch Anhalten der Venenverweilkanüle ist zu prüfen, ob die Lage der Punktionsstelle einen guten Sitz auch bei Halsbewegungen des Pferdes gewährleistet (Tafel 2, Abb. 1). Weiterhin sollte der feste Sitz der Kunststoffkanüle auf der Stahlkanüle geprüft werden. Die Vene muß soweit unterhalb des vorgesehenen Punktionsortes gestaut werden, daß die Flexüle auf ihrer gesamten Länge vorgeschoben werden kann. Das Einstechen erfolgt herzwärts unter Erfassen der Stahlkanüle zunächst in einem Winkel von etwa 60°. Nach dem Ablaufen von Blut wird die Stahlkanüle noch eine kurze Strecke nunmehr unter einem sehr flachen Winkel gefühlvoll im noch angestauten Venenlumen vorgeschoben. Jetzt kann die Stahlkanüle ca. 1 cm zurückgezogen werden, und das weitere Vorschieben erfolgt über die Halterung der Kunststoffflexüle. Die Stahlkanüle dient jetzt zur mechanischen Stabilisierung, wobei durch das Zurückziehen eine mögliche Läsion der Venenwand durch die scharfe Stahlkanülenspitze vermieden wird. Eine einmal zurückgezogene Stahlkanüle darf innerhalb der Vene nicht mehr vorgeschoben werden, um ein Abscheren der Kunststoffkanüle zu vermeiden. Ist die Flexüle bis zum Schaftende vorgeschoben, wird die Stahlkanüle entfernt und an Hand des ablaufenden Blutes der richtige Sitz überprüft. Nun erst wird der Venenstau gelöst. Die Flexüle wird durch Aufschrauben eines passenden Kunststoffmandrins oder eines Stopfens mit Gummimembran verschlossen. Zur Fixierung der Flexüle wird ca. 1 cm herzwärts und oberhalb der Einstichstelle ein Knopfheft aus synthetischem Nahtmaterial (Stärke 1) an der Haut verknotet. An diesem Knopfheft läßt sich die Flexüle durch mehrmaliges, kreuzweises Umschlingen der Flexülenhalterung sicher befestigen. Die Fixierung kann auch mit zwei Hauthaften oder über ein Zusammenziehen der Haut mit einem Versenken der Flexüle in einer Hautfalte erfolgen. Ein einziges Hautheft ist in der Regel ausreichend. Das Anlegen der Knopfhefte ist mittels Nadel und Nadelhalter möglich. Eine einfachere technische Variation stellt die Perforation einer kleinen Hautfalte (1 cm) mit einer Kanüle (1 mm) und das anschließende Durchschieben des Fadens dar, der beim Herausziehen der Kanüle in der Haut verbleibt (Tafel 2, Abb. 2). Der Faden wird zunächst an der Haut verknotet und anschließend erfolgt daran die Befestigung der Flexüle. Zum Schutz vor Verschmutzungen wird die Flexüle mit einem 10 bis 15 cm breiten, selbstklebenden Vliesstreifen überdeckt.
Mindestens einen Meter oberhalb des Kopfes des Pferdes wird der *Vorratsbehälter* für die Infusionslösung angebracht. Empfehlenswert ist die Verwendung der als Verpackung gelieferten 10-Liter-Kanister. Mehrere Behälter können über Perfusionsschläuche aneinander gereiht werden. In den letzten Behälter muß durch Einstechen einer Kanüle ein Luftzugang angebracht werden. An den ersten Behälter wird das Infusionsgerät angeschlossen, dessen Belüftungseinrichtung geschlossen bleibt, außer bei Verwendung nur eines Vorratsbehälters. Durch Anschrauben von Verlängerungsschläuchen wird das Infusionsgerät auf die notwendige Gesamtlänge gebracht. Das gesamte Schlauchsystem wird nun durch das Einlaufenlassen von Infusionslösung entlüftet und verschlossen. Durch Anhalten bestimmt man die notwendige Schlauchlänge zwischen dem

venösen Zugang und dem ersten Fixationspunkt des Schlauches am seitlichen Halfter, wobei eine spannungsfreie Kopfbewegung gewährleistet sein muß (Tafel 2, Abb. 4). Im weiteren Verlauf wird der Infusionsschlauch an einem zweiten Punkt im Nackenbereich des Halfters und eventuell an der Mähne des Pferdes mit Klebeband befestigt. Die so geschaffene Verbindung zwischen Vorratsbehälter und Flexüle ist für die Durchführung der Dauertropfinfusion bei in einem Stand fixierten Pferd ausreichend. Soll sich hingegen das Pferd in einer kleinzuhaltenden Box frei bewegen und hinlegen können, muß die Gesamtlänge des Infusionsschlauches ausreichend lang gewählt werden. Am Infusionsbehälter wird eine sich selbst aufrollende Hundeleine angebracht (Tafel 2, Abb. 5). Die Leine wird unter mäßiger Spannung bis an den letzten Fixationspunkt am Halfter ausgerollt und dort befestigt. Auf der kürzesten Distanz zwischen Halfter und Vorratsbehälter wird der Infusionsschlauch an der ausgerollten Hundeleine fixiert. Der restliche Infusionsschlauch schwebt als große Schleife zur Reserve frei in der Luft. Auf diese Weise paßt sich die Länge des Infusionsschlauches ständig dem Aufenthaltsort des Pferdes in der Box an. Den gleichen Effekt erreicht man durch Verwendung spiralförmiger, telefonkabelartig aufgerollter Infusionsschläuche, die flexibel die Distanzunterschiede ausgleichen. Nach eigenen Erfahrungen erscheint die erstgenannte Variante günstiger. Das knickfreie Verlegen des Infusionsschlauches ist zu überprüfen. Abschließend wird der Infusionsschlauch an die Flexülenkammer geschraubt und die Infusionsgeschwindigkeit eingestellt.

Als **Komplikationen** können zunächst die gleichen wie bei der intravenösen Stoßinfusion auftreten. Die häufigste und wichtigste Komplikation stellt eine sich langsam entwickelnde *Phlebitis* dar. Sie kann infolge (1) des Eindringens von bakteriellen Erregern über den Stichkanal, (2) der Läsion und Reizung der Venenwand in der Umgebung des Stichkanals, (3) der mechanischen Irritation der Venenwand durch die anliegende Flexüle und/oder (4) einer eventuellen Reizwirkung der infundierten Arzneimittel entstehen. Eine Vorschädigung der Venen durch vorangegangene Punktionen bzw. durch ein ungeschicktes Setzen der Flexüle sowie intensive Kopf- und Halsbewegungen erhöhen das Risiko für eine Phlebitis. Halsbewegungen verstärken die mechanische Reizwirkung der Flexüle und bewirken das „Einpumpen" von Schmutz und Bakterien in den Stichkanal. Auch bei einem frühzeitigen Entfernen der Flexüle kann sich in den Folgetagen noch eine Phlebitis entwickeln. Als Richtwert sollte dieselbe Flexüle nicht länger als 3 Tage in der Vene verbleiben. Allerdings ist die individuelle Reaktionsweise der Pferde sehr unterschiedlich, so daß Komplikationen bereits früher oder erst wesentlich später auftreten können. Deshalb sollte die Vene in der Umgebung der Flexüle täglich auf sich ausbildende Indurationen geprüft werden. Festgestellte strangförmige Verhärtungen kündigen die Ausbildung einer Phlebitis an und sollten Anlaß zur Entfernung der Flexüle sein. Nachfolgend läßt man diese Region in Ruhe oder behandelt sie allenfalls mit entzündungshemmenden, heparinhaltigen Salben (Heparin-Salicylsäure-Salben) sowie Rotlicht oder Laserstrahlen. Jede mechanische Belastung der umfangsver-

7.4. Durchführung und Komplikationen der intravenösen Dauertropfinfusion

mehrten Region (Reiben oder Massieren beim Einsalben) ist strikt zu vermeiden. Vorbeugend gegen die Entwicklung einer Phlebitis wirken eine intensive antiseptische Vorbehandlung der Punktionsstelle, das saubere Abdecken der Flexüle mit selbstklebendem Vliesmaterial sowie das tägliche Betupfen des Stichkanals mit einem milden Desinfektionsmittel (Jod).

Eine weitere wichtige Komplikation besteht in der Ausbildung von *Thromben*. Sie entstehen einmal ausgehend vom Stichkanal im Winkel zwischen Venenwand und Flexüle parallel zur Entwicklung einer Phlebitis. Dementsprechend sind die Aussagen zur Phlebitis sowohl bezüglich der auslösenden Faktoren als auch der Prophylaxe sinngemäß auf Thromben zu übertragen. Es ist hervorzuheben, daß der Faktor Beweglichkeit der Flexüle in der Venenwand und im Venenlumen wesentlich die Ausbildung von Thromben (und Phlebitiden) unterstützt. Deshalb treten diese Komplikationen im Bereich der Halsvenen und damit bei den großen Haustierarten besonders häufig auf. Zum anderen entstehen Thromben in den Infusionspausen infolge des in den unteren Flexülenteil zurückfließenden Blutes, das dann bereits nach kurzer Zeit zu einem das Lumen ausfüllenden Zylinder gerinnt. Eine effektive Prophylaxe stellt die ununterbrochene Dauertropfbehandlung dar. Bereits eine sehr geringe Tropfgeschwindigkeit verhindert sicher das Zurückfließen von Blut. Werden Infusionspausen eingelegt, sollte die Flexüle mit einem das gesamte Lumen ausfüllendem Kunststoffmandrin verschlossen werden. Steht dieser nicht zur Verfügung, werden Verschlußstopfen mit einer Gummimembran verwendet. Nach Aufschrauben auf die Flexülenkammer wird die Gummimembran mit einer feinen Kanüle durchstochen und durch das Einspritzen einer heparinhaltigen Kochsalzlösung (25 000 IE Heparin auf 100 bis 150 ml isotone Kochsalzlösung) das Flexülenlumen vollständig ausgefüllt. Wird die Infusion wieder aufgenommen, saugt man zunächst bei angestauter Venen den Flexüleninhalt mit einer Spritze ab, um so die Blutkoagula zu entfernen. Ist dies nicht möglich, wird man gezwungen sein, die Flexüle mit der heparinhaltigen Kochsalzlösung freizuspülen, wobei die möglicherweise entstandenen Blutkoagula in die Vene geschwemmt werden.

Schließlich bedingt die Bewegung der Flexüle im Venenlumen die Ausbildung von Thromben an der äußeren Wand im Bereich der Flexülenspitze. Diese Thromben sind nicht erreichbar und werden beim Herausziehen der Flexüle abgestriffen. Ihre Größe wächst mit der Verweildauer der Flexüle in der Vene. Deshalb sollten Flexülen nicht länger als 3 Tage liegen. Insgesamt wird die Intensität der Thrombenbildung durch die Oberflächenbeschaffenheit der verwendeten Kunststoffkanülen sowie der individuellen Gerinnungsneigung des Blutes beeinflußt. Beide Faktoren werden in der Humanmedizin in der Thromboseprophylaxe systematisch durch die Verwendung ausgewählter Kunststoffmaterialien sowie durch die gezielte Gabe von Antikoagulantien unter Kontrolle des Blutgerinnungsstatus berücksichtigt.

Beim Pferd wurde die *prophylaktische Heparinapplikation* ebenfalls untersucht, ohne breiten Eingang in die praktische Anwendung gefunden zu haben. Initial werden 150 IE Heparin/kg KM subcutan appliziert. Danach sollten an sieben

7. Technik, Überwachung und Komplikationen der Infusionstherapie

aufeinanderfolgenden Tagen im 12-Stunden-Abstand jeweils 125 IE Heparin/ kg KM und anschließend bis zum Ende der Infusionstherapie jeweils 100 IE Heparin/kg KM verabfolgt werden. Im Gegensatz zum hohen Risiko der Bildung von Thromben steht der empirisch gewonnene Eindruck, daß das Pferd und die anderen Haustiere selten klinisch manifest an einer Thromboembolie während und nach einer Dauertropfinfusion erkranken. Apoplektische Todesfälle wie beim Menschen sind eine ausgesprochene Seltenheit. Offenbar werden gelöste Thromben durch die Filterfunktion der Milz entfernt bzw. mitunter nachweisbare kleine Niereninfarkte bleiben ohne funktionelle Beeinträchtigungen.

Obwohl nach der Installation der Flexüle über das ablaufende Blut die richtige intravenöse Lage angezeigt wurde, kann es in der Folgezeit zu einer *paravenösen Infusion* kommen, indem die Flexüle allmählich aus der Vene in das sie umgebende lockere Bindegewebe wandert. Eine Ursache stellt die zu flache Punktion der Vene dar. Dadurch wird ein großer Teil des Kanülenschaftes subkutan und nur ein kurzer Restabschnitt intravenös verlegt. Durch Halsbewegungen wird dieses Stück aus der Vene heraus in die paravenöse Umgebung massiert. Die Verwendung zu kurzer, leicht biegsamer Flexülen unterstützt diesen Vorgang. Deshalb sollten beim Pferd lange Venenverweilkanülen (8 cm) benutzt werden, die relativ steil (60°) einzustechen sind. Schließlich fördert eine lockere Fixation der Flexüle an der Haut das Herausgleiten. Das Anheften der Flexüle soll unter leichter Zugwirkung ein ständiges Hineinpressen in die Vene bewirken. Eine regelmäßige Kontrolle der Venenumgebung sowie der Flexülendurchgängigkeit in Infusionspausen dient der frühzeitigen Erkennung einer paravenösen Verlagerung. In diesem Fall muß die Flexüle entfernt und nach Bedarf eine resorptionsfördernde Behandlung entsprechend den Angaben zur Stoßinfusion eingeleitet werden.

Soll die Infusionslösung erst in einem größeren Abstand von der Einstichstelle in die Blutbahn gelangen, ist für die **Dauertropfinfusion** ein *Venenkatheter* zu bevorzugen. Seine Verwendung wird dringlich, wenn die Vene durch vorangegangene Behandlungen oder durchgeführte Punktionen bereits erheblich vorgeschädigt ist oder wenn die vorgesehenen Infusionslösungen bzw. Arzneimittel eine Reizung der Venenwand erwarten lassen. In diesen Fällen wird zunächst der Venenkatheter durch Anhalten am Hals des Patienten auf die gewünschte Länge gebracht. In der Regel soll das Ende des Katheterschlauches am Brusteingang oder kurz dahinter liegen. An dieser Stelle bedingt die Zunahme des Venenquerschnittes eine schnelle Durchmischung und Konzentrationsverdünnung der applizierten Arzneimittel. Weiterhin wird bei diesem Vorgehen ein Kontakt der verabreichten Medikamente mit dem zur Punktion herangezogenen Venenabschnitt im Halsteil vermieden. Nachteile des Venenkatheters sind der höhere Preis, der größere technische Aufwand und die meistens geringere Infusionsgeschwindigkeit.

Beim **Pferd** sollten grundsätzlich nur *Venenkatheter* in *Kombination* mit einer *Kunststoffverweilkanüle* verwendet werden. Dabei gibt es drei technische Variationsmöglichkeiten. Erstens wird, wie bereits beschrieben, die Flexüle herzwärts in die Vene installiert. Danach wird der Venenkatheter zügig über die Flexüle in die Vene eingeschoben und mit dem Flexülenansatz verschraubt (Tafel 2,

Abb. 3). Die Flexüle kann als kompakte Einheit mit dem Venenkatheter in der Vene belassen und an der Haut fixiert werden. Dieses Vorgehen hat den Vorteil, daß der Katheter zur Säuberung entnommen oder durch ein neues Exemplar ohne Gefäßpunktion ersetzt werden kann. Die Venenverweilkanüle verleiht zugleich dem Katheter in seinem Anfangsteil eine hohe Stabilität, so daß diese Variante zu bevorzugen ist. Ihr Nachteil besteht in der größeren Eintrittsöffnung in die Vene. Dementsprechend kann zweitens die Flexüle auch nach dem Einschieben des Katheters aus der Vene herausgezogen und mit zwei bis drei Knopfheften an der Haut befestigt werden. Bei einigen Kathetertypen läßt sich drittens die Flexüle auch ganz entfernen, so daß nur der Katheterschlauch selbst an der Haut fixiert wird.
Pflege und Komplikationen des Venenkatheters entsprechen denen bei der Flexüle. Steht keine Halsvene mehr für die **Dauertropfinfusion** zur Verfügung, kann auf die *Vena thoracica externa* ausgewichen werden. Zur Infusion lassen sich sowohl Venenverweilkanülen als auch Venenkatheter verwenden (Tafel 2, Abb. 6). Allerdings gelingt dies pro Vene meist nur einmal. Dazu wird der Venenbezirk beginnend hinter dem Olekranon rasiert und desinfiziert. Die Vene verläuft in einer deutlich fühlbaren Rinne. Eine Hilfsperson staut die Vene durch Fingerdruck unmittelbar hinter dem Olekranon. Durch eine leichte Zugwirkung in die entgegengesetzte Richtung wird die Haut im Bereich der vorgesehenen Punktionsstelle gestrafft. In einem sehr flachen Winkel wird die Flexüle kopfwärts eingesetzt. Wahlweise kann anschließend ein Venenkatheter eingeschoben werden oder die Dauertropfinfusion direkt über die Flexüle erfolgen. Das weitere Vorgehen entspricht dem an der Halsvene. Der Venenkatheter soll bis zu 7 Tage genutzt werden können (Bonig 1984). Aufgrund solcher Untersuchungsbefunde wird sogar für Pferde empfohlen, bei voraussichtlich längeren Infusionsbehandlungen ausschließlich die Vena thoracica externa heranzuziehen.

7.4.3. Dauertropfinfusion bei Rind und Schaf

Die **Dauertropfinfusion** kann beim **Rind** und **Schaf** in der gleichen Weise wie beim Pferd beschrieben über die *Vena jugularis* mit Hilfe von *Venenverweilkanülen* oder *Venenkathetern* durchgeführt werden **(Tafel 3)**. Beim Wiederkäuer ist das Gewebe im Bereich der Halsvenen locker strukturiert, was in Verbindung mit einer häufig anzutreffenden extremen Beugehaltung des Kopfes eine intensive Verschiebung der Haut bedingt. Bei der Verwendung von Flexülen sollte deshalb auf eine ausreichende Länge geachtet werden, um ein Herausgleiten mit anschließender paravenöser Infusion zu vermeiden. Aus diesem Grund sollten Venenverweilkanülen nur beim Kalb und Schaf verwendet werden. In der Regel bevorzugt man aber auch hier Venenkatheter, weil sie sicherer liegen. Ihre Länge wird so bemessen, daß ihr Ende vor dem Brusteingang zum Liegen kommt. Aus Kostengründen werden überwiegend einfache Katheter mit einer Stahlkanüle benutzt. Über die in die Vene eingestochene Stahlkanüle wird der Katheter eingeschoben. Danach muß die Stahlkanüle aus der Vene herausgezogen werden. Sie wird zum Schutz der scharfen Kanülenspitze mit einer Kunststoffhülse umschlossen und mit dieser über zwei bis drei Hefte an der Haut fixiert. Die scharfe Kanülenspitze vermag den Kunststoffkatheter relativ leicht abzuscheren. Die Beschädigung des Katheters stellt das kleinere Übel dar, vielmehr kann der abgescherte Katheter in die Vene gelangen, was den Verlust des Tieres nach sich ziehen würde. Deshalb ist streng darauf zu achten, daß der Kunststoffkatheter nur vorgeschoben und nie zurückgezogen wird. Das Entfernen des Katheters erfolgt durch die gemeinsame Entnahme zusammen mit der Stahlkanüle. Die Verwendung von Kathetern mit einer Flexüle als Leitkanüle ist komfortabler, aber auch teurer. In jedem Fall sollten die Verbindungen mit schraubbaren Luer-Lok-Verbindungen ausgestattet sein. Zur Einschränkung der Bewegungstätigkeit werden die Tiere mit einem Halfter angebunden oder in einer schmalen Box einzeln aufgestellt. Das weitere Vorgehen einschließlich der Pflegemaßnahmen und Komplikationen entspricht der Verfahrensweise beim Pferd. Das schließt auch den prophylaktischen Einsatz von Heparin ein, der in der gleichen Dosierung wie beim Pferd auch für das Rind anwendbar ist (s. Kap. 7.4.2.). Die Fixierung der Infusionsschläuche erfolgt am Halfter und im Nackenbereich. Der Schlauch kann auch mit Hautheften fixiert werden. Es muß darauf hingewiesen werden, daß beim Schaf in der Voraussicht einer wiederholt durchzuführenden Infusionsbehandlung bereits bei der ersten Behandlung ein Katheter gelegt werden sollte, da eine mehrmalige Punktion der Vene schnell zu deren Unbrauchbarkeit führt.

Bei der **Milchkuh** kann die Dauertropfinfusion auch über die Vena jugularis erfolgen, allerdings grundsätzlich über einen Venenkatheter (Tafel 3, Abb. 6). Jedoch besteht auf Grund des hohen Fibrinogengehaltes im Blut ein hohes *Risiko* für die Bildung von umfangreichen **Thromben**, die in Einzelfällen sogar über eine Embolie Todesfälle bedingen. Aus diesem Grund werden bei der Milchkuh als venöser Zugang für eine **Dauertropfinfusion** die *Ohrvenen* bevorzugt, wovon nur in begründeten Ausnahmefällen abgewichen werden sollte.

Zuerst wird auf der Außenfläche des Ohres im zentralen Teil eine geeignete geradlinig verlaufende Vene ausgesucht. Danach erfolgen die Rasur und Desinfektion der Punktionsstelle. Durch Anlegen eines Gummiringes (Anfangsteil eines Gummihandschuhs) am Ohrgrund wird die Vene gestaut. Von der Ohrperipherie aus wird eine Venenverweilkanüle mit einem Außendurchmesser von 1,0 bis 1,2 mm in einem flachen Winkel in Richtung Ohrgrund eingestochen (Tafel 3, Abb. 1). Nach dem Beginn des Abtropfens von Blut kann die Stahlkanüle einige Millimeter zurückgezogen werden, um danach die Kunststoffkanüle bis zum Schaftende vorzuschieben. Jetzt wird die Stahlkanüle vollständig entfernt, der Venenstau gelöst und die Flexüle durch Einschrauben eines passenden Mandrins verschlossen. Nachfolgend wird die Flexüle mit Klebeband an der Ohrfläche gegen ein Herausziehen gesichert (Tafel 3, Abb. 2). Eine andere Fixationstechnik besteht im Annähen der Flexülenkammer an die Ohrmuschel. Dazu wird die Ohrmuschel beiderseits neben dem Flexülenende mit einer Kanüle perforiert, ein Polyesterfaden (Größe 1) über die Kanüle durch den Ohrknorpel gezogen und die Fadenenden an der Innenfläche des Ohres verknotet. Das Annähen der Flexüle stellt zwar eine sehr sichere Fixierung dar, in der Regel genügt aber die Verwendung von Klebeband. Nach dem Fixieren der Flexüle wird zur Stabilisierung die gesamte Ohrmuschel locker mit einer selbsthaftenden Binde mit einigen Lagen umwickelt. Die Flexülenkammer wird durch Herausschneiden eines Fensters wieder freigelegt. Damit ist der venöse Zugang über die Vena auricularis geschaffen. Die technische Durchführung der Dauertropfinfusion erfolgt in gleicher Weise wie über die Vena jugularis. Benötigt werden ein Vorratsbehälter (10-Liter-Kanister), ein Tropfgerät sowie Verlängerungsschläuche. Die Gesamtlänge der Infusionsschläuche muß so bemessen sein, daß eine ausreichende Bewegungsfreiheit des Rindes gewährleistet ist. Die Rinder sollten mit einem Halfter auf einem Standplatz aufgestallt sein (Tafel 3, Abb. 5). Die Distanzregulation erfolgt wie beim Pferd durch Anbringen einer sich selbst aufrollenden Hundeleine am Vorratsbehälter. Der Infusionsschlauch wird auf die Flexüle geschraubt, dann schleifenförmig über die Außenfläche des Ohres geführt und dort mit einer selbstklebenden Binde umwickelt, um bei einer Zugbelastung die Kraft nicht auf die Flexüle, sondern auf die Schlauchschleife wirken zu lassen (Tafel 3, Abb. 3). Der Infusionsschlauch wird weiterhin am Halfter im Nackenbereich der Kuh zusammen mit dem Ende der ausgerollten Hundeleine fixiert und steigt dann nach oben in Richtung Infusionsbehälter (Tafel 3, Abb. 4).

Die Dauertropfinfusion über die *Ohrvene* ist komplikationsarm. Grundsätzlich sollte die *Flexüle nicht länger als 3 Tage liegen*, aber es treten auch bei deutlich längerer Nutzung keine wesentlichen Störungen auf. Ein- bis zweimal täglich sollte die Funktionstüchtigkeit anhand der ungestörten Tropfgeschwindigkeit und der Palpation des Ohrgrundes überprüft werden. Die ununterbrochene Dauertropfinfusion ist die bevorzugte Variante. Werden Tropfpausen eingelegt, wird die Flexüle mit einem Kunststoffmandrin verschlossen. Bei sehr kleinen Venen kann anstatt der Flexüle eine Butterflykanüle (Miniven) verwendet werden. In diesem Fall muß zur Vermeidung einer Verstopfung der Stahlkanüle mit geronnenem Blut die Dauertropfinfusion stets ohne Unterbrechung durchgeführt werden. Da zunächst zwei Ohren und dann je Ohr verschiedene Venen zur Verfügung stehen, ist über die Ohrvenen für die meisten Rinderpatienten eine ausreichende Gesamtzeitdauer für eine Dauertropfinfusionstherapie zu realisieren. Als Komplikationen können lokale Venenschäden auftreten, die ohne weitere Behandlung abheilen. Die Dauertropfinfusion über die Ohrvenen wird von den Tieren akzeptiert. Sie ist neben der Milchkuh auch bei großen Mutterschafen anwendbar.

7.4.4. Dauertropfinfusion bei Hund und Katze

Beim **Hund** und bei der **Katze** wird der **dauerhaft venöse Zugang** nahezu ausschließlich mittels *Venenverweilkanülen* und nur ausnahmsweise bei sehr feinen,

mangelhaft anstaubaren Venen über *Butterflykanülen* (Miniven) hergestellt
(**Tafel 4**). Auf Grund des geradlinigen Verlaufes der *Vena cephalica antebrachii*
auf der Dorsalfläche der Vorderextremität oberhalb des Karpalgelenkes wird
die Dauertropfinfusion bevorzugt über dieses Gefäß durchgeführt. Zunächst
wird der obere Bereich des Unterarmes im Venenverlauf rasiert. In Abhängigkeit von der Größe der Vene verwendet man Venenverweilkanülen mit einem
Außendurchmesser zwischen 0,6 und 1,4 mm. Die Punktionsstelle wird durch
vorheriges Anlegen der Flexüle so gewählt, daß das Flexülenende im geradlinigen Venenteil in ausreichender Entfernung vom Ellenbogengelenk zum Liegen
kommen wird. Ansonsten besteht die Gefahr eines Abknickens der Flexüle bei
gebeugter Armhaltung. Die Vene wird nun kräftig gestaut, und die Venenverweilkanüle in einem flachen Winkel eingestochen. Erscheint Blut in der Stahlkanüle, kann diese ein wenig zurückgezogen und dann die Kunststoffkanüle bis
zum Schaftende weitergeschoben werden (Tafel 4, Abb. 1). Der Stau wird
gelöst, die Stahlkanüle entfernt und eine mit isotoner Kochsalzlösung gefüllte
Spritze aufgesetzt. Durch Applikation einiger Milliliter isotoner Kochsalzlösung
wird der exakte Sitz der Flexüle überprüft. Es darf dabei keine paravenöse
Ansammlung von Flüssigkeit sichtbar werden. Danach wird das Flexülenende
mit ca. 1 cm breitem, gut haftendem Klebeband durch mehrmaliges Umschlingen der Pfote fixiert (Tafel 4, Abb. 2). Das Klebeband wird dabei auch über den
den Endteil des Flexülenschaftes bedeckenden Hautteil geführt. Die Klebefläche sollte trocken sein. Die aufgesetzte Spritze vereinfacht das sichere halten
der Flexüle bei gleichzeitigem Verschluß. Vor dem Entfernen der spritze wird
nochmals die richtige Lage der Flexüle durch Injektion der restlichen Kochsalzlösung kontrolliert. Die offenliegende Flexüle wird nun mit einem Kunststoffmandrin verschlossen. Anschließend wird durch das Umwickeln mit einer Wattebinde der Unterarm, beginnend von der Flexülenkammer, bis zum Ellenbogengelenk gepolstert. Die Polsterung wird mit einer selbsthaftenden Binde
mittels weniger Lagen locker fixiert (Tafel 4, Abb. 3). Sollte die Flexüle besonders bei kurzbeinigen Hunden im Ellenbogenbereich abknicken, kann dies
durch Einbinden einer Schiene unterbunden werden. Abschließend wird die
Flexülenkammer fensterartig freigeschnitten.
Nun wird das Infusionssystem aufgebaut. Als Vorratsbehälter finden überwiegend Infusionsflaschen Anwendung, wobei mehrere Flaschen über Schlauchverbindungen in einer Reihe verbunden werden können. Es ist darauf zu achten, daß nur die letzte Flasche eine Luftzufuhr erhält und die Belüftungseinrichtung am Infusionsgerät verschlossen bleibt, um ein aufeinanderfolgendes Entleeren der Flaschen zu gewährleisten. An die erste Flasche wird das Infusionsgerät angeschlossen und mit Verlängerungsschläuchen auf eine ausreichende Gesamtlänge gebracht. Der Patient wird in einen Käfig gebracht, der
ihm eine wohl eingeschränkte, aber ausreichende Bewegungsmöglichkeit
erlaubt. Nach Flüssigkeitsfüllung des gesamten Schlauchsystems und Entfernung des Mandrins wird der Infusionsschlauch auf die Flexüle aufgeschraubt,
dann schleifenförmig locker über den Unterarm geführt und mit einer selbst-

7.4. Durchführung und Komplikationen der intravenösen Dauertropfinfusion

klebenden Binde umwickelt (Tafel 4, Abb. 4). Man läßt den Infusionsschlauch locker aus dem Käfig hängen (Tafel 4, Abb. 5). Eine spezielle Einrichtung der Distanzregulierung ist in diesem Fall nicht erforderlich.

Sind die beiden Venen an den Vorderextremitäten nicht mehr zugänglich, kann die **Dauertropfinfusion** auch in der gleichen Weise über die *Vena saphena parva* an der Außenfläche der Hinterextremitäten oberhalb des Tarsalgelenks erfolgen. In diesem Fall sollte auf Grund des gewundenen Venenverlaufes das Bein in Streckhaltung geschient werden (Tafel 4, Abb. 6). Die Vena jugularis findet zur Dauertropfinfusion beim Hund bzw. bei der Katze nur in wenigen Ausnahmefällen Verwendung. Empfehlenswert ist bei Kleintieren die ununterbrochene Durchführung der Dauertropfinfusionsbehandlung. Sollten Tropfpausen eingelegt werden, wird die Flexüle mit einem Kunststoffmandrin verschlossen. Mindestens zweimal täglich ist an Hand des ungestörten Tropfverlaufes und durch Palpation der Extremität sowie des umgebenden subkutanen Gewebes der richtige Flexülensitz zu kontrollieren. In der Regel kann über eine gut liegende Flexüle die Dauertropfinfusion über 3 Tage und länger durchgeführt werden. Die Tiere akzeptieren die Flexüle und das Schlauchsystem in der Mehrheit ausgesprochen gut. Die Flexülen liegen so sicher, daß die Hunde bei Bedarf kurzfristig ins Freie geführt werden können. Spezielle Pflegemaßnahmen sind nicht notwendig.

Als **Komplikationen** treten zunächst die üblichen Venenschäden in Form von *Hämatomen, paravenösen Infiltraten* und *Phlebitiden* auf, deren Häufigkeit in erheblichem Maße von der Übung und dem Geschick des Anwenders abhängen. Sie heilen überwiegend ohne weitere Behandlung bei Erhalt der Durchgängigkeit der Venen. Problematisch ist, daß die entsprechende Extremität vorübergehend für die Infusionstherapie ausfällt und es dadurch vorkommt, daß man innerhalb kurzer Zeit alle Venen der vier Pfoten lädiert. Liegt die Flexüle nur auf einer kurzen Strecke innerhalb der Vene, kann sie während der Dauertropfinfusion infolge der Gliedmaßenbewegung langsam aus der Vene herausgleiten, so daß die Infusion in das lockere paravenöse Gewebe erfolgt. Die Tropfgeschwindigkeit verlangsamt sich, aber auf Grund der großflächigen lockeren Gewebestruktur bildet sich ein großes subkutanes Flüssigkeitsdepot aus. Es kann sich vom oberen Gliedmaßenbereich bis zum Schulterblatt und zur vorderen Thoraxregion erstrecken. Da die Gliedmaße durch den Verband der unmittelbaren Palpation entzogen ist, gelangt diese paravenöse Infusion häufig erst spät zur Feststellung. Daher sollte der Kleintierpatient mindestens zweimal täglich auf Anzeichen einer infusionsbedingten *ödematösen Schwellung* untersucht werden. Wird letzteres festgestellt, muß die Tropfbehandlung unterbrochen und an einer anderen Gliedmaße weitergeführt werden. Die subkutanen ödematösen Infiltrate werden nach einiger Zeit resorbiert. Mitunter wird eine ödematöse Schwellung im Bereich der aus dem Verband herausstehenden Pfote festgestellt. Sie beruht auf einer zu straffen Fixierung der Flexüle mit Klebeband, wodurch der distale Extrcmitätenteil teilweise abgeschnürt wird. Der Klebestreifen kann zur Lockerung eingeschnitten werden oder wird vollkommen erneuert.

Eine ernsthafte Komplikation resultiert aus der relativ zur Körpermasse des Patienten durchgeführten *zu hohen Infusionsgeschwindigkeit*. Gerade bei kleinen Hunden und Katzen kann die maximal zulässige Infusionsmenge pro Zeiteinheit weit überschritten werden. Als Folge besteht die Gefahr der Entwicklung eines *Lungenödems*. Erste Anzeichen sind neben einer Tachypnoe und Tachykardie eine röchelnde Atmung sowie rasselnde Lungengeräusche. Durch eine sofortige Behandlung mit Glucocorticoiden (intravenöse Gabe von Prednisolut), Herzglykosiden (Strophanthin), Diuretika (Furosemid) und eventuell Theophyllin ist dem Lungenödem entgegenzuwirken. Im Rahmen der Planung sind die zulässigen Infusionsmengen entsprechend der Körpermasse festzulegen (s. Kap. 2.1.1. und Tab. 2.-4.). Problematisch ist es mitunter, die Tropfgeschwindigkeit so einzustellen, daß diese Mengen nicht überschritten werden. Durch häufige Kontrollen der verabreichten Gesamtmenge ist eine wesentliche Überschreitung zu vermeiden. Zu beachten ist auch, daß durch eine unterschiedliche Gliedmaßenstellung besonders bei kleinen Hunden und Katzen die Infusionsgeschwindigkeit stark variieren kann. In diesem Fall ist das Schienen des Beines zu empfehlen. Komplikationen infolge von Thrombophlebitiden und Embolien werden bei Hunden und Katzen kaum beobachtet. Ein Grund dafür könnte sein, daß die Flexüle das kleine Venenlumen nahezu vollständig ausfüllt. Dadurch könnte die Bildung von Thromben und Entzündungsreaktionen an der Venenwand herabgesetzt sein. Nachteilig ist, daß aus den Flexülen nur mit Schwierigkeiten Blutproben zu gewinnen sind.

7.4.5. Planung und Überwachung der Dauertropfinfusion

In der Humanmedizin sind die theoretischen und methodischen Grundlagen der Infusionsbehandlung soweit erarbeitet, daß die Defizite verschiedener Krankheitsbilder weitgehend spezifisch ausgeglichen werden können und eine vollständige parenterale Ernährung über lange Zeiträume (sogar Jahre) möglich ist. Für die verschiedenen Nährstoffe stehen in Abhängigkeit von der Körpergröße (Körperoberfläche) Grundbedarfswerte sowie der Erkrankung angepaßte Kalkulationsgrundlagen zur Verfügung, für deren Absicherung eine Vielzahl unterschiedlich zusammengesetzter Infusionslösungen als Fertigpräparate angeboten werden. Schließlich bestehen die medizintechnischen und labordiagnostischen Voraussetzungen für eine permanente und intensive Überwachung des Patienten. Die **Infusionstherapie** hat sich als *Teilgebiet* der *Intensivmedizin* für den Menschen zu einem eigenständigen Arbeitsgebiet entwickelt. Vor allem in der Kleintiermedizin werden zunehmend Teilaspekte dieser spezialisierten Therapieverfahren aus der Humanmedizin übernommen.
Nachfolgend sollen Grundsätze der **Planung** und **Überwachung** einer *Infusionsbehandlung* bei Tieren so dargestellt werden, wie sie für den *praktizierenden Tierarzt* anwendbar sind. Die ökonomischen Rahmenbedingungen in der Veterinär-

7.4. Durchführung und Komplikationen der intravenösen Dauertropfinfusion

Tabelle 7.-2. Anhaltspunkte zur Durchführung der intravenösen Dauertropfinfusion bei Tieren

(1) Kalkulation der Imbalancen (Defizit, Überschuß) für die verschiedenen Metabolite und Stoffwechselfunktionen anhand klinischer und labordiagnostischer Befunde
(2) Festlegung und Auswahl der zu infundierenden Lösungen bzw. Arzneimittel
(3) Bestimmung von Infusionsmenge, Infusionszeit, Infusionsgeschwindigkeit, Arzneistoffkonzentration und möglicher Arzneimittelkombinationen
(4) Festlegung über Zusätze oder getrennte Applikation weiterer Arzneimittel
(5) Festlegung der Zeitpunkte und Methoden zur Überwachung und Kontrolle der intravenösen Dauertropfinfusion
(6) Korrektur und Neufestlegung der Kennwerte bzw. Beenden der intravenösen Dauertropfinfusion

medizin lassen den Schwerpunkt in der Anwendung der Infusionstherapie auf eine Behandlungszeit von einigen Tagen bis maximal wenige Wochen liegen. Aus dieser Sicht wird in der Regel die vollständige Deckung des Nährstoff- und Energiebedarfs aus Kostengründen nicht angestrebt. Vielmehr sollen durch die Dauertropfinfusion die Vitalfunktionen des Körpers aufrechterhalten werden, um dem Organismus die Überwindung der Krankheit zu ermöglichen.
Für die rationelle Anwendung der intravenösen Dauertropfinfusion ist es empfehlenswert, sich für die in der eigenen Praxis am häufigsten vorkommenden Indikationen unter Berücksichtigung der vorhandenen Möglichkeiten **Therapiepläne** zu erarbeiten. Diese sind dann für den aktuellen Erkrankungsfall am Patienten anzupassen. Tabelle 7.-2. enthält in einer Übersicht die hierfür prinzipielle Vorgehensweise.
Als erster Schritt muß festgestellt werden, welche Körperfunktionen wie intensiv gestört sind und welche davon über die Infusionsbehandlung beeinflußt werden sollen. Anschließend muß das bestehende Defizit bzw. der Überschuß für den erkrankten Organismus kalkuliert werden. Die eingehende klinische Untersuchung des Tierpatienten gibt die entscheidenden Hinweise über die vorhandenen Funktionsstörungen der Organe bzw. des Stoffwechsels und legt die Richtung weitergehender labordiagnostischer Untersuchungen fest. Die Kalkulation der Bedarfswerte für den aktuellen Erkrankungsfall erfolgt überwiegend unter Zugrundelegung von Laborbefunden und bekannter tierartübergreifender Bedarfswerte an Nährstoffen und Energie (Einzelheiten sind hierzu den Kapiteln 2. bis 6. zu entnehmen).
Flüssigkeitshaushalt: Der Flüssigkeitshaushalt nimmt eine *zentrale Stellung* im Rahmen der **intravenösen Dauertropfinfusion** ein. Mit der Normalisierung des Flüssigkeitshaushaltes werden zugleich die verschiedenen Organ- und Stoffwechselfunktionen verbessert. Andererseits kann eine übermäßige Flüssigkeitszufuhr ernsthafte *Nebenwirkungen* (Hyperhydratation, Lungenödem u. a.) auslösen. Dementsprechend sollten unabhängig von der Indikation der

durchgeführten Infusionsbehandlung die Konsequenzen für den Flüssigkeitshaushalt des Patienten berücksichtigt werden. Als wichtige Untersuchungsgröße während der Dauertropfbehandlung sollte daher neben der Beurteilung der *klinischen Symptome* die Erfassung des *Hämatokrits* gelten. Die Ermittlung der *Gesamtproteinkonzentration* im Plasma gibt im Vergleich zum Hämatokrit besonders beim Pferd infolge der möglichen Ausschüttung von gespeicherten Erythrozyten ($\Rightarrow$ führen zum Anstieg der Hämatokritwerte bis zu einem Drittel der physiologischen Befunde!) exaktere Informationen über die vorliegende Hämokonzentration (s. auch Tab. 2.-3.). Jedoch ist die Proteinbestimmung methodisch aufwendiger. Für die Erfassung des Hämatokrits stehen neben preiswerten Laborzentrifugen auch für die ambulante Praxis einsetzbare batteriebetriebene Handzentrifugen zur Verfügung. Damit sind wesentliche gerätetechnische Voraussetzungen für eine vorteilhafte Wirksamkeitsüberwachung der Dauertropfinfusion in der tierärztlichen Praxis geschaffen.

Im Mittelpunkt der Anwendung einer Dauertropfinfusion steht bei Tierpatienten die Behandlung von Flüssigkeitsdefiziten (Dehydratationen; s. Kap. 2.1.):

(1) *Tagesbedarfswerte* gesunder Tier:
   Adulte $\Rightarrow$ 30 bis 50 ml/kg
   Neonate $\Rightarrow$ 75 bis 100 ml/kg
(2) *Kalkulation* des *Flüssigkeitsdefizits:* Schätzung anhand klinischer Befunde (s. Tab. 2.-2.) oder Erfassung über die Hämatokritwerte (s. Kap. 2.1.1.)
(3) *Bestimmung* der *täglichen Infusionsmenge* (s. auch Tab. 2.-4.):
   Täglicher Flüssigkeitsbedarf
   + kalkuliertes Flüssigkeitsdefizit
   + täglicher krankheitsbedingter Flüssigkeitsverlust
   – oral aufgenommen Flüssigkeitsmenge

   = täglich notwendige Infusionsmenge.

Elektrolythaushalt (s. Kap. 3.): Durch den Einsatz *isoioner Elektrolytlösungen* (oder aus Kostengründen *isotoner Kochsalzlösung* bei Großtieren) erfolgt parallel zur Regulation des Flüssigkeitshaushaltes die Normalisierung des Elektrolythaushaltes. Die dabei unvermeidlich auftretenden Imbalancen zwischen Elektrolyten werden durch die regulative Kapazität der Nieren vielfach ausgeglichen, wenn eine Flüssigkeitssubstitution in ausreichender Menge eine physiologische Nierenfunktion zuläßt. Deshalb sollte der kalkulierte Flüssigkeitsbedarf bei den erkrankten Tiere in einem ausreichenden (= wirksamen) Maß substituiert werden. Bei einer längeren, über mehrere Tage durchgeführten Infusionsbehandlung sowie bei Erkrankungen, die eine wesentliche Verschiebung zwischen Elektrolyten erwarten lassen (Refluxsyndrom, anhaltendes Erbrechen, starker Durchfall), ist die Kontrolle der Elektrolytkonzentration angeraten. Im wesentlichen wird man sich auf die Erfassung der Na^+-, K^+- und Cl^--Konzentrationen im Blut beschränken und die erhobenen Ergebnisse mit den entsprechenden Referenzwerten vergleichen. Nachfolgend wird durch eine zeitweilig überhöhte bzw. verminderte Zufuhr des ausgelenkten Parameters das Gleichgewicht wieder her-

7.4. Durchführung und Komplikationen der intravenösen Dauertropfinfusion

gestellt. In diesem Zeitraum sind wiederholte Konzentrationsbestimmungen der Plasmaelektrolyte sinnvoll.

Kolloidhaushalt (s. Kap. 5.): Bei Behandlung von Dehydratationszuständen besteht das Problem, daß die applizierten kristallinen Infusionslösungen den Verlust an kolloidalen Blutbestandteilen nicht ersetzen können (s. Kap. 5.). Es ist deshalb der zusätzliche Einsatz kolloidaler Lösungen in Form von *Plasmaexpandern* (Dextrane), *Albuminlösungen* oder auch *Blutplasma* empfehlenswert. Das bestehende Defizit kann anhand der Bestimmung des kolloidosmotischen Druckes im Blutplasma beurteilt werden. Allerdings ist ein Onkometer in der Regel nicht verfügbar. Als Richtwert für den Einsatz kolloidaler Lösungen kann man das ermittelte Plasmavolumendefizit heranziehen. Der maximale Einsatz an Plasmaexpandern in Form einer 6%igen Dextranlösung beträgt die Hälfte des Plasmavolumendefizits beim Patienten. Durch eine wiederholte Bestimmung des Hämatokrits zur Beurteilung der Entwicklung des Plasmavolumendefizits kann die weitere Verwendung von Plasmaexpandern kalkuliert werden. Bei Großtieren wird man im Unterschied zu den Kleintieren aus Kostengründen in der Regel meist weit unterhalb der notwendigen Menge bleiben (müssen).

Säuren-Basen-Haushalt (s. Kap. 4.): Neben den Imbalancen im Wasser- und Elektrolythaushalt sind bei Erkrankungen, die eine Dauertropfinfusion erfordern, in der Regel auch Veränderungen im Säuren-Basen-Haushalt zu erwarten. Ihre exakte *Quantifizierung* setzt die *Messung* des *Säuren-Basen-Status* (Blut-pH, Hydrogencarbonat-, Kohlendioxidkonzentration, Basenüberschuß [BE]) im Vollblut voraus. Am häufigsten treten **metabolische Azidosen** auf (Anorexie, Diabetes mellitus, Diarrhoe, Pansenazidose). Als Puffersubstanz wird das Natriumhydrogencarbonat ($NaHCO_3$) verwendet, das als 8,4%ige Lösung im Handel ist. Die Konzentration von 1 mol $NaHCO_3$ (= 84 g $NaHCO_3$) je Liter Lösung bzw. 1 mmol je Milliliter Lösung entspricht 8,4%. Unter Zugrundelegung des Basenüberschußwertes (base excess, BE) kann der *Pufferbedarf* errechnet werden.

Adulte: Pufferbedarf in mmol (mval) $NaHCO_3$
= ml der 8,4%igen $NaHCO_3$-Lösung
= – BE · 0,3 · Lebendmasse (kg)

Neonate: Pufferbedarf in mmol (mval) $NaHCO_3$
= ml der 8,4%igen $NaHCO_3$-Lösung
= – BE · 0,6 · Lebendmasse (kg)

Neben den metabolischen Azidosen sind **metabolische Alkalosen** zu beachten, die überwiegend bei Erkrankungen mit einem Verlust oder einer gestörten Resorption von Chloridionen auftreten (Erbrechen, Refluxsyndrom). Weist der ermittelte Säuren-Basen-Status auf eine metabolische Alkalose hin, sollte ergänzend die Konzentration der Cl^--Ionen im Blutplasma ermittelt werden (s. Kap. 4.2.). Die Behandlung der metabolischen Alkalose ist unkompliziert und erfolgt durch die Infusion größerer Mengen einer 0,9- bis 1,8%igen Kochsalzlösung zum Ausgleich des Chloriddefizits.

Respiratorische Störungen des Säuren-Basen-Haushaltes werden durch die Normalisierung der Lungenfunktion behandelt und sind nicht primär eine Indikation für eine Dauertropfinfusion (Ausnahme: Asphyxie bei Neugeborenen).

Die Problematik der Diagnostik und damit der Therapie der Störungen im Säuren-Basen-Haushalt besteht darin, daß die Messungen in der Regel als Fremdleistung durchgeführt werden müssen. Es ist anzuraten, sich zum Beispiel über Einrichtungen der Humanmedizin Zugang zur Bestimmung von Parametern des Säuren-Basen-Haushaltes zu schaffen. Aus der Kenntnis der pathophysiologischen Mechanismen in Verbindung mit dem klinischen Bild lassen sich *Schätzwerte* für die Richtung und Ausprägung der Imbalancen im *Säuren-Basen-Haushalt* festlegen, die zumindest stichprobenweise bei Einzeltieren überprüft werden sollten. Der mögliche Einsatz von Pufferlösungen auf der Basis von Schätzwerten wird überdies dadurch gerechtfertigt, daß bei einer langsamen Zuführung über die Dauertropfinfusion eine eventuelle Überdosierung über Nieren und Lunge ausreguliert wird.

Abschließend sei darauf hingewiesen, daß geringgradige metabolische Azidosen durch Verwendung acetat- oder lactathaltiger Infusionslösungen, wie Ringer-Lactat-Lösung, ausgeglichen werden können (s. Kap. 4.1.).

Aminosäurenhaushalt: Zur Unterstützung des Heilungsverlaufes, insbesondere der Reparationsprozesse an den inneren Organen, sowie bei anhaltender Anorexie sollte neben dem Bedarf an Energie auch der an Aminosäuren beachtet werden (s. Kap. 6.2.3.). Der tägliche *Aminosäurenbedarf* beträgt beim gesunden erwachsenen Menschen 0,35 g/kg KM, bei Erkrankungen steigt er auf 1 bis 2 g/kg KM. Beim Pferd und Hund liegt der tägliche Aminosäurenbedarf um 0,7 g/kg KM, beim jungen wachsenden Hund hingegen bei 2,2 g/kg KM. Erkrankungen bedingen eine wesentliche Steigerung des Bedarfs. Eine Überversorgung bleibt ohne negative Folgen, da die überflüssigen Aminosäuren sofort dem Energiestoffwechsel zugeführt werden. Für die Infusionsbehandlung kann die Kalkulation der täglichen Aminosäurenmenge deshalb ohne weitere labordiagnostische Untersuchungen auf der Basis von 1 g/kg KM für Großtiere und 2 g/kg KM für Kleintiere (Jungtiere 3 g/kg KM) erfolgen. Die gehandelten Infusionslösungen enthalten ein breites Spektrum verschiedener Aminosäuren. Aus Kostengründen wird man beim Großtier weit unter den Bedarfswerten bleiben.

Fettsäurengehalt: Ein Mangel an essentiellen Fettsäuren ist erst bei langanhaltender Anorexie zu erwarten und spielt deshalb in der Veterinärmedizin kaum eine Rolle. Fettemulsionen werden jedoch zunehmend als Energieträger eingesetzt, wobei sie maximal einen Anteil von etwa 40% der infundierten Energiemenge einnehmen sollten (s. Kap. 6.2.2.). In diesen Fällen ist die Kontrolle der Triglyceridkonzentration im Blutplasma zu empfehlen.

Energiehaushalt (s. Kap. 6.): Die Bereitstellung von Metaboliten zur Energiegewinnung ist eine wesentliche Aufgabe der Infusionsbehandlung, um die in der Regel krankheitsbegleitende *katabole Stoffwechsellage* zu minimieren. Mit Rücksicht auf die graduelle Ausprägung der Inappetenz und der damit weiter bestehenden möglichen Futteraufnahme sowie den Rückgriff auf körpereigene

7.4. Durchführung und Komplikationen der intravenösen Dauertropfinfusion

Energiereserven als energetischen Puffer dürfte es bei der Mehrzahl der Patienten genügen, nur einen Teil des aktuellen Energiebedarfs über die Infusionslösungen zu decken. Als Orientierung zur Festlegung der Dosierung kann der körpermasseabhängige Energieerhaltungsbedarf herangezogen werden. Tabelle 7.-3. enthält die Bedarfswerte für gesunde Tiere (vergleiche auch Tab. 6.-3.). In Abhängigkeit von der Art und Schwere der Erkrankung muß allerdings von deutlich höheren Werten ausgegangen werden, ohne dies gegenwärtig exakt verifizieren zu können. Weiterhin ist der zusätzliche Energiebedarf für eine gegebenenfalls zu realisierende Leistung zu berücksichtigen, was insbesondere bei laktierenden Milchkühen ins Gewicht fällt. Dementsprechend sollte bei der Planung der Infusionsbehandlung auch die Möglichkeit der Verbesserung der Energiebilanz über eine Reduzierung des Leistungsstoffwechsels in Betracht gezogen werden.

Tabelle 7.-3. Deckung des Erhaltungsbedarfes an Energie über die Infusion allein von Glucose in Abhängigkeit von der Lebendmasse (vergleiche mit Tab. 6.-3.)

Lebend-masse (kg)	Erhaltungs-bedarf (kJ/Tag)[1]	Aufwand an Glucose (g/Tag)[2]	24-h-Glucose-infusionsrate (g/kg/h)	Flüssigkeitsmenge als 10%ige Glucoselösung (ml/kg/Tag)
1	290	17	0,71	170
2	488	29	0,60	144
3	661	40	0,55	132
4	820	49	0,51	122
5	970	58	0,48	115
10	1 631	98	0,41	98
20	2 743	164	0,34	82
30	3 717	223	0,31	74
40	4 613	276	0,29	70
50	5 453	327	0,27	65
100	9 171	549	0,23	55
200	15 423	924	0,19	46
300	20 904	1 252	0,17	41
400	25 938	1 553	0,16	38
500	30 664	1 836	0,15	36
750	41 562	2 489	0,14	34
1000	51 570	3 088	0,13	31

[1] Energieerhaltungsbedarf in kJ/Tag = $290 \cdot$ Lebendmasse $(kg)^{0,75}$
[2] 1 g Glucose entspricht 16,7 kJ; Glucose ist teilweise durch Fructose (16,7 kJ/g), Sorbitol (16,7 kJ/g) oder Xylitol (17,0 kJ/g) bei annähernd gleichem Energiegehalt und durch Fett (39,4 kJ/g) bei einem 2,4fach höheren Energiegehalt pro Mengeneinheit ersetzbar.

Ein wichtiges energetisch wirksames Substrat für die Infusionstherapie ist die *Glucose* (s. auch Kap. 6.2.1.). Über ihren Einsatz kann die überwiegende Energiebereitstellung für den Patienten erfolgen. Vor Infusionsbeginn sollte die Glucosekonzentration im Blutplasma bestimmt werden, um eine bestehende Hyperglykämie auszuschließen.

In Tabelle 7.-3. sind die erforderlichen Glucosemengen zur Begleichung des Energieerhaltungsbedarfs angegeben. Da höher konzentrierte Glucoselösungen die Venenwand beeinträchtigen, wird für die Dauertropfinfusion auf eine Glucosekonzentration von 5% (isoton) bis maximal 10% orientiert. Zur Vermeidung von Imbalancen im Elektrolythaushalt infolge einer übermäßigen Zufuhr von elektrolytfreiem Wasser sollte die zu tropfende Glucoselösung 0,45% bis 0,9% (isoton) Kochsalz oder in gleichen Äquivalenten Vollelektrolyte enthalten. Die Herstellung solcher Infusionslösungen erfolgt einfach durch Zugabe einer 20- bis 40%igen Glucoselösung zu isotoner Kochsalzlösung bzw. zu einer isotonen Vollelektrolytlösung (Kleintiere, Pferd) oder durch Zugabe einer bestimmten Glucosemenge zu den entsprechend konzentrierten Elektrolytlösungen (Wiederkäuer) (s. Kap. 8.). Unter Beachtung der erforderlichen Glucosemenge, der Anwendung als 10%ige Lösung und einer ganztägig ununterbrochenen Tropfzeit lassen sich die Glucoseinfusionsrate und die notwendige Flüssigkeitsmenge kalkulieren (s. Tab. 7.-3.). Es zeigt sich, daß selbst bei einer durchgängigen Dauertropfinfusion über den ganzen Tag die oberen zulässigen Richtwerte von 0,5 g/kg KM/h bei Tieren mit niedriger Lebendmasse bezüglich Glucoseinfusionsrate und Flüssigkeitsmenge überschritten werden.

In Tabelle 7.-4. sind zusammenfassend **Richtwerte** für die *praktische Anwendung* einer *Infusionsbehandlung* bei Tieren aufgeführt. Zur Gewährleistung einer hohen Behandlungssicherheit, z. B. auch bei Verzicht einer ständigen labordiagnostischen Kontrolle, sind die Werte relativ niedrig angesetzt. Es ist davon auszugehen, daß gerade bei Tieren mit niedriger Lebendmasse, wie Kleintiere, aufgrund ihrer hohen Stoffwechselaktivität Überschreitungen der angeführten Richtwerte möglich sind. Dies sollte aber nur unter der Voraussetzung einer ein- bis mehrmaligen täglichen labordiagnostischen Kontrolle, insbesondere von Hämatokrit und Blutglucosekonzentration, erfolgen, um einer Hyperglykämie und/oder einer Hyperhydratation zu begegnen. Neben der Bestimmung der Plasmaglucosekonzentration liefert auch die einfach mit einem Teststreifen durchführbare Harnuntersuchung zur Erfassung einer Glukosurie wertvolle Informationen. Zeigen eine Hyperglykämie oder Glukosurie eine unzureichende Verwertung der zugeführten Glucose an, ist die Infusionsrate zu senken oder die Glucoseverwertung durch die Applikation von Insulin zu verbessern. Bewährt hat sich die direkte Zugabe von Insulin zur Infusionslösung. Die maximale Dosierung beträgt hierbei 1 IE Insulin je 4 g infundierter Glucose, wobei ein kurzwirkendes Insulinpräparat (Altinsulin) zu verwenden ist. Die Insulinwirkung auf den Glucosestoffwechsel sollte überwacht werden.

Eine andere Möglichkeit zur Steigerung der Infusion von energetisch wirksamen Metaboliten ist der teilweise Ersatz von Glucose durch andere Kohlenhy-

7.4. Durchführung und Komplikationen der intravenösen Dauertropfinfusion

drate. Als sogenannte „*Nichtglucose-Kohlenhydrate*" kommen *Fructose, Sorbitol* oder *Xylitol* zur Anwendung (s. auch Kap. 6.2.1.). Sie werden im Unterschied zur Glucose in niedrigen Konzentrationen insulinunabhängig verwertet und haben überdies den Effekt, daß sie fast ausschließlich von der Leber aufgenommen werden und so wesentlich zur Stabilisierung des Leberstoffwechsels beitragen können. Nachteil ist allerdings, daß ihre Plasmakonzentration in der tierärztlichen Praxis nicht überwacht werden kann. Zur Vermeidung einer Überforderung des Leberstoffwechsels (Provokation eines ATP-Mangels, s. Kap. 6.2.1.) und einer Akkumulation im Blut sollte der Anteil dieser Metabolite bei der Dauertropfinfusion maximal 25% (bei der Stoßinfusion bis 50%) an den insgesamt infundierten Kohlenhydraten betragen. Für die praktische Kalkulation ist der Energiegehalt der verschiedenen Kohlenhydrate gleichzusetzen. Da Sorbitol und Fructose den gleichen Stoffwechselweg in den Leberzellen nehmen, ist nur eine dieser Substanzen, dabei bevorzugt Fructose, einzusetzen. In der Regel werden überwiegend Glucose und Fructose kombiniert eingesetzt (= Invertzuckerlösung). Sorbitol und Xylitol finden als Zusätze von industriell hergestellten Aminosäuren- und Elektrolytinfusionslösungen ihre Anwendung.

Schließlich besteht die Möglichkeit, etwa bis zu einem Drittel der erforderlichen Gesamtenergie beim Tierpatienten über *Lipidemulsionen* zu substituieren, was aufgrund des hohen Preises in erster Linie für Kleintiere realisierbar ist (s. auch Kap. 6.2.2.). Für die energetische Kalkulation entspricht 1 g Fett dem Energiegehalt von 2,4 g Glucose. Bei Einsatz von Fettemulsionen sollte vor Beginn und während der Infusion der Triglyceridgehalt im Blut ermittelt werden.

Spezifische Organfunktionen: Im Rahmen der Planung der Infusionstherapie sollte mit Rücksicht auf die klinischen Untersuchungsergebnisse mit Hilfe eines breit angelegten *Suchprofils* die **Funktion** wichtiger **Organsysteme**, insbesondere der Leber und der Nieren, überprüft und gegebenenfalls weitergehende Untersuchungen durchgeführt werden. Als Beispiele von Parametern des Blutes seien aufgeführt:

Weißes Blutbild	⇒ Infektionskrankheiten
Rotes Blutbild	⇒ Anämiesyndrom
Harnstoff, Creatinin	⇒ Nierenerkrankungen
Aspartat-Aminotransferase (ASAT)	⇒ organspezifische Zellschädigung
Bilirubin, NH_3	
Glutamat-Dehydrogenase (GLDH)	
γ-Glutamyltransferase (GGT)	⇒ Lebererkrankungen
Alanin-Aminotransferase (ALAT)	
(Kleintier)	
Creatin-Kinase (CK)	⇒ Muskelerkrankungen
Glucose	⇒ Diabetes mellitus
Ketonkörper	⇒ Ketose der Wiederkäuer

Im Ergebnis dieser Untersuchungen kann über den Einsatz spezifischer Infusionslösungen zur Beeinflussung der Nierenfunktion (Mannitollösung als Nierenstarter) und der Leberfunktion (Fructose-, Glutaminsäurelösung) entschie-

7. Technik, Überwachung und Komplikationen der Infusionstherapie

Tabelle 7.-4. Zusammenfassung von Richtwerten für die praktische Planung und Durchführung der Dauertropfinfusion bei Tieren

---

(1) Flüssigkeits- und Elektrolythaushalt

Flüssigkeitsbedarf:
Adulte: 50 ml/kg KM/Tag, entspricht ~2 ml/kg KM/h
Neonate: 100 ml/kg KM/Tag, entspricht ~4 ml/kg KM/h

Flüssigkeitsdefizit:
Adulte: 4× Plasmavolumendefizit
Neonate: 6× Plasmavolumendefizit

$$\text{Plasmavolumendefizit} \ (\text{ml/kg KM}) = 80 - 80 \cdot \frac{\text{Hämatokrit}_{Soll}}{\text{Hämatokrit}_{Ist}}$$

Infusionsgeschwindigkeit:
Maximale Infusionsgeschwindigkeit bei einer Dehydratation ⇒
Adulte: 25 ml/kg KM/h einer isotonen, isionen Elektrolytlösung
Neonate: 50 ml/kg KM/h einer isotonen, isionen Elektrolytlösung
Infusionsgeschwindigkeit bei Erkrankungen ohne Dehydratation ⇒ 2 ml/kg KM/h
Einstellen der Infusionsgeschwindigkeit: handelsübliche Infusionsgeräte
⇒ 20 Tropfen = 1 ml

Labordiagnostik: Hämatokrit (obligat)
Na^+, K^+, Cl^- im Blutplasma

(2) Säuren-Basen-Haushalt

Einsatz von $NaHCO_3$ bei metabolischer Azidose:
Bedarf an $NaHCO_3$ ⇒
Adulte: mmol $NaHCO_3$ = – BE · 0,3 · KM (kg)
Neonate: mmol $NaHCO_3$ = – BE · 0,6 · KM (kg)
8,4%ige $NaHCO_3$-Lösung: 1 ml = 1 mmol $NaHCO_3$
8,4%ige $NaHCO_3$-Lösung für Infusion 1:6 bis 1:10 verdünnen, kein Zusatz saurer Bestandteile

Labordiagnostik: Säuren-Basen-Status im Vollblut

Einsatz von NaCl bei metabolischer Alkalose:
Bedarf an NaCl ⇒ wird an Entwicklung des Säuren-Basen-Haushaltes dosiert,
Infusion von größeren Mengen an 0,9- bis 1,8%iger NaCl-Lösung

Labordiagnostik: Säuren-Basen-Status im Vollblut
Na^+, K^+, Cl^- im Blutplasma

(3) Kolloidhaushalt

Verfügbare Infusionslösungen:
6% Dextran (Molekularmasse 60.000), Gelatine, Hydroxyethylstärke

Bedarf: bis Hälfte des Plasmavolumendefizits

Maximale Infusionsmenge: 6% Dextran 60 ⇒ 20 ml/kg/Tag
Gelatine ⇒ 30 ml/kg/Tag

Labordiagnostik: Hämatokrit (obligat)
kolloidosmotischer Druck im Plasma
bei intensiver bzw. anhaltender Applikation
Creatinin, Harnstoff im Blutplasma (Nierenfunktion)
Gerinnungsstatus

7.4. Durchführung und Komplikationen der intravenösen Dauertropfinfusion   137

Tabelle 7.-4. Fortsetzung

(4) **Energiehaushalt**
Bedarf: s. Tabelle 7.-3.
Kohlenhydratlösungen
maximale Infusionsgeschwindigkeit: 0,25 g Glucose/kg/h;
0,10 g Fructose oder Sorbitol oder Xylitol/kg/h
Anteil an Fructose, Sorbitol, Xylitol (Nichtglucose-Kohlenhydrate) am Gesamtbetrag an Kohlenhydraten bis 25%
Infusion als 5- bis 10%ige Kohlenhydratlösung in 0,45- bis 0,9%iger NaCl-Lösung oder Vollelektrolytlösung
Labordiagnostik: Glucose im Blutplasma (obligat) und Harn (Teststreifen)
Fettemulsionen
maximale Dosierung: 1 g/kg/Tag bzw. bis ~25% der zu infundierenden Gesamtenergiemenge
maximale Infusionsgeschwindigkeit nach Adaptationsphase: 0,1 g/kg/h
Infusion zusammen mit Aminosäuren- und/oder Kohlenhydratlösungen nur teilweise möglich (auf Anwendungsvorschrift der eingesetzten Lösung achten!)
Labordiagnostik: Triglyceride im Blutplasma

(5) **Aminosäurenhaushalt**
Bedarf: 0,5 bis 2 g L-Aminosäuren/kg/Tag
Bedarf steigt mit Schwere der Erkrankung
Infusion zusammen mit Kohlenhydratlösungen im Verhältnis von mindestens 1:8

(6) **Osmolalität**
Bedeutung: Reizwirkung auf die Venenwand (Phlebitisprophylaxe)
Vorgaben: (1) Lösungen mit ≤800 mosmol/kg ⇒ wahlweise Verwendung der peripheren oder zentralen Venen (Venenkatheter)
(2) Lösungen mit 800 bis 1200 mosmol/kg ⇒ kurzzeitig periphere oder zentrale Venen (Venenkatheter)
(3) Lösungen mit >1200 mosmol/kg obligat zentrale Venen (Venenkatheter)

Orientierungswerte für Osmolalität (mosmol/kg):

Blutplasma	290	5% Glucose	278
0,9% NaCl	308	10% Glucose	555
1% KCl	263	20% Glucose	1110
0,84% NaHCO$_3$	200	5% Frcutose	278

(7) **Begleitende klinische und labordiagnostische Untersuchungen**
7.1. Allgemeine Untersuchung zur Beurteilung der Wirksamkeit der Infusion und zur Feststellung von möglichen Komplikationen:
Allgemeinzustand: Vitalität, Rektaltemperatur
Atmungsapparat: Atemfrequenz, Lungenauskultation, Nasenausfluß, Husten
Herz-Kreislauf-Apparat: Puls, Herzauskultation, Kapillarfüllungszeit, Schleimhautfarbe, Akrentemperatur, Hautturgor
Nierenfunktion: Harnstoff und Creatinin im Plasma
Blutbild: Erythrogramm, Leukogramm
7.2. Weiterführende Untersuchungen von erkrankten Organsystemen bzw. von gestörten Funktionen, die während der Infusionstherapie erforderlich werden

den werden. Weiterhin muß die Anwendung kausal und symptomatisch wirkender Arzneimittel (Antibiotika, Kardiaka, Antiemetika, Hämostyptika, Antidiarrhoika, Antioxydantien, Vitamine) festgelegt werden.

Bei der gleichzeitigen Applikation verschiedener Infusionslösungen müssen mögliche **Wechselwirkungen** bedacht werden. Besonders $NaHCO_3$-Lösungen dürfen nicht gemeinsam mit sauren Substanzen (Aminosäuren, Vitamin C, B-Komplex-Vitamine) vermischt werden. Aus dieser Sicht ist auch dem Zusatz weiterer Arzneimittel Beachtung zu schenken, wobei eine von den Infusionslösungen getrennte Applikation zu bevorzugen ist, wenn Inkompatibilitäten nicht sicher auszuschließen sind (auf Beipackzettel für Lösungen und Arzneistoffe die Anwendungsvorschriften beachten).

Für die **Durchführung** der **Dauertropfinfusion** ist die *Festlegung* der *Infusionsmenge*, der *Infusionszeit*, der *Infusionsgeschwindigkeit* sowie der *Arzneimittelkombinationen* notwendig. Tabelle 7.-4. enthält die dafür empfohlenen oberen Richtwerte. Sie tragen orientierenden Charakter und sind so gewählt, daß auch beim Fehlen einer intensiven labordiagnostischen Überwachung das Risiko für Komplikationen gering ist.

Prinzipiell werden zur Festlegung der Infusionsrahmenbedingungen zunächst die absoluten Substanzmengen und die Flüssigkeitsmengen berechnet, die dem Patienten je Tag appliziert werden sollen. In einem zweiten Schritt müssen dann die Substanz- und Flüssigkeitsmengen miteinander unter Beachtung der Angaben aus den Tabellen 7.-3. und 7.-4. in Übereinstimmung gebracht werden. Dies geschieht über die zwar nach oben begrenzte, aber nach unten variable Festlegung der Substratkonzentration in der Infusionslösung (mosmol/l), der Infusionsgeschwindigkeit an Substrat (g/kg/h) und Flüssigkeit (ml/kg/h) sowie der Infusionsdauer je Tag. Bei häufiger Anwendung der Dauertropfinfusion werden sich bald für die verschiedenen Indikationen feste Therapieschemen festlegen lassen, die den Aufwand wesentlich reduzieren.

Letzteres trifft auch für den Aufwand der klinischen und labordiagnostischen Überwachung der Patienten zu. Sie dient zu Infusionsbeginn der Erstellung des Infusionsplanes, während der Infusionsbehandlung zur Beurteilung des therapeutischen Effektes, darauf aufbauend zur Neufestlegung des Infusionsplanes bzw. des Beendens der Infusionsbehandlung und schließlich zur Erkennung und Vermeidung von Infusionszwischenfällen. Die Auswahl des Parameterspektrums zur klinischen und labordiagnostischen Überwachung während der Infusionsbehandlung richtet sich nach dem Krankheitsbild, nach den vor Infusionsbeginn festgestellten pathologischen Befunden sowie nach der Zielrichtung der durchgeführten Infusionsbehandlung (s. Tab. 7.-4.). Obligat ist die täglich ein- bis mehrmalige klinische Untersuchung. Ebenfalls unerläßlich ist die Überwachung der Entwicklung des Hämatokritwertes. Bei der Infusion größerer Kohlenhydratmengen sollte auf die Bestimmung der Glucosekonzentration im Blutplasma oder im Harn nicht verzichtet werden. Weitere in Tabelle 7.-4. aufgeführte labordiagnostische Untersuchungsgrößen wird man gelegentlich mit Rücksicht auf das Krankheitsbild, die Krankheitsentwicklung sowie den methodischen Möglichkeiten wahlweise bestimmen.

Unter Beachtung der Angaben aus Tabelle 7.-4. ist die Anwendung der Infusionstherapie bei den verschiedenen Tierarten und den unterschiedlichen Erkrankungen mit einem relativ geringen Aufwand auch unter einfachen Bedingungen für den Tierarzt möglich.

7.4.6. Forensische und ökonomische Aspekte

Immer wieder gibt es in der Fachliteratur Hinweise darauf, daß die Anwendung von **intravenösen Behandlungen** aufgrund eines vermeintlich *hohen Risikos* an Komplikationen nur begründet nach möglichst vollständiger Ausschöpfung anderer Behandlungsmöglichkeiten erfolgen darf. In einem denkbaren Schadensfall sind die Therapievarianten dann auch entsprechend nachzuweisen. Diese Auffassung erscheint zunächst einmal grundsätzlich richtig zu sein. Allerdings wird damit der Eindruck eines besonders hohen Risikos der intravenösen Dauertropfinfusion suggeriert, der so gegenwärtig nicht mehr gegeben ist. Vielmehr muß betont werden, daß die lege artis durchgeführte intravenöse Dauertropfbehandlung ausgesprochen *selten* zu *lebensbedrohlichen Zwischenfällen* führt, z. B. wesentlich weniger als die intravenöse Stoßinfusion oder Injektion. Die Anwendung der intravenösen Dauertropfinfusion ist auch nicht mit einer unvertretbaren Schmerzbelastung für den Tierpatienten verbunden. Von den verschiedenen Möglichkeiten der Dauertropfinfusion geht die intravenöse Variante mit der geringsten Schmerzentstehung einher. Selbst die Schmerzreaktion einer intramuskulären Injektion dürfte höher liegen. Diese Tatsache spiegelt sich nicht zuletzt in der *guten Akzeptanz* der intravenösen Dauertropfinfusion durch die Tiere wider. Die Summe der aufgeführten Argumente und die hohe therapeutische Effektivität sowie die zunehmend einfacherer und zuverlässigere technische Durchführung lassen die Anwendung der intravenösen Dauertropfinfusion bereits gerechtfertigt erscheinen, wenn die Ausschöpfung anderer, weniger invasiver Behandlungsmethoden noch nicht vollständig erfolgte. Diesbezüglich wäre eine Neuorientierung der Publikationen zur gerichtlichen Tierheilkunde angezeigt.

Abweichend von dieser beschriebenen Feststellung stellt sich allerdings die *Situation* für das **Pferd** dar. Bei dieser Tierspezies ergeben sich für intravenöse Behandlungen einschließlich der Dauertropfinfusion als wichtiger venöser Zugang nur die Venae jugulares. Die Vena thoracica externa wird in der Regel erst nach Ausfall der Halsvenen genutzt und gestattet ohnehin nur eine geringe Behandlungsintensität. Sowohl bei der Verwendung einer Flexüle als auch eines Venenkatheters entwickelt sich beim Pferd, verglichen mit anderen Tierarten, *relativ oft* eine *Thrombophlebitis*. Dieser Umstand hat für Pferdepatienten besonders negative Konsequenzen. Intakte Halsvenen sind für zukünftige Behandlungen an den Tieren unerläßlich, besonders auch für dringende Indikationen, wie Erkrankungen an Kolik oder Hufrehe. Diese Feststellung wird noch dadurch unterstützt, daß die subkutane oder intramuskuläre Applikation vieler Arzneimittel vom Pferd relativ schlecht vertragen wird, so daß bei dieser Tierart bevorzugt die intravenöse Gabe erfolgt. Eine akute Thrombophlebitis und ebenso eine indurierte Halsvene können die Verwendungsfähigkeit des Pferdes einschränken, z. B. aufgrund einer gestörten Halshaltung bei Dressur- und Reittieren. Deshalb sind die Halsvenen des Pferdes mit großer Sorgfalt unter Beachtung der aufgezeigten Prophylaxemaßnahmen zu benutzen. Insbesondere ist die tägliche Kontrolle des Venenzustandes beim Patienten durchzusetzen. Auch sollte bei Voraussicht einer längeren Behandlung die Venenpunktion ausschließlich von einem technisch versierten Fachmann durchgeführt werden. Unabhängig davon ist anzuraten, Risiko und Konsequenzen einer Thrombophlebitis vor Behandlungsbeginn mit dem Besitzer zu besprechen. In Ermangelung von Alternativen wird man häufig auf die intravenöse Applikation nicht verzichten können. Bei problematischen Tierbesitzern ist die Dokumentation der Aufklärung empfehlenswert. Auf die gründliche Begutachtung und gegebenenfalls Dokumentation des Zustandes der beiden Halsvenen vor Behandlungsbeginn durch den Tierarzt wurde bereits hingewiesen. Bei den anderen Tierarten sind diese für das Pferd dargestellten Aspekte von untergeordneter Bedeutung.

Ein weiteres Problem bilden die *hohen Kosten* der als Arzneifertigwaren gehandelten industriell hergestellten *Infusionslösungen*. Unter Beachtung der therapeutisch notwendigen Verbrauchsmengen ist ihr Einsatz in der Nutztierpraxis beim Rind und Schaf in der Regel nicht tragbar. Über ihre Verwendung in der Pferdepraxis ist mit Rücksicht auf die wirtschaftliche Situation des Halters individuell zu entscheiden. Die aktuelle Ausgabe des *Deutschen Arzneibuches*, 10. Auflage, läßt unter dem Stichwort *Parenteralia* die Herstellung von Infusionslösungen zur Anwendung am Tier in der tierärztlichen Hausapotheke zu, wobei die strengen Anforderungen an die Beschaffenheit von Infusionslösungen für die Anwendung am Menschen nicht zwingend zu erfüllen sind. Damit bestehen die arzneimittelrechtlichen Grundlagen, Infusionslösungen zur Anwendung am Tier preisgünstig in großen Mengen *selbst herzustellen*. Die einzusetzenden Arzneistoffe ($NaCl$, KCl, $NaHCO_3$, Glucose, Fructose u. a.) können als chemisch reine, pyrogenfreie Substanzen bezogen werden. Entsprechende Mengen sind auszuwiegen und unmittelbar vor Gebrauch aufzulösen. Dabei kommen als Lösungsmittel selbst hergestelltes oder erworbenes destilliertes Wasser, bakterienfrei filtriertes Wasser oder die direkte Verwendung von Leitungswasser infrage. Eine andere Möglichkeit besteht im Bezug von sterilen, pyrogenfreien Arzneimittelkonzentraten über eine beauftragte Apotheke. Diese Arzneimittelkonzentrate – in der Regel kommen nur Elektrolytlösungen infrage – werden dann unmittelbar vor Gebrauch in einer festgelegten Menge Wasser bis zur Gebrauchskonzentration verdünnt. Im allgemeinen werden die Risiken bei der Infusion dieser selbst hergestellten Lösungen sogar bei der Verwendung von Leitungswasser für Tierpatienten insgesamt als gering eingeschätzt. Ihr Einsatz sollte unter Aufklärung und Zustimmung des Tierhalters erfolgen.

7.5. Durchführung und Komplikationen alternativer Infusionsverfahren

7.5.1. Intravenöse Stoßinfusion

Die **intravenöse Stoßinfusion** ist das traditionelle Verfahren der intravenösen Behandlung. Sie wird heute vor allem noch in der ambulanten Großtierpraxis bei Pferden, Rindern und den kleinen Wiederkäuern eingesetzt. Als Gefäßzugang wird bei diesen Tierarten fast ausschließlich die Vena jugularis gewählt. Nur bei einer Läsion der Halsvenen sollte ausnahmsweise die intravenöse Stoßinfusion über andere Venen erfolgen. Die Vena subcutanaea abdominis (Eutervene) der Milchkuh ist für die Infusionsbehandlung (im Unterschied zur Injektion nichtreizender Arzneimittel) ungeeignet. Bei der in den eigenen Praxisräumen durchgeführten Kleintierbehandlung wurde die Stoßinfusion von der Tropfinfusion verdrängt, kleine intravenös zu applizierende Arzneimittelmengen werden injiziert.

Die intravenöse Stoßinfusion wird in der Regel im offenen Systems mittels *Infusionszylinder* und *Stahlkanüle* praktiziert. Die Stahlkanüle kann zur Minimierung von Komplikationen durch eine *Venenverweilkanüle* (Flexüle) ersetzt werden. Sie wird bei einer einmaligen Infusion wahlweise kopf- oder herzwärts, mit der Absicht einer wiederholten Stoßinfusion besser herzwärts, eingestochen und anschließend fixiert. Da beim Schaf die wiederholte Punktion der Vena jugularis kompliziert ist, sollte in Voraussicht einer längeren intravenösen Behandlung bereits zu Beginn eine Flexüle oder ein Venenkatheter gelegt werden. Orientierungswerte für die Durchführung der intravenösen Stoßinfusion sind einmalige **Infusionsmengen** von maximal *10 ml/kg KM* mit einer **maximalen Infusionsgeschwindigkeit** von *2 ml/kg/min*. Verwendet werden gut verträgliche Elektrolyt-, Aminosäuren- und/oder Kohlenhydratlösungen einzeln oder im Gemisch (s. Kap. 2.1.2.2.). Den Infusionslösungen werden häufig weitere Arzneimittel zugesetzt. Dies darf aber nur bei sicherem Ausschluß von Inkompatibilitäten erfolgen. Die möglichen Kombinationen sind aber nur für wenige Arzneimittel bekannt. Deshalb empfiehlt sich in der Regel die nacheinander getrennte Applikation der verschiedenen Pharmaka.

Eine häufige **Komplikation** der intravenösen *Stoßinfusion* über die Vena jugularis ist die paravenöse Arzneimittelapplikation, die auch bei Beachtung der üblichen Grundsätze wie

(1) kräftiger Venenstau,
(2) zunächst steile Punktion großlumiger Venen beim Pferd im Winkel zwischen 45° und 60°, beim Rind im Winkel zwischen 60° und 90°,
(3) nachfolgendes Abwinkeln sowie flaches und weites Vorschieben der Kanüle in das Venenlumen,
(4) Kontrolle der intravenösen Kanülenlage mit freier Beweglichkeit der Kanülenspitze im Venenlumen vor Infusionsbeginn,
(5) feste, körpernahe Fixation der Kanüle während der Infusion

142   7. Technik, Überwachung und Komplikationen der Infusionstherapie

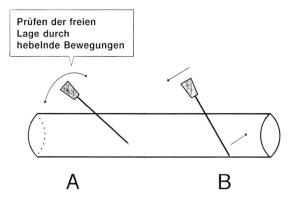

Abb. 7.-2. Kontrolle der freien Beweglichkeit (A) oder des Festhakens (B) der Kanülenspitze bei der Punktion großlumiger Venen.

immer wieder beobachtet wird (Abb. 7.-2.). Die heute bevorzugt benutzten Einmalkanülen sind außerordentlich scharf, was ein leichtes und schmerzarmes Einstechen mit geringen Gewebsläsionen unterstützt. Allerdings birgt dies die Gefahr in sich, daß sich die Kanülen während der Infusion durch ein Verkanten, wie es beim unsachgemäßen Ansetzen des Spritzenkonus oder des Infusionsschlauches bzw. durch eine Halsbewegung oder eine allgemeine Unruhe des Tieres passieren kann, kaum fühlbar durch die Venenwand bohren. Nachfolgend kann ein Teil der *Arzneimittel paravenös* gelangen. In Abhängigkeit von der Menge und Beschaffenheit wird sich eine Reizung in Form einer *Periphlebitis* und *Thrombophlebitis* entwickeln. Gewebereizend wirken Zuckerlösungen, anorganische Calciumlösungen sowie verschiedene Arzneimittel. Reine Lösungen mit Elektrolyten oder Aminosäuren werden in der Regel gut resorbiert. Die Resorption paravenöser Flüssigkeitsansammlungen kann durch eine unmittelbar nach der Feststellung erfolgende Injektion von 100 bis 600 IE Hyaluronidase in das Depot und die umgebenden Hautbezirke unterstützt werden. Resorptionsfördernd wirkt weiterhin das über mehrere Tage wiederholte Auftragen heparinhaltiger Salben, denen zur Verminderung von Entzündungsreaktionen antiphlogistische Arzneistoffe (häufig Salicylsäure) beigefügt sind. Schließlich hat sich die wiederholte tägliche Anwendung einer Rotlicht- oder Laserbestrahlung bei der Behandlung einer Peri- und Thrombophlebitis bewährt. Zur Verminderung des Risikos einer paravenösen Infusion sollte zu Beginn und während der Infusion der freie Sitz der Kanüle im Venenlumen durch vorsichtig schwenkende und hebelnde Bewegungen überprüft werden (s. Abb. 7.-2.). Neben dem Durchstechen der Vene kommt es relativ häufig dazu, daß die Kanülenspitze beim Vorschieben die Venenwand beschädigt. Während der Infusion kann nun die Infusionslösung an der Läsionsstelle das Gefäßendothel reizen und eine sich langsam, über mehrere Tage hinweg entwickelnde *Endophlebitis* provozieren. Es besteht weiterhin die Möglichkeit, daß sich die

7.4. Durchführung und Komplikationen der intravenösen Dauertropfinfusion

Kanülenspitze beim Vorschieben in der gegenüberliegenden Venenwand subendothelial verhakt (s. Abb. 7.-2.). Während der Infusion gelangt der größte Teil der Infusionslösung in das Venenlumen, daneben wird ein kleines Flüssigkeitsdepot in die Venenwand gesetzt. In beiden Fällen tropft beim Venenstau Blut aus der Kanüle und täuscht so die richtige Ausführung der Venenpunktion vor. Es ist deshalb erforderlich, erstens die Kanüle im Lumen großer Venen vorsichtig und gefühlvoll ausreichend tief vorzuschieben und zweitens vor Infusionsbeginn den freien Sitz der Kanülenspitze durch hebelnde Bewegungen bei angestauter Vene zu überprüfen (s. Abb. 7.-2.). Als Komplikation dieser subendothelialen Venenreizung besteht die Gefahr, daß sich über mehrere Tage allmählich eine Endo- und Thrombophlebitis entwickelt. Die Beschädigung der Venenwand ist unmittelbar nach Infusionsende nicht fühlbar, so daß sich hieraus Probleme bezüglich der zeitlichen Zuordnung der Venenentzündung ergeben, was bei der Behandlung des Patienten durch verschiedene Tierärzte an Bedeutung gewinnen kann. Die Therapie dieser Endo- und Thrombophlebitiden erfolgt durch wiederholtes Auftragen heparinhaltiger und entzündungshemmender Salben sowie durch die Anwendung einer wiederholten Rotlicht- oder Laserbestrahlung.

Die Entwicklung von Venenentzündungen wird weiterhin durch das Eindringen von bakteriellen Schmutzkeimen über den Stichkanal unterstützt. Beim Pferd ist vor jeder Venenpunktion der entsprechende Hautbezirk mit Desinfektionsmittel (70%iger Alkohol) kräftig abzureiben. Ist die wiederholte Punktion der Halsvenen in kurzen Abständen geplant, sollten die vorgesehenen Hautareale rasiert, mit Alkohol entfettet sowie mit Jod oder einem anderen Mittel desinfiziert werden. Beim Rind und Schaf wird grundsätzlich vor jeder Venenpunktion ebenfalls das Abreiben mit einem Desinfektionsmittel gefordert. Ein Verzicht der Desinfektion verläuft allerdings in der praktischen Durchführung häufig ohne erkennbare Nachteile.

Gelegentlich werden als Komplikationen der intravenösen Stoßinfusion *Hämatome* beobachtet. Diese entstehen nach einem versehentlichen Anstechen der Arteria carotis oder durch das frühzeitige Herausziehen der Kanüle vor der Lösung des Venenstaus. Die Behandlung, sofern notwendig, basiert auf dem Einsatz von heparinhaltigen Salben, Rotlicht- oder Lasertherapie.

Eine ebenfalls eher seltene Komplikation ist das *Lungenödem*, das nur bei Tieren mit geringer Lebendmasse nach Infusion einer übermäßigen Flüssigkeitsmenge zu erwarten ist. Sollte eine intravenöse Stoßinfusion bei kleinen Hunden und Katzen, aber auch bei Lämmern zur Anwendung kommen, ist auf eine richtige Berechnung der Infusionsmenge zu achten. Während der Infusion kann durch wiederholte Lungenauskultation ein sich entwickelndes Lungenödem frühzeitig erkannt werden. Neben der Unterbrechung der Stoßinfusion werden therapeutisch Pharmaka, wie Glucocorticoide, Diuretika (Furosemid), Herzglykoside (Strophanthin) u. a., eingesetzt.

Schließlich ist als ebenfalls seltene Komplikation der intravenösen Stoßinfusion der *anaphylaktische Schock* zu nennen. Er wird weniger durch die Stoßinfusion selbst als vielmehr durch die eingesetzten Arzneimittel ausgelöst. Plötzlich auftretende Unruhe, Tachypnoe, Tachykardie, ein schwacher Puls sowie Schweißausbruch sind nicht zu übersehen. Therapeutisch sind sofort Glucocorticoide, Antihistaminika, Herzglykoside und eventuell peripher vasokonstriktiv wirkende Arzneimittel (Adrenalin) einzusetzen. Im übrigen wurde bereits darauf hingewiesen, daß die Mischung verschiedener Arzneimittel nur bei sicherem Ausschluß einer Inkompatibilität zulässig ist. Ansonsten hat die getrennte Applikation der Pharmaka zu erfolgen.

7.5.2. Subkutane Dauertropfinfusion

Die **subkutane Dauertropfinfusion** findet gelegentlich beim Kalb, bei Hunden und Katzen (Welpen, kleine Rassen) sowie bei Heimtieren alternativ zur intravenösen Dauertropfinfusion Anwendung und zwar dann, wenn der Zugang zu den Venen auf Grund von Irritationen (Vorbehandlungen), von Abwehrbewegungen oder der Größe des Tieres erschwert oder unmöglich ist. *Nachteil* der subkutanen Verabreichung im Vergleich zur intravenösen Dauertropfinfusion ist die Beschränkung der zu applizierenden Infusionsmenge sowie der einsetzbaren Infusionslösungen. Die Herz-Kreislauf-Funktion muß eine noch ausreichende Resorption erwarten lassen, z. B. Kapillarfüllungszeit <3 s. Damit liegt der therapeutische Effekt der subkutanen Dauertropfinfusion wesentlich unter dem der intravenösen Zufuhr von Lösungen. Ihr *Vorteil* besteht in der einfachen Durchführung (s. auch Tab. 2.-5.). Zunächst wird ein geeigneter Hautbezirk ausgewählt. Eine durch Aufziehen einer Falte festzustellende leichte Verschiebbarkeit der Haut zeigt eine gut ausgebildete, gefäßreiche Subkutis an. Beim Kalb wird die seitliche, kaudale Halsregion, bei Klein- und Heimtieren die obere seitliche Brustwand bevorzugt. Nach dem Rasieren und Desinfizieren wird eine *Venenverweilkanüle* (Flexüle) in Abhängigkeit von der Größe des Tieres ausreichend tief mehrere Zentimeter in leicht abfallender Richtung subkutan eingestochen. Vorteil der Flexülen ist die geringe Gewebeirritation und damit verbunden eine niedrige Schmerzauslösung. Ausnahmsweise können Butterflykanülen oder einfache Stahlkanülen benutzt werden. Zur Sicherung eines festen Sitzes werden die Flexülen bzw. Kanülen mit einem oder zwei Hautheften fixiert, um eine freie Bewegung des Patienten zu ermöglichen. Bei festliegenden Tieren genügt die Fixation mit Klebeband. Das weitere Vorgehen bezüglich des Anschlusses eines Infusionssystems entspricht der Verfahrensweise der intravenösen Dauertropfinfusion. Die Tiere können sich bei Einschränkung der Raumgröße frei bewegen.

Für die subkutane Dauertropfinfusion sollten vorzugsweise *isotone Elektrolytlösungen* Anwendung finden. Ein Zusatz von *Glucose* bis zu einer oberen *Konzentration* von ~5% ist möglich. Die zu verabreichende Infusionsmenge wird von der Resorptionsgeschwindigkeit begrenzt. Zur Verbesserung der Resorption dienen

100 bis 300 IE Hyaluronidase, die entweder zu Behandlungsbeginn durch die liegende Flexüle subkutan deponiert oder der Infusionslösung zugesetzt werden. Die **Infusionsgeschwindigkeit** beträgt für das Kalb maximal *1 Tropfen/Sekunde*, was einer Infusionsmenge von *180 ml/Stunde* entspricht. Bei den kleinen Haustieren liegt sie wesentlich niedriger. Sicht- und tastbare Schwellungen verbessern die Resorptionsrate nicht, sondern zeigen eine überhöhte Infusionsgeschwindigkeit an. Während der subkutanen Dauertropfinfusion ist durch eine wiederholte (auch durch den Tierbesitzer auszuführende) Kontrolle die ausreichende, der Infusionsgeschwindigkeit entsprechende Resorption zu überwachen. Auf Grund der langsamen Resorptionsgeschwindigkeit ist die subkutane Dauertropfinfusion nur als Langzeitbehandlung über einen Tag oder länger sinnvoll.

Komplikationen der subkutanen Dauertropfinfusion entstehen bei der Verwendung ungeeigneter, reizender Infusionslösungen oder Arzneimittelkombinationen, die bis zum Entstehen großer *nekrotischer Hautbezirke* reichen können und dann einer längerfristigen Behandlung entsprechend den Grundsätzen der allgemeinen Chirurgie bedürfen. Häufig feststellbare teigig-ödematöse Schwellungen werden nach Beenden oder nach Verringerung der Tropfgeschwindigkeit resorbiert. Muskel- und Fasziennekrosen können nach einem fehlerhaften subfaszialen Einstechen der Kanüle entstehen. Sie sind durch die Kontrolle der freien Beweglichkeit der Kanülenspitze in der Subkutis durch hebelnde Bewegungen zu vermeiden.

7.5.3. Intramuskuläre Dauertropfinfusion

Die **intramuskuläre Dauertropfinfusion** als Alternative zur subkutanen Variante ist obsolet, da die Resorptionsgeschwindigkeit bei der intramuskulären im Vergleich zur subkutanen Applikation nicht wesentlich höher ist.

7.5.4. Intraperitoneale Infusion

Die **intraperitoneale Infusion** findet beim Kalb, Schaf sowie bei Klein- und Heimtieren Anwendung. Bei letzteren wird sie jedoch in der Regel mittels Spritze als intraperitoneale Injektion ausgeführt. Sie kann alternativ zur intravenösen Behandlung und ergänzend zur subkutanen Injektion eingesetzt werden. Die überwiegend subkutane Gabe von Elektrolytlösungen kann durch die intraperitoneale Applikation von Kohlenhydrat- und Aminosäurenlösungen ergänzt werden. *Nachteilig* gegenüber der intravenösen Dauertropfinfusion ist die Abhängigkeit von einem intakten Herz-Kreislauf-System sowie der relativ kurzfristige einmalige Effekt. Zur Vermeidung von Komplikationen bleibt die

7. Technik, Überwachung und Komplikationen der Infusionstherapie

Anwendung auf ein bis wenige Male beschränkt. *Vorteil* ist die einfache, schnelle Durchführung (vgl. Tab. 2.-5.). Beim Kalb und Schaf wird die intraperitoneale Infusion im zentralen Teil der bevorzugt rechten Fossa paralumbalis ausgeführt. Die Punktionsstelle wird desinfiziert. Man verwendet *Einmalkanülen*, mitunter auch Glockenkanülen, die zunächst zügig senkrecht zur Körperoberfläche durch die Haut bis in die Muskelschicht eingestochen werden. Ein Verschieben der Haut zum Versetzen des Stichkanals ist möglich, aber nicht unbedingt erforderlich. Danach wird die Kanüle langsam gefühlvoll weiter senkrecht vorgeschoben, um der Verletzungsgefahr eines Darmteiles zu begegnen. Bisweilen kann man das Durchstechen des Peritoneums am Widerstand sowie an einer plötzlichen Schmerzäußerung und am Geräusch einströmender Luft wahrnehmen. Allerdings sind dies nur unsichere Zeichen für die Kontrolle der exakten Lage der Kanüle. Vielmehr schiebt man die Kanüle noch einige Zentimeter tiefer in die Bauchhöhle hinein, setzt dann eine Spritze auf und erkennt sowohl durch das mögliche leichte Ansaugen von Luft als auch durch das widerstandsfreie Einspritzen einer sterilen Kochsalzlösung die richtige Lage der Kanüle in der Bauchhöhle. Voraussetzung ist jedoch die Verwendung einer ausreichend weiten (1,5 mm) und langen (5 cm) Kanüle. Anschließend wird der Infusionsschlauch des verwendeten Infusionszylinders oder einer Infusionsflasche angesetzt, dabei die Kanüle fest fixiert und die Infusionslösung zügig appliziert. Nach Entfernen des Infusionsschlauches wird die Kanüle zügig aus der Bauchhöhle herausgezogen. Der Stichkanal kann mit Pflasterspray verschlossen werden. Beim Hund, der Katze sowie verschiedenen Heimtieren kann die intraperitoneale Behandlung in der gleichen Weise in der rechten oder linken Fossa paralumbalis am stehenden oder waagerecht gehaltenen Tier erfolgen. Es ist wiederum auf ausreichend weite und lange, der Größe des Tieres angepaßte Kanülen zu achten. Am in Seiten- oder Rückenlage befindlichen Tier läßt sich die Infusion auch kranial des Bauchnabels, etwas paramedian der Linea alba, ausführen. Anstatt eines Infusionszylinders ist die Nutzung von Spritzen mit entsprechendem Volumen einfacher.

Für die intraperitoneale Infusion verwendet man körperwarme, nichtreizende Elektrolyt-, Aminosäuren- oder Kohlenhydratlösungen einzeln oder im Gemisch. Als Orientierungswert für die obere **Grenze** der applizierten **Flüssigkeitsmenge** sind *10 ml/kg Lebendmasse* anzusehen. Kohlenhydratlösungen (Glucose, Invertzucker, Sorbitol u. a.) können bis zu einer Konzentration von 20% (isotone Konzentration beträgt 5,4%!) zum Einsatz gelangen, wobei die Dosis von 0,5 g Zucker/kg Lebendmasse nicht überschritten werden sollte. Die subkutane Applikation von Elektrolytlösungen kann vorteilhaft durch die intraperitoneale Gabe von Kohlenhydratlösungen ergänzt werden.

Eine wichtige mögliche **Komplikation** stellt die *Peritonitis* dar. Sie wird durch das Hereintragen von Schmutzkeimen mit der Kanüle, durch ein Anstechen des Darmes oder durch verunreinigte oder reizende Infusionslösungen verursacht. Eine nachfolgende Peritonitis tritt jedoch bei Tierpatienten ausgesprochen selten auf. Sie kann durch eine sorgsame Arbeitsweise nahezu vermieden werden.

7.5. Durchführung und Komplikationen alternativer Infusionsverfahren 147

Bei Verwendung kurzer oder auch zu englumiger Kanülen kann versehentlich die Infusionslösung auch teilweise oder vollständig subperitoneal oder intramuskulär appliziert werden, was eine *Gewebereizung* bis hin zur *Abszeßbildung* nach sich ziehen kann. Mitunter gleitet eine zunächst intraperitoneal liegende Kanüle durch Muskelkontraktionen während der Infusion zurück. Diesen Komplikationen begegnet man durch eine geeignete Auswahl und feste Fixierung der Kanüle.

7.5.5. Intraossäre Infusion

Die **intraossäre Infusion** wurde zunächst für die Behandlung von Vögeln eingeführt. In jüngerer Zeit findet sie auch bei den kleinen Haustieren sowie Heimtieren in den Fällen Anwendung, in denen kein venöser Zugang mehr vorhanden ist. Es wird eine Kanüle in den Markraum eines langen Röhrenknochens der Extremitäten eingestochen. Auf Grund der großen Oberfläche und intensiven Durchblutung erfolgt eine rasche Resorption der infundierten Flüssigkeit. Eigene Erfahrungen liegen zu dieser Methode nicht vor. Auf Grund des hohen Invasivitätsgrades und auch in Anbetracht bestehender Alternativen dürfte diese Methode eher die Ausnahme sein.

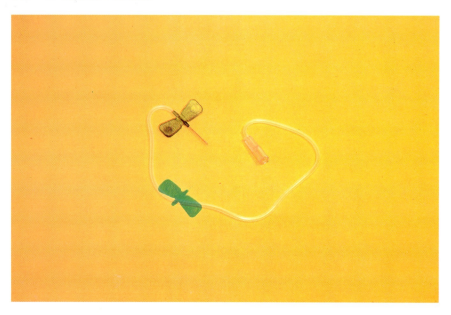

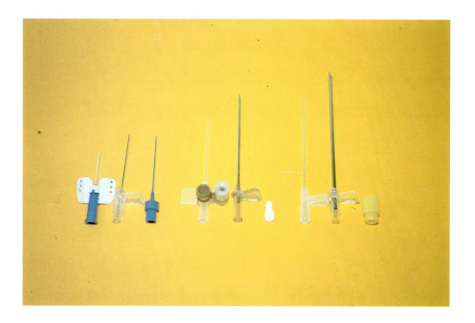

Tafel 1 Technisches Material für die Infusionstherapie.
Abb. 1. Butterflykanülen.
Abb. 2. Venenverweilkanülen.

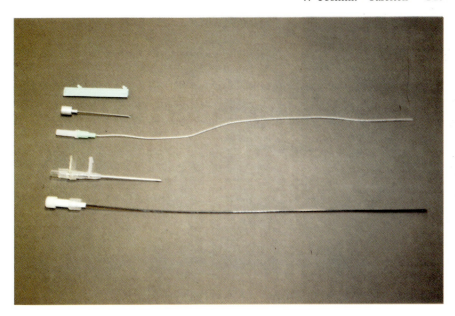

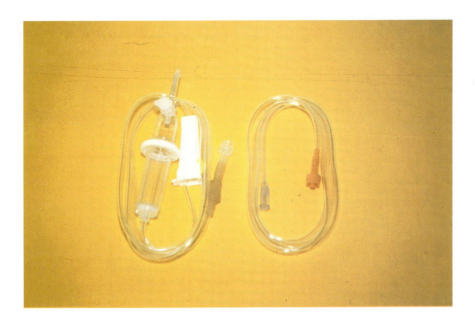

Tafel 1
Abb. 3. Venenkatheter.
Abb. 4. Infusionsgerät und Verlängerungsschläuche.

150   7. Technik – Tafelteil

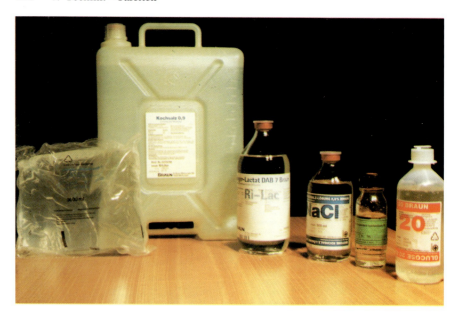

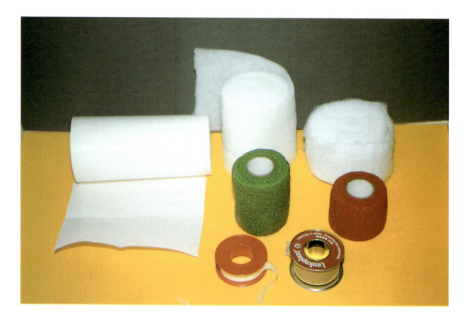

Tafel 1
Abb. 5. Vorratsbehälter.
Abb. 6. Hilfsmaterialien, wie Vlies, Klebeband, Wattebinde, selbstklebende Binde.

7. Technik – Tafelteil 151

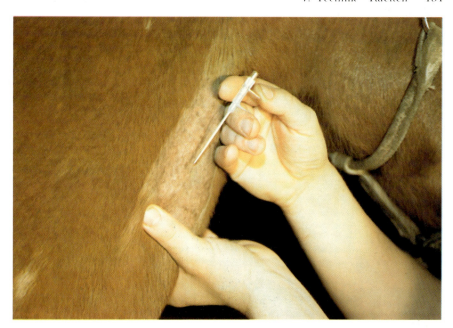

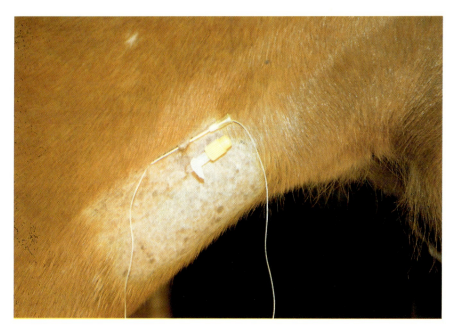

Tafel 2 Durchführung der Dauertropfinfusion beim Pferd.
Abb. 1. Gestaute Vena jugularis.
Abb. 2. Annähen der Flexüle.

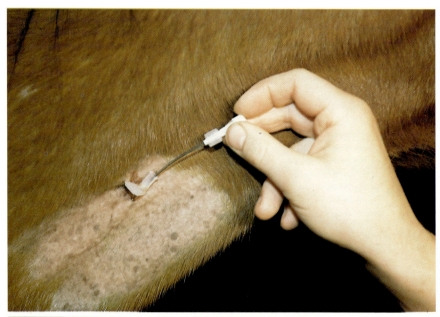

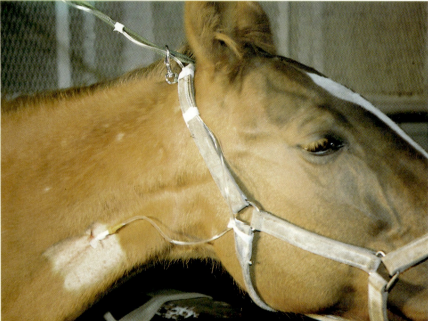

Tafel 2
Abb. 3. Einführen eines Venenkatheters.
Abb. 4. Anlegen des Infusionsschlauches mit Fixierung.

7. Technik – Tafelteil   153

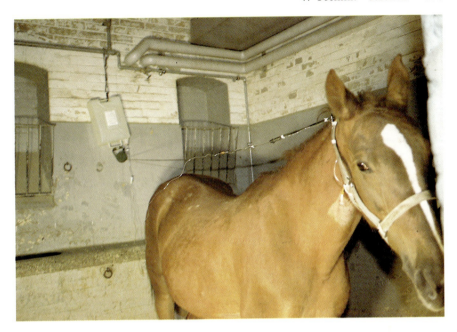

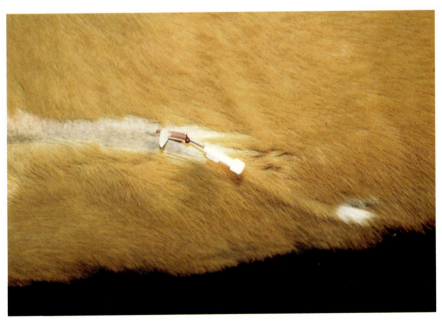

Tafel 2
Abb. 5. Infusion über die Vena jugularis.
Abb. 6. Venenkatheter in der Vena thoracica externa.

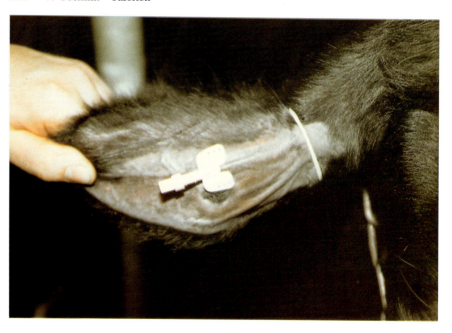

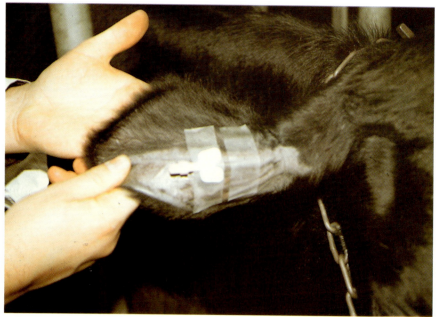

Tafel 3 Durchführung der Dauertropfinfusion beim Rind.
Abb. 1. Gestaute Ohrvene mit eingestochener Flexüle.
Abb. 2. Fixierte Flexüle in der Ohrvene.

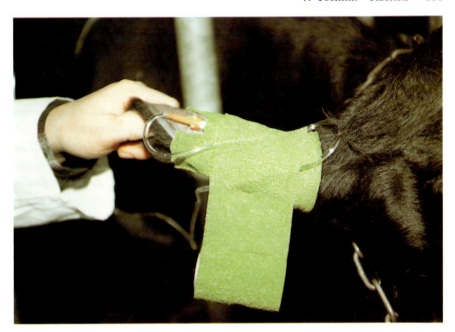

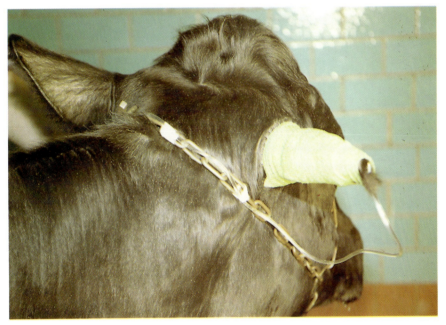

Tafel 3
Abb. 3. Anlegen des Infusionsschlauches mit Schleifenbildung.
Abb. 4. Komplett verlegte Flexüle in der Ohrvene.

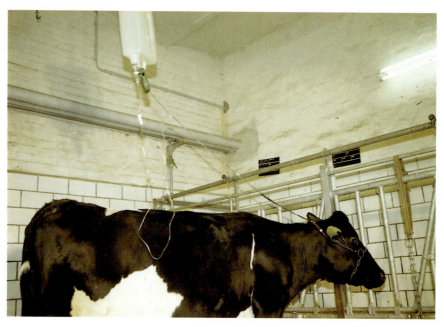

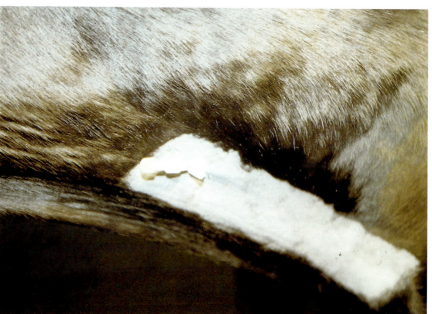

Tafel 3
Abb. 5. Infusion über die Ohrvene.
Abb. 6. Katheter in der Vena jugularis.

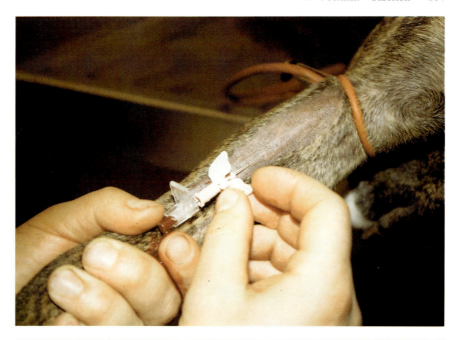

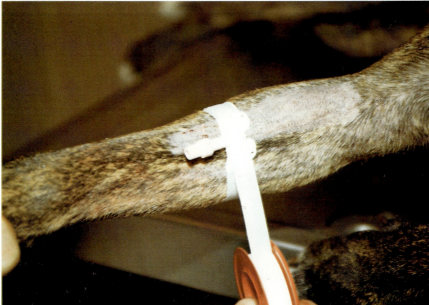

Tafel 4 Durchführung der Dauertropfinfusion beim Hund.
Abb. 1. Gestaute Vena cephalica antebrachii mit eingestochener Flexüle.
Abb. 2. Fixierung der Flexüle.

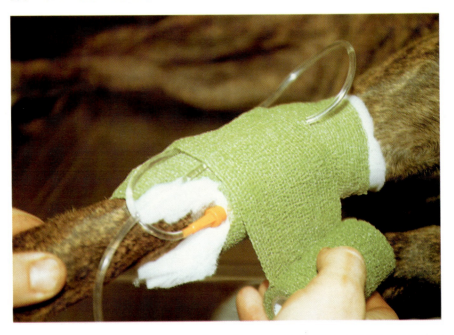

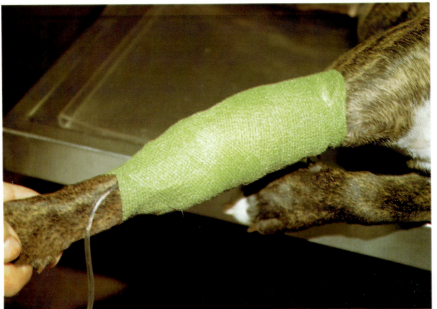

Tafel 4
Abb. 3. Anlegen des Infusionsschlauches mit Schleifenführung.
Abb. 4. Komplett verlegte Flexüle in der Vena cephalica antebrachii.

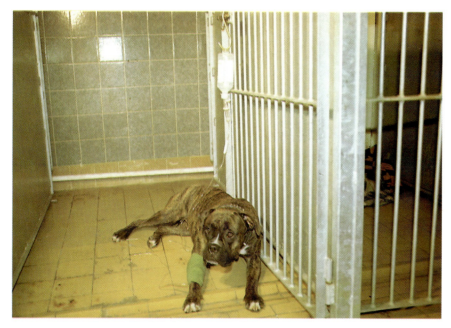

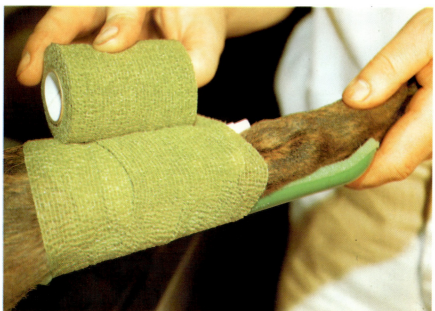

Tafel 4
Abb. 5. Infusion über die Vena cephalica antebrachii.
Abb. 6. Flexüle in der Vena saphena parva mit Schiene.

8. Flüssigkeitstherapie ausgewählter Erkrankungen

8.1. Flüssigkeitsbehandlung durchfallkranker Kälber oder Ferkel

Jungtiere erkranken infolge verschiedener Erreger, wie enteropathogene Viren (Rotaviren, Coronaviren u.a.), speziespathogene Bakterien ($E.\ coli$ u. a.) oder intestinale Parasiten (Cryptosporidien u. a.), und nach gleichzeitiger Einwirkung von belastenden abiotischen Faktoren, wie nicht artgerechte Haltung, unsachgemäße Ernährung u. a., relativ leicht an Durchfall. Die häufig multifaktorielle Ätiologie dieser **Diarrhoe** führt zu ihrer Bezeichnung als *infektiöse Faktorenkrankheit* (s. Hartmann und Meyer 1994). Klinisch dominieren bei den an Durchfall erkrankten Jungtieren:
(1) *Dehydratation* (Exsikkose),
(2) *metabolische Azidose* mit *Hyperkaliämie* (trotz insgesamt negativer Kaliumbilanz für den erkrankten Organismus!) sowie
(3) *Energiemangel* (Hypoglykämie).
Für eine anstehende Behandlung sind vorteilhaft die erkrankten Patienten zuerst in die beiden Gruppen
(1) „parenterale Flüssigkeitszufuhr erforderlich" und
(2) „orale Diätbehandlung ausreichend"
einzuteilen. Für diese Klassifizierung sind die klinischen Befunde, gegebenenfalls zusätzliche labordiagnostische Parameter, hilfreich (s. Tab. 2.-2.).
Falls die Dehydratation der durchfallkranken Tiere ≤8% der KM beträgt, ist allein die **orale Flüssigkeitszufuhr** ausreichend (s. Kap. 2.1.2.1.). Sie gilt als ein vorteilhaftes Behandlungsverfahren, z. B. relativ kostengünstig, geringer Aufwand, risikoarm und beachtliche Wirksamkeit. Als Inhaltsstoffe einer wirksamen Diättränke sind $Na^+(K^+)$-Ionen plus Glucose (Aminosäure) und $Acetat^-(HCO_3^-)$-Ionen wichtig (s. Kap. 2.1.2.1. und Tab. 2.-6.).
Umstritten ist gegenwärtig in der Praxis die Frage, ob überhaupt oder in welchem Umfang den an Durchfall erkrankten Kälbern die Milchtränke entzogen werden soll. Von den Milchinhaltsstoffen stellt das Butterfett (größtenteils Triglyceride) die höchsten kapazitiven Anforderungen an die gastrointestinalen Funktionen des Organismus, wie Digestion und Absorption. Für das Jungtier würde bei einer täglichen Milchtränke in der Menge von 12 bis 15% der KM ein Milchfettgehalt von ~2% völlig ausreichen, um gemeinsam mit der Lactose (~5%) und dem Milchprotein (3–4%) die energetische Versorgung des wachsenden Organismus zu sichern. Infolge züchterischer Maßnahmen beträgt jedoch z. Z. der Milchfettgehalt für die meisten Rinderrassen ein Mehrfaches

8.1. Flüssigkeitsbehandlung durchfallkranker Kälber oder Ferkel

von 2%. Das präruminante Kalb verdaut das Nahrungsfett durch Hydrolyse mittels Speichellipase (~1/3 vom angebotenen Fettbetrag) und Pankreaslipase (~2/3 vom angebotenen Fettbetrag) ausschließlich im Labmagen und Dünndarm (s. Hartmann und Meyer 1994). Erhalten junge Kälber fettreiche Milch (>6% Fettgehalt der Milch; Nahrungsfettzufuhr: >8 g/kg KM · d) als Eimertränke (unphysiologisch kurze Trinkzeit: z. B. 2 l Milch in <1 min aufgenommen; geringe Einspeichelung), kann u. a. die für die Fettverdauung wichtige Speichellipase bei den so ernährten Tieren nicht ausreichend vorhanden sein. Das hierbei auftretende ungünstige Substrat-Enzym-Verhältnis führt bei den Kälbern dazu, daß unverdautes oder nicht absorbiertes Nahrungsfett in den Dickdarm gelangt und dort laxierend wirkt. Eine Steatorrhoe kommt bei den fettreich ernährten Tieren zustande, weil langkettige Fettsäuren auf Darmepithelien eine sekretorische Wirkung entfalten (s. Hartmann 1991). Aufgrund der beschriebenen Verhältnisse sollten durchfallkranke Jungtiere anstelle von fettreicher Vollmilch besser fettarme (-freie) Magermilch erhalten. Wird z. B. Mastkälbern anstelle des optimal verdaulichen Milchfettes (scheinbare Verdaulichkeit: 98–100%) über eine Milchaustauschtränke als Energieträger Rindertalg oder Schweineschmalz (scheinbare Verdaulichkeit: <90%) verfüttert, ist infolge des für das Fremdfett ungünstigeren Verdauungskoeffizienten das Weglassen des Nahrungsfettes während der Diarrhoe der Patienten dringlich anzuraten.

Obwohl einerseits die unveränderte Milchfütterung an die durchfallkranken Jungtiere aufgrund diätetischer Überlegungen für den funktionsgestörten Magen-Darm-Kanal als belastend erscheint, sind andererseits das vollständige Weglassend der Milch und ihr Ersatz durch Diättränken mit niedrigem Energiegehalt im allgemeinen keine alternative Behandlungsmaßnahme. Sehr bald würden die an Diarrhoe erkrankten Tiere in ein bedrohliches Energiedefizit mit verringerter Aktivität der Verdauungsenzyme gelangen (s. Kap. 2.1.2.). Falls bei hochgradig durchfallkranken Jungtieren ein vollständiger Milchentzug erwogen wird, sollte er, unabhängig vom Erkrankungsverlauf, nicht länger als 24 h andauern.

Für die **Behandlung** von *durchfallkranken Kälbern* in einer *Herde* ist nach den in Tabelle 8.-1. angegebenen Prinzipien vorzugehen. Priorität in den Therapiemaßnahmen hat die Korrektur des Flüssigkeitsverlustes der dehydratisierten Patienten. Den unverändert Milchtränke aufnehmenden durchfallkranken Tieren ist daher zusätzlich, z. B. zwischen den Tränkzeiten, Diättränke zur Deckung ihrer erhöhten Flüssigkeitsverluste anzubieten (s. Tab. 8.-1.). Bei mittlerem bis starkem Durchfall (u. a. dünnbreiige oder wäßrige Kotkonsistenz) ist die zu verabreichende Menge an Vollmilch entsprechend dem Schweregrad der Krankheit zu vermindern und der fehlende Flüssigkeitsanteil durch eine gleichgroße Menge an Diättränke zu ersetzen. Darüber hinaus ist zwischen den Mahlzeiten wiederum zusätzlich Diättränke ad libitum anzubieten (Deckung erhöhter Flüssigkeitsverluste!). Eine längere Verfütterung von ausschließlich reiner Diättränke mit niedrigem Energiegehalt über mehrere Tage bewährt sich in der Regel nicht. Trotz der

Tabelle 8.-1. Behandlungsprinzipien beim Kälberdurchfall in einer Herde

(1) Durchfall ohne gestörtes Allgemeinbefinden [Dehydratation: ~6% der KM]	(2) Durchfall plus Apathie und Inappetenz [Dehydratation: <8% der KM]	(3) Durchfall plus Koma (Festliegen) [Dehydratation: >8% der KM]
• Fütterung von Voll(Mager-)milch unverändert fortsetzen	• Freiwillige (verlangsamte) Voll(Mager-)milchaufnahme	• Parenterale Ernährung (ohne Laborbefunde): Vollelektrolytlösung (~200 ml/kg KM · d) plus Energie und Protein [11.700 kJ (2.800 kcal) je Tier und Tag, z. B. 550 g Glucose plus 150 g Protein (= 4,0 l Vollmilch)]
• Zusätzlich: 2 l Diättränke 1mal je Kalb und Tag zwischen den Tränkzeiten anbieten	• Zusätzlich 2 l Diättränke 2mal je Kalb und Tag – als Nuckeltränke, falls Kalb trinkt – mit Schlundsonde bei Anorexie	• (mit Laborbefunden) Basiselektrolytlösung Korrekturlösungen – Na⁺, K⁺ – Pufferbasen – Energie plus Protein
• Beobachtung des Krankheitsverlaufes	• Chemotherapie bis Kalb wieder freiwillig trinkt	
	• Immunstimulantia (s. auch Tab. 8.-2.)	

← Heilung ← Heilung

8.1. Flüssigkeitsbehandlung durchfallkranker Kälber oder Ferkel

in den Diättränken enthaltenen Glucose und/oder Aminosäure(n) (2–3%ig oder 20–30 g/l) gelangt ein insgesamt zu geringer Energiebetrag an die erkrankten Tiere, so daß Körpermasseverluste und Hypoglykämie zu erwarten sind. Nach Besserung des Krankheitsbildes wird der Übergang zur Normaltränke innerhalb von 2 bis 3 Mahlzeiten durch allmähliche Erhöhung des Milchanteils im Diättränken-Milch-Gemisch vollzogen („Schaukeldiät", z. B. 2:1, 1:1, 1:2). Die langsame Veränderung des Ernährungsregimes ist wichtig, um eine ausreichende Adaptation der Verdauungsenzyme an wieder höhere Aktivitäten zu ermöglichen. Besteht auch bei 4 bis 5 Mahlzeiten nach Erkrankungsbeginn noch Durchfall, muß mit dem Behandlungsschema von vorn begonnen werden.

Bei **Ferkeln** sollte die Therapie des gesamten Wurfes unverzüglich beginnen, sobald beim ersten Tier Durchfall beobachtet wird. Die **Diättränke** ist den Ferkeln während der Erkrankung ständig, auch nachts, zur Aufnahme ad libitum in Tränkschalen anzubieten. Infolge auftretender Verschmutzung ist die Erneuerung der Tränke täglich 2- bis 3mal notwendig. Falls die Diättränke keine Geschmacksstoffe enthält, ist zur Verbesserung der freiwilligen Flüssigkeitsaufnahme durch die erkrankten Ferkel der Zusatz von etwa 2 Messerspitzen Saccharin auf 10 l Tränke zu empfehlen.

Bei Kälbern und Ferkeln kann die Verabreichung der Diättränken mit der Zufuhr von weiteren Antidiarrhoika, wie Adsorbentia, Adstringentia, Antiphlogistika, Styptika, Chemotherapeutika u. a., gekoppelt werden.

Beträgt die Dehydratation der durchfallkranken Jungtiere >8% (>80 ml/kg KM), ist neben der oralen Behandlung zusätzlich oder in hochgradigen Erkrankungsfällen allein die **parenterale Flüssigkeitstherapie** erforderlich (s. Tab. 8.-1. und Kap. 2.1.2.2.). Für die rasch einsetzende und oft lebensbedrohlich wirkenden Flüssigkeitsdepletion der an Diarrhoe erkrankten Tiere sind das *aktuelle Volumendefizit*, der *Flüssigkeitserhaltungsbedarf* und die *fortlaufenden Wasserverluste* ausreichend zu berücksichtigen (s. Tab. 2.-4.). Nach oder gleichzeitig mit der Korrektur des Flüssigkeitsdefizites von durchfallkranken Tieren ist ihre Azidose (Azidämie) zu behandeln. Hierzu stehen die sofort wirkende $NaHCO_3$-Lösung oder die erst nach ihrer Metabolisierung alkalinisierende Wirksamkeit entfaltenden Verbindungen, wie Acetat$^-$, Citrat$^-$, Lactat$^-$, Gluconat$^-$ oder Citrat$^-$, mit Vor- und Nachteilen zur Verfügung (s. Kap. 4.1.2.).

Schließlich ist auf die *negative Energiebilanz* von **durchfallkranken Jungtieren** zu achten (Plasmaglucose: ↓↓). Klinische Befunde der Hypoglykämie sind Abgeschlagenheit, Schwäche und gelegentlich neurologische Befunde, wie Koma oder Opisthotonus. Das Energiedefizit der Patienten ist die Folge von über Tage anhaltender intestinaler Malassimilation und/oder energiearmer Ernährung (Diättränken). Junge Kälber gelangen nach einem Milchentzug von ~48 h, junge Ferkel bereits nach einem Nahrungsentzug von 12 bis 24 h in eine bedrohliche Hypoglykämie. Derartig durchfallkranke Tiere erscheinen nur wenig oder gar nicht dehydratisiert. Trotzdem liegen sie fest und zeigen einen stagnierenden Heilungsverlauf. Durch parenterale Energiezuführung (s. Tab. 8.-1.) ist mindestens ein Teil solcher Patienten erfolgreich zu behandeln.

164 8. Flüssigkeitstherapie ausgewählter Erkrankungen

Da der Durchfall bei Jungtieren von verschiedenen Erregern entscheidend mit verursacht wird, ist außer einer Chemotherapie auch auf möglichst optimale Infektionsabwehrreaktionen der Patienten zu achten. Neben spezifischer Immunprophylaxe, wie Impfstoffe gegen Viren oder Bakterien, ist auch die Verbesserung der Paramunität (= Grundimmunität) der Patienten durch Applikation von Paraimmunitätsinducern (Immunmodulatoren) überdenkenswert. Hinweise auf eine nur ungenügende Protein(Immunglobulin-)versorgung der Kälber in einer Herde können auch durch die in Tabelle 8.-2. angegebenen Laborparameter erhalten werden.

Tabelle 8.-2. Protein- und Immunglobulin(Ig)gehalt im Kolostrum und Kälberplasma

Parameter	Werte
(1) **Ig-Gehalt** im **Kolostrum:** (IgG)	> 70 g/l (→ Dichte: > 1,052 g/ml) (mit Kolostrumspindelung erfaßbar)
[Literaturangaben:	> 60 g/l noch ausreichend]
(2) **Proteingehalt** im **Kälberplasma:**	> 55 g/l
[Literaturangaben:	> 50 g/l noch ausreichend]
Bei Herdenuntersuchung sollten > 80% der untersuchten Kälber > 90% der untersuchten Kälber	>55 g/l und >50 g/l im Plasma aufweisen
(3) **Ig-Gehalt** im **Kälberplasma:**	> 15 g/l → optimal (Positive Trübungsreaktion mit 13%iger Na_2SO_3-Lösung)
	15 bis 5 g/l → zufriedenstellend (Positive Trübungsreaktion mit 15%iger Na_2SO_3-Lösung)
	< 5 g/l → ungenügend (Positive Trübungsreaktion nur mit 17%iger Na_2SO_3-Lösung)

8.2. Flüssigkeitsbehandlung adulter Pferde mit gastrointestinalen Störungen

Bei Pferden werden im Magen-Darm-Kanal täglich beträchtliche Flüssigkeitsvolumina sezerniert und reabsorbiert. Für ein Tier mit ~450 kg KM beträgt diese Flüssigkeitsmenge ~200 l/Tag oder etwa das 2fache seines extrazellulären Flüssigkeitsvolumens (~20% der KM) (White 1990). Die Absorption/Reabsorption von Elektrolyten und Flüssigkeit geschieht am intensivsten im Caecum und

8.2. Flüssigkeitsbehandlung adulter Pferde mit gastrointestinalen Störungen

großen Kolon der Tiere. Der tägliche Wasserverlust eines adultes Pferdes über die Faeces, den Harn, das Integumentum und die Lunge erfordert zum Ausgleich der Bilanz die Aufnahme von 15 bis 35 l Flüssigkeit je Tag (s. Tab. 8.-3.).
Pathologische Veränderungen des *Flüssigkeits-* und *Elektrolytstoffwechsels* resultieren bei Pferden im wesentlichen aus drei verschiedenen Arten von gastrointestinalen Erkrankungen:
(1) *intestinale Obstruktion,*
(2) *Darmstrangulation* mit oder ohne Ruptur und
(3) *Enteritis.*
Die häufig akut verlaufende (1) **intestinale Obstruktion** *(Kolik)* verursacht eine Hypovolämie, weil proximal des Ortes der Passagestörung anstelle der dort üblichen Absorption/Resorption von Elektrolyten und Wasser nun umgekehrt eine Sekretion stattfindet (s. Hartmann und Meyer 1994). Je weiter proximal am Darm die Obstruktion vorliegt, desto weniger funktionstüchtige intestinale Resorptionsfläche steht für das Tier zur Verfügung und desto ausgeprägter entwickelt sich die Hypovolämie. Außerdem entsteht eine alkalotische Stoffwechsellage, weil die im Magen serzernierten Cl⁻-Ionen (Anion der starken Säure HCl!) nur quantitativ reduziert oder gar nicht im Dünndarm resorbiert werden können. Abweichend davon verursacht z. B. eine Passagestörung im kleinen Kolon (= distaler Darmabschnitt) vergleichsweise eine mildere Hypovolämie. In diesem Fall bleibt der Dünndarm des erkrankten Pferdes zur Flüssigkeitsaufnahme annähernd funktionstüchtig. Durch eine Sekretion von HCO_3^--Ionen in den Darmabschnitt vor der Kolonobstruktion entsteht außerdem eine nun azidotische Stoffwechsellage im Körper (Verlust an Pufferbase HCO_3^-; s. auch Kap. 4.1.1. und 4.2.1.).
Pferde mit Kolik infolge einer (2) **Darmstrangulation** entwickeln oft sehr rasch eine ausgeprägte Hypovolämie mit Schockerscheinungen. Als Ursachen werden wiederum mangelhafte intestinale Resorption, erhöhte Sekretion sowie zusätzlich Toxine und/oder Erreger wirksam. Bei Nekrose von Darmteilen gelangen ehemals intraluminale Keime in die Blutbahn (Septikämie) sowie in den Peritonealraum (Peritonitis). Nachfolgend driftet Flüssigkeit aus dem Intravasalraum (Hypovolämie: ↑↑) in das transzelluläre Flüssigkeitskompartiment der Peritonealhöhle und ist damit für den Körper funktionell nicht mehr verfügbar (hypovolämischer Schockzustand).
Eine (3) **Enteritis** kann bei Pferden entweder akut oder chronisch verlaufen. Die intestinale Entzündung ist u. a. durch Malabsorption, Maldigestion und/oder enterotoxinverursachter Hypersekretion geprägt. Bei entsprechender Intensität der gastrointestinalen Störungen wird die Funktionskapazität des Organs überschritten, und es entsteht die osmotische und/oder sekretorische Diarrhoe. Die damit verbundenen fäkalen Wasserverluste können beträchtlich sein, z. B. für ein adultes Pferd mit akuter Salmonellose bis zu 80 l/d (White 1990).
Infolge der relativ großen Flüssigkeitsvolumina bei adulten Pferden mit ~450 kg KM, wie intrazellulär ~180 l (~40% der KM), extrazellulär ~90 l (~20% der KM) oder intravasal ~23 l (~5% der KM als Blutplasmamenge), ist die Erhaltung

8. Flüssigkeitstherapie ausgewählter Erkrankungen

eines *ausreichenden zirkulierenden Blutvolumens* (~8% der KM als Vollblutmenge) das **vordringliche Ziel** der **Flüssigkeitstherapie**. Mit dieser Behandlung wird angestrebt, zuerst die lebensbedrohenden hypovolämischen Schockerscheinungen abzuwenden (s. auch Kap. 8.4.). In zweiter Hinsicht sind die Defizite des dehydratisierten Patienten an extravaskulärer Flüssigkeit, an Elektrolyten, an Säuren oder an Basen sowie an Energie (Protein) auszugleichen. Zur Bestimmung des Grades der Dehydratation, wie gering, mittel oder stark, sind die klinischen Symptome und eventuell zusätzlich der Hämatokrit sowie der Plasmaproteingehalt heranzuziehen (s. Tab. 2.-2. und 2.-3.). Da in allen Fällen des Flüssigkeitsverlustes bei Pferden auch eine Natriumdepletion entsteht, ist die Zufuhr von Na^+-Ionen an die dehydratisierten Tiere wichtig. Als Orientierung für die zu verabreichende Menge an Natrium kann im konkreten Erkrankungsfall folgende Formel herangezogen werden:

Physiologischer Plasma-Na^+-Gehalt (mmol/l) − gemessener Plasma-Na^+-Gehalt (mmol/l) · KM (kg) · 0,6 = **Na^+-Defizit** (mmol).

Für Pferde mit „hoher" Obstruktion (= Passagestörung an proximalen Darmabschnitten) ist außerdem die Applikation von *Cl^--Ionen* zur Behebung ihrer Hypochlorämie bedeutsam. In solchen Erkrankungsfällen könnte die NaCl-Lösung oder eine Vollelektrolytlösung zur parenteralen Flüssigkeitstherapie genutzt werden. Um vorzugsweise das intravasale Kompartiment der hypovolämischen Patienten mit Flüssigkeit aufzufüllen, erbringen *isoonkotische Kolloid-Elektrolytlösungen* Wirksamkeitsvorteile (s. Kap. 5.). Hierzu eignet sich z. B. die Kombination einer Vollelektrolytlösung mit der 6%igen Dextran-70-Lösung im Volumenverhältnis von 1:1. Bei Pferden mit Obstruktion in distalen Darmabschnitten sollte die Rehydratation außer mit den genannten Elektrolyten noch zusätzlich mit jetzt alkalinisierenden Substanzen, wie Acetat-, Lactat- oder HCO_3^--Ionen, erfolgen. In Fällen einer Darmstrangulation mit ausgeprägter Azidämie (Blut-pH <7,20) ist die Azidose mit sofort wirksamer *$NaHCO_3$-Lösung* (4,2%ig oder 0,5 molar [= 1000 mosmol/kg] bzw. 1,3%ig [= isoton]) zu behandeln. Die notwen-

Tabelle 8.-3. Täglicher Nährstoffbedarf für klinisch gesunde adulte Pferde (Beachte die Tabelle A.3. im Anhang bezüglich Umrechnung der Äquivalenzwerte in g)

Erhaltungsenergie (Minimum)	150 kJ VE[1]) (36 kcal)/kg KM
Protein	1,3 vRP[2]) g/kg KM
Calcium	50 mg/kg KM
Phosphor	30 mg/kg KM
Natrium	587 mval/Tier
Kalium	346 mval/Tier
Chlorid	380 mval/Tier
Magnesium	75 mval/Tier
Wasser	30 bis 50 ml/kg KM

[1]) VE = verdauliche Energie
[2]) vRP = verdauliches Rohprotein

8.2. Flüssigkeitsbehandlung adulter Pferde mit gastrointestinalen Störungen

dige Menge an HCO_3^--Ionen errechnet sich aus dem BE-Wert im venösen Blut der Patienten (s. Kap. 4.1.2. und Tab. 4.-3.). Durch Gabe weiterer Elektrolyt-Korrekturlösungen, wie K^+- oder Ca^{2+}-Lösungen, ist der erforderliche tägliche Elektrolytbedarf der erkrankten Pferde abzusichern und durch labordiagnostische Untersuchungen zu überwachen (Monitoring; Tab. 8.-3.). Sehr häufig gelangen dehydratisierte Tiere mit Azidose und Hypokaliämie insgesamt in ein Kaliumdefizit (s. Kap. 3.2. und 4.1.). Solcherart erkrankte Pferde können im Stoß Infusionslösungen mit einem *Kaliumgehalt* bis ~20 mmol/l und bei langsamer Dauertropfinfusion bis ~50 mmol/l verabreicht bekommen. Die Zuführung von *Glucose* (Energie für zelluläre (Na,K)-ATPase) „treibt" das extrazelluläre Kalium wieder nach intrazellulär (s. Kap. 3.2.). Bei vorliegender Hypokaliämie kann beim Patienten mit Hilfe der nachstehenden Formel das existierende Defizit kalkuliert werden:

Erwünschter Plasma-K^+-Gehalt (mmol/l) – gemessener Plasma-K^+-Gehalt (mmol/l) · KM (kg) · 0,3 = **K^+-Defizit** (mmol).

Schließlich ist für Pferde mit gastrointestinalen Funktionsstörungen die Versorgung mit *Energie* und *Protein* bedeutsam (Tab. 8.-4. und Kap. 6.1.). Das Minimum für den Erhaltungsstoffwechsel eines Pferdes wird mit 150 kJ (36 kcal)/kg KM · d angegeben (White 1990). Für adulte Pferde sind bei vollständiger parenteraler Ernährung beträchtliche Mengen an Nährstoffen (kostspielig!) erforderlich (s. Tab. 6.-5.). Jedoch sollte wenigstens eine annähernde Bedarfsdeckung an Energie und Protein angestrebt werden (s. Tab. 8.-3.), weil ansonsten das zunehmende Energiedefizit des oft hypermetabolischen Patienten das Auftreten von Sepsis und Schock (⇒ multiples Organversagen) begünstigt (s. auch Tab. 6.-2.). Bei Verwendung von Nährlösungen zur parenteralen Applikation können Kohlenhydrat- und Aminosäurenlösungen gemischt verabfolgt werden.

Tabelle 8.-4. Energiebetrag und Osmolarität verschiedener Nähr- und Proteinlösungen

	Glucose: 10%ig	Glucose: 50%ig	Lipidemulsion: 10%ig	AS-Lösung 5,5%ig	AS-Lösung: 10%ig
Energie/500 ml in kJ	835	4.175	1.970	460	835
in kcal	200	1.000	470	110	200
mosmol/l (Blutisoton: ~280 mosmol/l)	550	2.780	270	~430	~790
Wirksamkeit	Energie	Energie	essentielle FS plus Energie	N-Quelle, essentielle AS plus Energie	N-Quelle, essentielle AS plus Energie

FS = Fettsäuren, N = Stickstoff, AS = Aminosäuren.

8. Flüssigkeitstherapie ausgewählter Erkrankungen

Dagegen sind die Lipidemulsionen, wenn nicht durch den Hersteller ausdrücklich erlaubt, stets getrennt von anderen Infusionslösungen an die Patienten zu verabreichen. Vor allem kann der niedrige pH-Wert von Glucoselösungen zur Instabilität der Fettemulsionen führen (beachte Herstellerangaben bezüglich Kompatibilität!).
Die an adulte, dehydratisierte Pferde zu verabreichenden Flüssigkeitsmengen sind, z. B. im Vergleich zu Kleintieren, im Umfang beträchtlich. Falls irgend möglich, ist daher die orale Ernährung der Tiere in das Behandlungsregime einzubeziehen. In Tabelle 8.-5. sind mögliche Komplikationen der artifiziellen

Tabelle 8.-5. Mögliche Komplikationen bei künstlicher enteraler Ernährung

(1) **Gastrointestinale Funktionsstörungen**
 – Diarrhoe
 – Gastraler Reflux
 – Kolik, Ileus
 – Verstopfung

(2) **Metabolische Imbalancen**
 – Elektrolytstoffwechselstörungen
 – Hypoglykämie
 – Hypoproteinämie

(3) **Nasogastrale Probleme infolge Schlundsonde**
 – Rhinitis
 – Nasopharyngeales Trauma
 – Verstopfung der Schlundsonde
 – Gastrale Irritationen
 – Aerophagie, Blähungen, Kolik
 – Aspirationspneumonie

Tabelle 8.-6. Mögliche Komplikationen bei parenteraler Ernährung

(1) **Metabolische Störungen**
 – Hyper-/Hypoglykämie
 – Osmotische Diurese, Glukosurie
 – Hyperlipämie
 – Hypertonizität
 – Hyperchlorämische Azidose
 – Paradoxe Azidose
 – Elektrolytimbalancen
   Cholestase

(2) **Probleme infolge Venenverweilkatheter**
 – Venöse Thrombose
 – Phlebitis
 – Sepsis

enteralen Ernährung aufgelistet. Für die parenterale Zuführung sind vorteilhaft Elektrolyt- bzw. Nährlösungen in Containern mit 10-l- oder 20-l-Flüssigkeitsabpackung zu verwenden. Bei eigener Zubereitung der Infusionslösung sind steriles Wasser und der entsprechende Elektrolytbetrag sorgfältig zu mischen. Leitungswasser oder destilliertes Wasser sind für die intravenöse Verabreichung an Pferde infolge ihres möglichen Pyrogengehaltes im allgemeinen nicht geeignet (Ausnahmen s. Kap. 7.4.6.). Ansonsten könnten bei dieser Tierart zusätzlich Fieber oder andere systemische Reaktionen ausgelöst werden. In Tabelle 8.-6. werden mögliche Risiken der parenteralen Ernährung genannt.

8.3. Flüssigkeitsbehandlung adulter Wiederkäuer

Die häufigste **Indikation** für eine *Flüssigkeitsbehandlung* stellt beim Kalb und Lamm das Diarrhoesyndrom dar (s. Kap. 8.1.). Bei älteren Wiederkäuern sind es die Störungen im Energie- und Fettstoffwechsel in Form der Ketose, des Lipomobilisationssyndroms und der Leberverfettung bei der Milchkuh sowie der Trächtigkeitstoxikose beim Mutterschaf (s. Hartmann und Meyer 1994). Weiterhin findet die Flüssigkeitsbehandlung bei Erkrankungen an akutem Durchfall, akuter Pansenazidose, Pansenalkalose/Pansenfäulnis, beim Refluxsyndrom sowie bei Erkrankungen anderer Genese mit ausgeprägten Störungen der Futteraufnahme und des Allgemeinbefindens ihre Anwendung. Grundsätzlich ist auf eine durchgängige 24-Stunden-Dauertropfinfusion zu orientieren, da sie neben der hohen therapeutischen Effektivität beim Wiederkäuer technisch einfach und risikoarm durchführbar ist.

Die notwendigen Infusionslösungen können als industriell hergestellte Fertigwaren bezogen bzw. aus ihnen durch Mischen zusammengestellt werden. Aus Kostengründen wird man beim Wiederkäuer aber die **Infusionslösungen** durch Auflösen von pulverförmigen Ausgangssubstraten in Aqua destillata oder auch Leitungswasser *selbst herstellen* (s. auch Kap. 7.4.6.). Dementsprechend sind die nachfolgenden Empfehlungen als Substanzmengen aufgeführt. Eine durchaus günstige Variante bildet die Verwendung von *isotoner Kochsalzlösung* in 10-Liter-Kunststoffbehältern, weil damit neben sterilem, pyrogenfreiem Wasser auch ein geeigneter, wiederverwendungsfähiger Vorratsbehälter zur Verfügung steht. Durch Zugabe weiterer Substanzen wird die gewünschte Infusionslösung hergestellt.

Schließlich sei darauf hingewiesen, daß die Infusionstherapie sinnvoll in einen Komplex mit anderen symptomatischen und kausalen Behandlungsmaßnahmen einzuordnen ist. Auf Bestandsebene sind in der Regel gleichzeitig oder nebeneinander mehrere Tiere erkrankt. Die Dauertropfinfusion wird als eine intensive Therapiemethode nur bei einem kleinen Teil, den schwer erkrankten Tieren, anzuwenden sein.

Ketose der Milchkuh: Der hohe Energie- und Glucoseverbrauch für die Milchsynthese in den ersten Laktationswochen bedingt ein Energie- und Glucosedefizit. Die primär der Kompensation dieses Defizits dienende Lipolyse wird übermäßig gesteigert und kann zu einer pathologischen Ketogenese führen.

Therapieansatz für die *Dauertropfinfusion*: (1) Verbesserung der Energiebilanz,
(2) Beseitigung der Hypoglykämie,
(3) Hemmung der Lipolyse und Ketogenese.

Therapieempfehlung für die **Dauertropfinfusion:**

Infusion einer *10%igen Kohlenhydrat/Elektrolyt-Lösung*, z. B. (1) 1000 g Glucose
+ 45 g NaCl
_____
auf 10 l Wasser

oder (2) 1000 g Glucose
+ 45 g NaCl
+ 1,5 g KCl
_____
auf 10 l Wasser

oder (3) 800 g Glucose
+ 200 g Fructose
+ 45 g NaCl
+ 1,5 g KCl
_____
auf 10 l Wasser

Dosierung: 10 bis 30 l pro Tag als 24-Stunden-Dauertropfinfusion über einen Ohrvenenkatheter. Bei mehrtägiger Anwendung ist die kaliumhaltige Lösung vorzuziehen. Der Fructoseanteil dient spezifisch der Unterstützung der Leberfunktion.

Überwachung der *Dauertropfinfusion*:
obligat: einmal täglich klinische Untersuchung sowie Hämatokrit, Glucose im Plasma oder Harn (Teststreifen)
fakultativ: Plasma $\Rightarrow$ Na, K, Cl, Glucose

Überwachung des Krankheitsverlaufes:
Klinische Untersuchung
Milch   Aceton
Harn   Ketonkörper
Plasma   Beta-Hydroxybutyrat, Acetacetat, Glucose, freie Fettsäuren, Bilirubin, ASAT, GLDH
Leber   Leberfettgehalt.

Wichtiges Kriterium für den Behandlungserfolg ist das Wiedereinsetzen einer ausreichenden Futteraufnahme.

Weitere Behandlungsmaßnahmen:
(1) Therapie der Primärerkrankung(en),
(2) Absetzen ketogener Futtermittel,
(3) mehrmaliges Anbieten von schmackhaftem Futter,
(4) Übertragung von 3 bis 5 Litern Pansensaft,
(5) Gabe von Pansenstimulantien (100 bis 500 g Bäckerhefe),
(6) körperliche Bewegung,
(7) unvollständiges Ausmelken, einmaliges Melken,
(8) orale Gabe glukoplastischer Verbindungen, wie zweimal 100 bis 150 g Propylenglycol oder Natriumpropionat,
(9) Gabe von Glucocorticoiden zur Anregung der Gluconeogenese und Senkung der Milchleistung (100 bis 200 mg Prednisolon oder 10 bis 30 mg Dexamethason),
(10) subkutane Gabe von 100 bis 200 IE Depotinsulin zur Lipolysehemmung,
(11) orale Gabe von Niacin zur Lipolysehemmung,
(12) intravenöse Gabe von Brotizolam (Mederantil®) zur Appetitsanregung,
(13) „Leberschutztherapie".

Leberverfettung, Lipomobilisationssyndrom der Milchkuh: Diese Erkrankungen stehen pathogenetisch in enger Beziehung zur Ketose. Dementsprechend folgen die Dauertropfinfusion sowie weitere Behandlungsmaßnahmen dem Vorgehen bei der Ketose. Nach Möglichkeit sind zusätzlich Aminosäuren und Cholin zu infundieren.

Trächtigkeitstoxikose der Mutterschafe: Die Trächtigkeitstoxikose wird durch den hohen fetalen Energie- und Glucoseverbrauch am Ende der Tragezeit von Mutterschafen mit mehreren Lämmern ausgelöst. Sie entspricht in der Pathogenese der Ketose der Milchkuh, woraus sich gleiche Behandlungsstrategien ergeben. Neben der schnellen Beendigung der Trächtigkeit über einen Kaiserschnitt oder eine Geburtsinduktion ist die Dauertropfinfusion eine wichtige Behandlungsmaßnahme. Über einen Halsvenenkatheter werden im ununterbrochenen 24-Stunden-Dauertropf 1 bis 5 Liter der bei der Ketose der Milchkuh eingesetzten Lösungen infundiert. Zusätzlich ist einer „Leberschutztherapie" besondere Aufmerksamkeit zu schenken.

Anorexie bei Rind und Schaf: Symptomatisch sind zur Unterstützung der Kausaltherapie die kohlenhydrathaltigen Infusionslösungen in den angegebenen Mengen wie bei der Ketose und Trächtigkeitstoxikose anzuwenden.

Akute Diarrhoe bei Rind und Schaf: Die Infusionstherapie soll zur Regulation des Flüssigkeits- und Elektrolythaushaltes beitragen. Neben der intravenösen Substitution ist eine orale Behandlung mit isotoner Elektrolytlösung vorzunehmen (s. Kap. 2.1.2.1.).

Infusionslösungen: (1) 87 g NaCl
+ 3 g KCl
---
auf 10 l Wasser

oder (2) 77 g NaCl
+ 3 g KCl
+ 15 g NaHCO$_3$
---
auf 10 l Wasser

oder (3) 77 g NaCl
+ 3 g KCl
+ 15 g NaHCO$_3$
+ 500 g Glucose
---
auf 10 l Wasser

Die Lösung (1) dient dem alleinigen Flüssigkeits- und Elektrolytersatz. In Abhängigkeit von der Höhe des Defizits sind beim Rind bis zu 50 l, beim Schaf bis zu 8 l zu infundieren. Die Lösungen (2) und (3) decken darüber hinaus einen Teil des Puffer- und Energiebedarfs. Sie sollten in einer Menge bis zu 30 l bei Rindern und 5 l bei Schafen eingesetzt werden.

Überwachung der Infusionsbehandlung: obligat: Hämatokrit
fakultativ: Plasma $\Rightarrow$ Na, K, Cl
Vollblut $\Rightarrow$ Säuren-Basen-Status.

Refluxsyndrom des Rindes: Das Refluxsyndrom des Rindes wird durch eine Pylorusstenose oder durch einen Ileuszustand (Labmagenverlagerung, Dünndarminvagination, Blinddarmdilatation mit Drehung) verursacht und bedingt einen Rückfluß von Salzsäure aus dem Labmagen in den Pansen. Nachfolgend entsteht eine metabolische Alkalose in Kombination mit einer Hypochlorämie (s. Kap. 4.2.). Die in der Regel chirurgische Behandlung der Grundkrankheit kann durch eine prä- und postoperative Infusionsbehandlung unterstützt werden.

Infusionslösungen: (1) 90 g NaCl
+ 10 g KCl
---
auf 10 l Wasser

oder (2) 90 g NaCl
+ 10 g KCl
+ 500 g Glucose
---
auf 10 l Wasser

Die Infusionsmenge beträgt 20 bis 30 l pro Tag.

Überwachung der Infusionsbehandlung: obligat: Hämatokrit   fakultativ:
Plasma $\Rightarrow$ Na, K, Cl
Vollblut $\Rightarrow$ Säuren-Basen-Status.

Pansenalkalose, Pansenfäulnis: Die Infusionsbehandlung zielt auf die Verbesserung der energetischen Versorgung und die Unterstützung der Entgiftungsfunktion der Leber. Die Infusionsbehandlung entspricht dem Vorgehen bei der Ketose bzw. Trächtigkeitstoxikose. Zusätzlich kann Glutaminsäure oral und intravenös eingesetzt werden.

Akute Pansenazidose: Im Mittelpunkt der Behandlung der akuten Pansenazidose stehen orale Therapiemaßnahmen (ad libitum Angebot an Wasser, Heu, Eingabe von Pansenpuffern). Angriffspunkte der Infusionstherapie sind hauptsächlich die durch die akute Diarrhoe bedingte Dehydratation und die zu erwartende metabolische Azidose im Blut.

Infusionslösungen: (1) 87 g NaCl
+ 3 g KCl
───────────
auf 10 l Wasser

oder (2) 67 g NaCl
+ 10 g KCl
+ 30 g $NaHCO_3$
───────────
auf 10 l Wasser

oder (3) 84 g $NaHCO_3$
───────────
auf 1 l Wasser

Die Lösung (1) dient dem alleinigen Flüssigkeits- und Elektrolytersatz. In Abhängigkeit von der Höhe der Dehydratation werden beim Rind bis 50 l, beim Schaf bis 8 l infundiert. Die Lösung (2) kompensiert darüber hinaus eine metabolische Azidose in Höhe eines BE-Wertes von −5 bei einer Infusionsmenge von 30 l beim Rind und von 5 l beim Schaf. Lösung (3) entspricht einer 1molaren Hydrogencarbonatlösung. Sie bewirkt in verdünnter (!) Form eine zusätzliche Pufferung unter der Voraussetzung der Messung des Säuren-Basen-Status.
Überwachung der Dauertropfinfusion: obligat: Hämatokrit
fakultativ: Plasma ⇒ Na, K, Cl
Vollblut ⇒ Säuren-Basen-Status.

8.4. Flüssigkeitsbehandlung beim akuten Schock mit Kasuistik

Unter **Schock** ist allgemein eine Störung der Herz-Kreislauf-Funktion zu verstehen, bei der die erforderliche Menge an zirkulierendem Blutvolumen zur Realisierung der Zellfunktionen im Körper nicht mehr aufrechterhalten werden kann. Als häufige Schockursachen werden bei den Tieren ein Volumenmangel (Hypovolämie) und/oder Toxine sowie Allergene wirksam (Tab. 8.-7.; s. auch Löwe 1994). Klinisch dominieren im Schockzustand bei den Tieren Symptome, wie Abgeschlagenheit, erhöhte Herz- und Atemfrequenz, beeinträchtigte Pulsqualität, erniedrigte Körper- und Extremitätentemperatur, verlängerte Kapillarfüllungszeit, veränderte Schleimhautfarbe, starkes Schwitzen (Equiden) u. a. Diese Anzeichen sind am Patienten relativ schnell und leicht zu erfassen. Nachteilig wirkt sich aus, daß die klinischen Symptome teilweise relativ unspezifisch

8. Flüssigkeitstherapie ausgewählter Erkrankungen

Tabelle 8.-7. Ursachen des Schocks in Beziehung zu physiologischen oder pathologischen Kreislaufkontrollmechanismen (in Anlehnung an Tobias und Schertel 1992)

---

(1) **Schock** mit **erhaltenen Kreislaufkontrollmechanismen**
   – Hypovolämie
   – Hypoxie infolge Anämie oder Hypoxämie

(2) **Schock** mit **gestörten Kreislaufkontrollmechanismen**
   1. *Blutfluß-Verteilungsstörung*
      – Sepsis
      – Trauma

   2. *Blutvolumen-Verteilungsstörung*
      – Endotoxämie
      – Narkose
      – Neurogen
      – Allergen (Anaphylaxie)
      – Dilatation von Magen (Vormägen), Dickdarm u. a.

   3. *Beeinträchtigte Herzfunktion* (= Pumpfunktion)
   3.1. Systolische Funktionsstörungen
      – Kardiomyopathie
      – Herzklappenfehler
      – Myokardiale Ischämie
      – Arrhythmie

   3.2. Diastolische Funktionsstörungen
      – Perikarderkrankungen – Tamponade
      – Myokarderkrankungen – reduzierte Muskeldehnbarkeit

---

sind und besonders bei geringer bis moderater Schockintensität oft eine nur unzureichende Korrelation zu den im erkrankten Organismus exakt gemessenen Parametern der Herz-Kreislauf-Funktion aufweisen (Tobias und Schertel 1992). Wichtige hämodynamische Befunde sowie physiologische Parameter der lebenswichtigen O_2-Transportfunktion des Blutes sind in Tabelle 8.-8. aufgeführt. Jedoch ist die Erfassung dieser Parameter entweder an Labor-Analysengeräte [(1) ... (5)] oder an Organfunktionsprüfungen des Patienten [(6) ... (8)] gebunden. Hinweise auf einen Schockzustand des Organismus können außerdem mittels klinisch-chemischer sowie hämatologischer Laborbefunde erhalten werden.

So signalisieren die Plasmawerte für Na^+, K^+, Cl^- und Ca^{2+} mögliche Elektrolytimbalancen des Körpers. Ein erniedrigter Blutglucosegehalt läßt bei kritisch kranken Tierpatienten u. a. ein Energiedefizit und verringerte glukoneogenetische Kapazität (Hypoxie) erkennen. Die Funktionsweise der wichtigen parenchymatösen Organe Leber (u. a. Enzyme, Bilirubin im Plasma) und Nieren (u. a. Harnstoff, Creatinin im Plasma) sollte beim Patienten mit Schockverdacht überwacht werden. Die Blutgasanalyse und der Plasmalactatgehalt (besser: Lactat/

8.4. Flüssigkeitsbehandlung beim akuten Schock mit Kasuistik

Tabelle 8.-8. Physiologische Werte der Hämodynamik sowie der Sauerstofftransportfunktion des Blutes

Bezeichnung	Formel	Physiologische Werte
(1) Arterieller O_2-Partialdruck (PaO_2) [kPa(mm Hg)]		11,5–13,5 (85–100)
(2) Gemischtvenöser O_2-Partialdruck (PvO_2) [kPa(mm Hg)]		5,3–6,7 (40–50)
(3) Arterieller O_2-Betrag (CaO_2) [ml O_2/l]	$CaO_2 = (Hb \cdot 1{,}34 \cdot SaO_2) + (0{,}003 \cdot PaO_2)$	165–220
(4) Gemischtvenöser O_2-Betrag (CvO_2) [ml O_2/l]	$CvO_2 = (Hb \cdot 1{,}34 \cdot SvO_2) + (0{,}003 \cdot PvO_2)$	130–170
(5) Arterio-venöse O_2-Differenz (O_2-Extraktion) [ml O_2/l]	$Ca-vDO_2 = CaO_2 - CvO_2$	3–5
(6) Herzschlagvolumen (HSV) [ml/kg · min]	MAP/PVR	150–200
(7) O_2-Verbrauch (VO_2) [ml/min · m²]	$VO_2 = (CaO_2 - CvO_2) \cdot HAV$	100–150
(8) O_2-Angebot (DO_2) [ml/min · m²]	$DO_2 = CaO_2 \cdot HSV$	500–800

SaO_2 = arterielle O_2-Sättigung, Hb = Hämoglobin, SvO_2 = venöse O_2-Sättigung, MAP = mittlerer arterieller Blutdruck, PVR = peripherer Gefäßwiderstand.

Pyruvat-Quotient) sind empfindliche Indikatoren für die im Schock auftretende Hypoxie sowie metabolische Azidose.

Die *Lactatkonzentration* des Blutes kann im Verlauf des Schocks, besonders bei zusätzlichen septikämischen Komplikationen, aufgrund verschiedener Ursachen erhöht sein. Erstens bewirkt die Hämokonzentration des Schockpatienten einen O_2-Mangel im peripheren Gewebe und fördert damit den anaeroben Stoffwechsel (Lactat: ↑). Zweitens verursachen Endotoxin oder Mediatoren während einer Endotoxinämie im Körper eine deutliche Beeinträchtigung des oxydativen Zellstoffwechsels (Lactat: ↑). Drittens weisen Patienten mit Sepsis einen Hypermetabolismus mit notwendigerweise erhöhtem O_2-Bedarf auf, so daß bei ungenügender Blutzirkulation in den Zellen des Körpers anaerobe Zustände entstehen (Lactat: ↑). Der Plasmalactatgehalt erwies sich bei Menschen auf der Intensivstation als sensibler Indikator für prognostische Aussagen. Patienten, die an ihrer Krankheit starben, hatten im Durchschnitt einen drei-

8. Flüssigkeitstherapie ausgewählter Erkrankungen

fach höheren Plasmalactatwert als solche, die überlebten (Murtaugh und Kaplan 1992). Ein anhaltender Anstieg des Plasmalactatgehaltes trotz Normalisierung der Blutzirkulation deutet beim Schockpatienten auf das nahe multiple Organversagen bzw. den Exitus letalis hin. Falls die Lactatwerte nicht verfügbar sind, kann bei Tieren (Hunde) mit Schockerkrankungen und Laktazidose aus dem Anionen gap (AG) der Plasmalactatgehalt kalkuliert werden (Murtaugh und Kaplan 1992):

$$\frac{\text{Lactatgehalt}}{(\text{mg/dl})} = (0{,}27 \cdot \text{AG}) - 1{,}46.$$

Die Ermittlung des *Blutgerinnungsprofils*, wie Thrombozytenzahl, partielle Thromboplastinzeit (PTT), Thrombinzeit (TT), Fibrinogengehalt und Prothrombinzeit (PT oder Quickzeit), ist bedeutsam, weil Patienten im Schock ein hohes Risiko für die Entstehung von Koagulopathien aufweisen (s. Hartmann und Meyer 1994). Die Ergebnisse des Erythrogramms und des Leukogramms liefern beim Schockpatienten Informationen über die Gastransportkapazität des Blutes (⇒ rotes Blutbild) sowie über die zelluläre Antwort des Immunsystems auf Belastungen (Stressoren oder Infektionen) (⇒ weißes Blutbild). Der Hämatokrit und der Plasmaproteingehalt gelten als "Leitparameter" für die Ausprägung des akuten Volumenmangels sowie für den Erfolg/Mißerfolg der beim Patienten eingeleiteten Flüssigkeitssubstitution (s. Kap. 2.1.1. sowie Tab. 2.-2. und 2.-3.). Eine geringe Leukozytose des Schockpatienten ist ein unspezifischer Hinweis auf den "Stress" des Organismus bezüglich des stattgefundenen Flüssigkeits(Blut-)verlustes. Abweichend davon signalisieren eine starke Leukozytose mit regenerativer Linksverschiebung der Neutrophilen (Kernverschiebungsindex (KVI) = <1) einen prognostisch günstigen, mit degenerativer Linksverschiebung (KVI = >1) einen prognostisch eher ungünstigen Verlauf einer beim Schockpatienten stattgefundenen Infektion. Dagegen läßt eine Leukopenie entweder eine extreme bakterielle Infektion oder virale Erkrankungen erkennen. Schließlich sollten Schockpatienten auch elektrokardiografisch überwacht werden. So führt u. a. eine myokardiale Hypoxie zu Arrhythmien, die mit dem Elektrokardiogramm vorteilhaft erfaßt und beurteilt werden können. Als wichtige Komplikationen des Schocks bei Tieren gelten die in Tabelle 8.-9. aufgeführten Erkrankungen.

Für die Behandlung des Schocks stehen bei Tierpatienten im Vordergrund:
(1) Optimierung des zirkulierenden Blutvolumens (Normovolämie),
(2) Optimierung des Blutflusses,
(3) Normalisierung des Blutdrucks,
(4) Optimierung der O_2-Transportfunktion des Blutes und
(5) Beseitigung von Störungen des Elektrolythaushaltes sowie des Säuren-Basen-Gleichgewichtes (Tab. 8.-10.).

(1) Die **Normalisierung** des **zirkulierenden Blutvolumens** gehört zu den wichtigen und erstrangigen Aufgaben der Behandlung eines nichtkardiogenen Schocks bei Tieren. Als physiologisches Blutvolumen gelten bekanntlich 70 bis

8.4. Flüssigkeitsbehandlung beim akuten Schock mit Kasuistik

Tabelle 8.-9. Wichtige Komplikationen des Schocks bei Tieren

(1) Olig(an-)urämisches akutes Nierenversagen
(2) Metabolische Azidose
(3) Gastrointestinale Blutungen
(4) Endotoxämie/Sepsis
(5) Dissminierte intravaskuläre Koagulopathie
(6) Herzarrhythmien/Herzversagen
(7) Akutes respiratorisches „Distress"-Syndrom
(8) Hyperglykämie (periphere Insulinresistenz)
(9) Hypoglykämie (septischer oder persistierender Schock)

80 ml/kg KM. Eine durch die Flüssigkeitstherapie herbeigeführte, vorübergehende intravasale Volumenexpansion auf Werte zwischen 90 und 100 ml/kg KM begünstigt den arteriellen Blutdruck ($\Rightarrow$ „Füllungszustand" der Gefäße) sowie die Blutauswurfmenge des Herzens je Zeiteinheit. Isotone NaCl-Lösungen werden seit langer Zeit zur Behandlung von Schockzuständen eingesetzt. Die Na^+-Ionen sind für die Aufrechterhaltung der physiologischen Flüssigkeitskompartimente des Körpers unerläßlich (s. Kap. 2. und 3.1.). Jedoch ist daran zu denken, daß nach intravenöser Gabe einer isotonen NaCl-Lösung etwa nur zwischen 20 bis 40% der insgesamt verabreichten Menge im Intravasalraum verbleiben und dort das zirkulierende Blutvolumen optimieren helfen (s. Kap. 2.1.2.2.). Der größere Teil der verabfolgten 0,9%igen Kochsalzlösung gelangt ins Interstitium und in die Körperhöhlen des Patienten. Für einen **schnellen Volumenersatz** bei mittlerem bis schwerem Schock sind isotone kristalloide Flüssigkeiten in einer Menge von 60 bis 90 ml/kg KM für 1 h zu verabreichen (s. Tab. 8.-10.). Diese anfänglich hohe Applikationsgeschwindigkeit ist anzuraten, da ein Patient mit nachweisbaren hypovolämischen Schockerscheinungen mindestens 15 bis 20% seines physiologischen Blutvolumens verloren haben muß. Ansonsten wären beim Probanden keine Schockreaktionen klinisch nachweisbar. Nach der ersten Behandlungsstunde sollte die Infusionsgeschwindigkeit entsprechend den klinischen Symptomen und den hämodynamischen Parametern reduziert werden, z. B. auf 20 ml/kg KM (s. auch Kap. 2.1.2.2.). Leider ist in der klinischen Routine die exakte Ermittlung des aktuellen zirkulierenden Blutvolumens beim Tierpatienten, das bekanntlich entscheidend den Verlauf und Ausgang des Schockzustandes bestimmt, nicht durchführbar. Jedoch existiert zwischen zentralem Venendruck (ZVD) und vorhandenem Blutvolumen eine beachtlich enge Korrelation, so daß die relativ einfache Erfassung des ZVD in dieser Hinsicht auch für die Flüssigkeitstherapie genutzt werden kann (s. Löwe 1994). Als physiologische ZVD-Werte gelten 0 bis 5 cm H_2O-Säule. Während der Infusion signalisieren ZVD-Befunde zwischen 5 und 12 cm H_2O-Säule eine günstige Volumensubstitution. Der zentrale Venendruck sollte bei

178   8. Flüssigkeitstherapie ausgewählter Erkrankungen

Tabelle 8-10. Behandlung des nichtkardiogenen Schocks bei Tieren [(1) … (9) bedeutet auch Rangfolge der zeitlich nacheinander einzuleitenden Maßnahmen] (in Anlehnung an Tobias und Schertel 1992)

Therapeutische Grundlage	Behandlungs- maßnahme	Behandlungsziel	Arzneimittel und Dosierung	
(1) **Optimierung des Blutvolumens**	Infusion mit – kristalloiden Lösungen – – isoton – – hyperton – kolloidalen Lösungen – Vollblut	ZVD: 5–12 cm H$_2$O Protein: >40 g/l Hautturgor: <1 s KFZ: ≤3 s	Isotone Lösung: Hypertone Lösung: Vollblut: Plasma: 6% Dextran 70: 6% HES:	0,9% NaCl, Ringer-Lactat-Lösung → 60–90 ml/kg in erster Stunde 7% NaCl oder → 7% NaCl in 6% Dextran 70 20–30 ml/kg 10–20 ml/kg 10–20 ml/kg/d 10–20 ml/kg/d
(2) **Optimierung des Blutflusses**	Infusionslösungen, positiv inotrope Pharmaka	Herzschlagvolumen: 150–200 ml/kg · min PvO$_2$: >4,7 kPa (>35 mm Hg) KFZ: <3 s Harnbildung: >1 ml/kg · h	Strophantin: Dopamin: Dobutamin: Etilefrin:	0,02–0,03 mg/kg am 1. Tag 3–5–10 µg/kg · min 2–15 µg/kg · min 0,05–0,10 mg/kg einmalig

(3) **Optimierung des Blutdruckes**	Infusionslösungen Vasopressoren	Arterieller Blutdruck:
		– systolisch 13,3–21,3 kPa
		  (100–160 mm Hg)
		– diastolisch 6,7–13,3 kPa
		  (50–100 mm Hg)
		– durchschnittlich 9,3–16,0 kPa
		  (70–120 mm Hg)
		Kräftiger Puls
			Dopamin:
			Adrenalin:
			
			Noradrenalin:
			Phenylephrin:
				5–10 µg/kg · min
				0,01–0,2 mg/kg einmalig
				bzw. 0,1–0,3 µg/kg · min
				0,01–0,4 µg/kg · min
				0,01–0,1 mg/kg einmalig

(4) **Optimierung von O$_2$-Angebot und O$_2$-Konsumption**	Infusionslösungen Vollblut O$_2$-Therapie	PaO$_2$: >9,5 kPa (75 mm Hg) PvO$_2$: >4,7 kPa (>35 mm Hg) Hk: >0,25 l/l	Erythrozyten: Atemluft mit O$_2$ angereichert:	10–20 ml/kg 40–100%

8.4. Flüssigkeitsbehandlung beim akuten Schock mit Kasuistik

	Mechanische Beatmung	Rosarote Schleimhautfarbe		
	Diuretika	Patient reagiert auf Umwelteinflüsse		
(5) **Optimierung von Herzfrequenz/ -rhythmus**	Infusionslösungen Antiarrhythmika	Herzfrequenz: physiologisch Sinusrhythmus	Atropin: Lidocain: Procainamid:	0,02–0,04 mg/kg einmalig 2–4 mg/kg einmalig bzw. 30–80 µg/kg · min 10–15 mg/kg einmalig bzw. 10–40 µg/kg · min
(6) **Korrektur von Säuren-Basen- Imbalancen**	$NaHCO_3$, Lactat⁻, Acetat⁻, Citrat⁻	pH-Wert: >7,3 und <7,5	$NaHCO_3$:	0,5–1,0 mmol/kg KM
(7) **Optimierung der Harnbildungsrate**	Infusionslösungen Diuretika	>2 ml Harn/kg KM · h	Furosemid: Mannitol (20%):	2–4 mg/kg 1–2 g/kg
(8) **Prophylaxe einer Sepsis**	Antibiotika Sulfonamide	Resistogramm	Ampicillin Enrofloxacin Gentamicin u. a.	
(9) **Optimierung der Plasmaglucose**	Glucose Insulin	Plasmaglucose: 3,3–6,6 mmol/l	Glucose 5%ig in Erhaltungslösungen Glucose 20%ig/50%ig: 0,5 g/kg · h Insulin: 0,5–2 I.E./kg	

HES = Hydroxyethylstärke, KFZ = Kapillarfüllungszeit

Tieren nicht auf Werte über 12 cm H_2O-Säule ansteigen, weil dabei die Gefahr eines Lungenödems (-versagens) im Organismus wächst. Zur Verminderung des ZVD ist die Applikationsgeschwindigkeit der Lösungen an den Patienten zu reduzieren. Falls andererseits trotz kontinuierlicher Infusion kein Anstieg der Werte für den ZVD beim Probanden festgestellt wird, spricht dies für
(1) anhaltende und ausgeprägte Blut- oder Flüssigkeitsverluste,
(2) einen sehr geringen onkotischen Plasmadruck oder
(3) einen Meßfehler.

Die schnelle Zufuhr von allein **kristalloiden Infusionslösungen** an den Schockpatienten kann unerwünscht eine lebensbedrohende Anämie und Hypoproteinämie verursachen. Als optimaler Hämatokrit im Schockzustand ist ein Wert von ~0,30 l/l anzustreben. Sinkt der Hämatokrit unter 0,20 l/l, ist die notwendige O_2-Transportfähigkeit des erkrankten Organismus deutlich eingeschränkt. Bei einem akuten Abfall der Hämatokritwerte unter 0,15 l/l wird eine Bluttransfusion unumgänglich (s. Kap. 5.2.3.). Die Plasmaproteine und besonders das Albumin sind als Träger des kolloidosmotischen Druckes für das intravasale Flüssigkeitsvolumen (= zirkulierendes Blutvolumen) von überragender Bedeutung. Eine infusionsbedingte Verringerung der Plasmaproteine <40 g/l oder des Plasmaalbumins <15 g/l läßt im Körper als Folge der reduzierten Wasserbindungsfähigkeit des Blutes ein interstitielles Ödem entstehen. Diese interstitielle Flüssigkeitsansammlung beeinträchtigt z. B. in der Körperperipherie die O_2-Diffusion und erhöht damit die Gewebehypoxie. In der Lunge bewirkt das pulmonale Ödem u. a. eine zunehmende Hypoxämie. Aufgrund dieser Reaktionen ist der Protein(Albumin-)gehalt beim Schockpatienten zu überwachen, und beim Unterschreiten der kritischen Werte (s. oben) wird die Zufuhr von **Kolloiden** dringlich (s. Kap. 5.2.). Eine vorteilhafte Art des Kolloidersatzes für den Schockpatienten ist die Zufuhr von tierartspezifischem Plasma mit darin enthaltenen Albumin, Immunglobulinen und Blutgerinnungsfaktoren. So bewirkt z. B. die Verabfolgung von 10 bis 20 ml Plasma je kg KM bei Tieren einen deutlichen intravasalen Volumeneffekt, der über Tage anhält. Jedoch ist das Plasma häufig nicht verfügbar, so daß synthetische Kolloide, wie Dextrane, Gelatine, Hydroxyethylstärke, mit deutlich kürzerer Wirkungsdauer ($T_{1/2}$ = 2–8 h) verwendet werden müssen (s. Kap. 5.2., Murtaugh und Kaplan 1992).

In den letzten Jahren wird über beachtliche Therapieerfolge bei unterschiedlichen Schockformen von Tieren nach der Verabreichung **hypertoner NaCl-Lösung** berichtet (Di Bartola 1992). Die Zufuhr von relativ kleinen Flüssigkeitsmengen (4–5 ml/kg KM) an hypertoner NaCl-Lösung (5–7%ig bzw. 50–70 g NaCl/l) bewirkt eine schnelle und ausgeprägte intravaskuläre Volumenexpansion. Die nach einer solchen Infusion herbeigeführte kurzzeitige Hypertonizität des Plasmas „erzwingt" eine transvaskuläre Flüssigkeitsbewegung aus dem Interstitium und dem Intrazellularraum in die Blutgefäße. Es kommt zum erwünschten ausgeprägten Anstieg des Blutvolumens beim hypovolämischen Tierpatienten. Der Zusatz von Kolloiden, z. B. 6%iges Dextran 70, verlängert die hämodynamischen Effekte der hypertonen Salzlösung. Die Infusion mit einer

8.4. Flüssigkeitsbehandlung beim akuten Schock mit Kasuistik

Lösung von 7%igem NaCl plus 6%igem Dextran 70 an den Schockpatienten sollte in einer *Dosierung* von 3 bis 5 ml/kg KM langsam über 5 min erfolgen (s. Tab. 8.-10.). Bleibt der erwünschte Therapieerfolg aus oder erscheint ungenügend, kann eine Nachdosierung mit der gleichen Lösung, z. B. 2 ml/kg KM erfolgen. Als obere Grenze der Zufuhr einer Lösung mit 7%igem NaCl in Kombination mit 6%igem Dextran 70 an erkrankte Tiere gilt die Menge von 10 ml/kg KM (Di Bartola 1992). Wird dieser Betrag überschritten, steigt in der Regel der Plasma-Na^+-Gehalt der Probanden über 160 mmol/l an, und es entsteht die lebensbedrohliche Hypernatriämie (s. Kap. 3.1.). Nach der Verabfolgung der hypertonen Salzlösung an den Schockpatienten ist die weitere Flüssigkeitsbehandlung mit isotonen Elektrolyt(Kolloid-)lösungen, z. B. 10 bis 20 ml/kg KM · h, fortzuführen.

Die **Wirkung** der *hypertonen Salzlösung* beim Schockpatienten ist bisher nicht vollständig aufgeklärt. In Untersuchungen an Schafen und Hunden wurde beobachtet, daß die hyperosmolale NaCl-Lösung im Organismus vermutlich über (1) *pulmonal-vagale Reflexe* wirksam wird (s. Tobias und Schertel 1992). Dabei sollen folgende Reaktionen im Organismus initiiert werden: Venokonstriktion, vaskuläre Volumenkapazität: ↓, Schlagvolumen des Herzens: ↑, renaler und mesenterialer Blutfluß: ↑, femoraler Blutfluß: ↓.

Die vorteilhafte Wirkung der hypertonen Salzlösung gegen Schockreaktionen bei Tieren wird außerdem auf (2) eine *"Entwässerung"* von *ZNS* und *Lunge* zurückgeführt. Besonders beim traumatischen Schock führen der intrakranielle Druckanstieg sowie die erschwerte Diffusion der Atemgase zwischen Alveolen und pulmonalen Kapillaren mit nachfolgender Hypoxämie zur Verschlimmerung des Erkrankungszustandes.

Umstritten sind bisher die möglichen (3) *inotropen Effekte* der hypertonen NaCl-Lösung beim Tierpatienten mit Schock. Einerseits wurde nach der Gabe von hyperosmolaler Salzlösung bezüglich Herzfunktion des Patienten eine Erhöhung der maximalen Druckanstiegsgeschwindigkeit (dP/dt_{max}) sowie des Schlagvolumens beobachtet (s. auch Löwe 1994). Andererseits zeigte sich vor allem bei In-vitro-Studien an isolierten Herz-Papillarmuskeln ein negativ inotroper Effekt der hypertonen NaCl-Lösung. Demnach ist nach der Verabreichung von hyperosmolaren Salzlösungen an Schockpatienten zwar mit einer insgesamt positiven Beeinflussung der Herzfunktion zu rechnen, jedoch dürfte gleichzeitig die myokardiale Kontraktilität (Inotropie) eher beeinträchtigt sein.

Schließlich existieren Untersuchungsbefunde, wonach die Zufuhr der gleichen Menge an hypertoner oder isotoner Kochsalzlösung an Tierpatienten die (4) *Gastransportfähigkeit des Blutes* unterschiedlich *verbessert*. So zeigten Schweine mit hämorrhagischem Schock nach der Verabfolgung von hypertoner NaCl-Lösung deutlich günstigere Befunde bezüglich des O_2-Angebotes und der O_2-Konsumption in der Körperperipherie als nach der Gabe von isotonen Elektrolytlösungen (s. Tobias und Schertel 1992). Weitere Forschungsarbeit ist nötig, um Vor- und Nachteile der Zufuhr von hypertonen Salzlösungen an Tierpatienten mit Schock noch besser verifizieren zu können.

8. Flüssigkeitstherapie ausgewählter Erkrankungen

Als **Kontraindikation** der Anwendung von *hypertoner NaCl-Lösung* beim Schock gelten:
(1) Hypernatriämie,
(2) Hyperosmolalität,
(3) kardiogener Schock,
(4) akutes Nierenversagen und
(5) ausgeprägte Thrombozytopenie (dextranhaltige Lösung!).

Die (2) **Optimierung** des **Blutflusses** beim Patienten mit Schock ist vor allem an eine ausreichend wirksame Herztätigkeit („Motor" der Blutzirkulation) gebunden. Eine schnelle Blutvolumenexpansion (ZVD: 5–12 cm H_2O) ist eine wichtige Voraussetzung für den Anstieg der kardialen Blutauswurfmenge je Zeiteinheit. Die anderen bedeutsamen Determinanten der Herzfunktion, wie myokardiale Kontraktilität, Herzfrequenz und Nachlast, sind im Schockzustand bei Tieren seltener beeinträchtigt (s. auch Löwe 1994). Bei den meisten Schockformen existiert im Organismus ein Vorherrschen des Sympathikotonus. Durch diese vegetative Tonuslage werden Herzfrequenz und myokardiale Kontraktilität in der Regel ausreichend stabilisiert. Außerdem existiert während des Schocks häufig eine mehr oder weniger ausgeprägte Hypotonie im Gefäßsystem. Demzufolge ist die Nachlast der Herztätigkeit (Nachlast = Kräfte, die der Herzentleerung während der Systole entgegenwirken, z. B. Gefäßwiderstand) reduziert, und die Blutzirkulation im Körper gelingt mit weniger Aufwand der Pumpleistung des Herzens. Unter physiologischen Bedingungen werden bei Tieren vom Herz zwischen 150 und 200 ml Blut je kg KM je min ausgeworfen (s. Tab. 8.-8.). Eine direkte Messung dieses kardialen Blutauswurfvolumens ist in der klinischen Routine bei Tieren nicht möglich. Als indirekte Parameter für diese wichtige Herzfunktion können u. a. herangezogen werden: Schleimhautfarbe und -temperatur (physiologisch: rosarot, warm); Kapillarfüllungszeit (physiologisch: <3 s); Harnbildungsrate (physiologisch: 3–5 ml/kg KM · h); ausreichend niedriger venöser O_2-Partialdruck (PvO_2) bei gleichzeitig physiologischem Hämatokrit und genügender arterieller Oxygenisierung (PaO_2; s. Tab. 8.-8.).

Bei länger anhaltendem Schockzustand des Körpers, besonders infolge septikämischer (toxischer) und/oder kardiogener Ursachen, wächst das Risiko für kardiale Dysfunktionen. Um einem drohenden Herzversagen des Schockpatienten zu begegnen, können dem Patienten *Arzneimittel* mit *positiv inotroper Wirksamkeit* verabreicht werden (s. Tab. 8.-10.). Jedoch ist dabei stets darauf zu achten, daß derartige, die Myokardfunktion unterstützende Substanzen, nur in Kombination mit einer ausreichenden Volumensubstitution zum Einsatz gelangen. Wird dagegen die Behandlung des Schocks bei Tieren ohne wirksame Flüssigkeitsvolumina nur mit Kardiaka vollzogen, ist in den meisten Erkrankungsfällen mit einer Überforderung der Herztätigkeit und nachfolgender Verstärkung der kardiogenen Komponente des Schockzustandes zu rechnen.

Von den Herzglykosiden eignet sich zur initialen Behandlung von Schock bei Tieren das *Strophanthin* (s. Tab. 8.-10.). Es verfügt über einen raschen Wirkungseintritt beim Patienten und besitzt infolge geringer Bindung an Plasmaproteine und fast vollständiger renaler Elimination nur geringe kumulative Wirksamkeit ($T_{1/2}$ ~25 h). Wie die anderen herzwirksamen Glykoside führt die Strophanthinzufuhr an den Schockpatienten zur Ökonomisierung der Herztätigkeit infolge positiv inotroper (myokardiale Kontraktilität: ↑, Kontraktionskraft: ↑) und negativ chronotroper (Herzfrequenz: ↓) Wirksamkeit.

Zur Verbesserung der Kreislaufsituation können beim Schockpatienten *sympathomimetisch wirkende Arzneimittel*, wie Dopamin, Doputamin oder Etilefrin, Verwendung finden (s. Tab. 8.-10.). Das Dopamin ist eine Vorstufe in der Synthese der Catecholamine im Körper. Es wird über dopaminerge Rezeptoren wirksam und hat eine kurze Halbwertszeit ($T_{1/2}$ = 2–3 min). Bei niedriger Dosierung (3 µg/kg · min) kommt es zur Vasodilatation der renalen und mesenterialen Gefäße mit nachfolgend verstärkter Organdurchblutung. Nach mittlerer Dosierung (5 µg/kg · min) werden $β_1$-adrenerge Rezeptoren aktiviert und am Herzen erfolgt die Steigerung der myokardialen Kontraktilität sowie des Schlagvolumens. Bei höherer Dosierung (10 µg/kg · min) verursacht das Dopamin über α-adrenerge Rezeptoren eine periphere Vasokonstriktion und erhöht damit systemisch den Gefäßwiderstand. Das Dobutamin ist ein Derivat des Dopamins mit ähnlichem Wirkungsspektrum. Das Etilefrin ist ein synthetisches Sympathomimetikum mit Adrenalinwirkung. Bei einmaliger intravenöser Applikation (0,05–1 mg/kg KM) beträgt seine Wirkungsdauer 20 bis 40 min.

Die *elektrokardiografische Überwachung* von Schockpatienten läßt vorteilhaft Herzrhythmusstörungen erkennen, die in jedem Fall das kardiale Schlagvolumen beeinträchtigen. Bradykarde Arrhythmien werden bei Tieren in den meisten Fällen durch Elektrolytimbalancen oder durch primäre Myokarderkrankungen hervorgerufen. Für eine Behandlung dieser Rhythmusstörungen sind anticholinerge Arzneimittel, wie Atropin, als einmalige Applikation zu empfehlen (s. Tab. 8.-10.). Eine Langzeittherapie mit Anticholinergika führt zu den bekannten Nebenwirkungen, wie tachykarde Arrhythmie und Obstipationen. Als Ursachen der tachykarden Herzrhythmusstörungen sind vorzugsweise traumatische Myokardschäden sowie Hypoxie (schockbedingt!) zu nennen. Für ihre Therapie ist die Verwendung von Lidocain oder Procainamid anzuraten (s. Tab. 8.-10.).

Nach der Optimierung von Plasmavolumen und Blutzirkulation ist für die Behandlung des Schockzustandes bei Tieren als nächster Schritt die (3) **Normalisierung** des **Blutdruckes** wichtig. Der arterielle Blutdruck gibt als wichtiger Parameter u. a. Auskunft über die aktuelle Gewebeperfusion im Körper. Sinkt der mittlere arterielle Druck (MAP, s. Tab. 8.-8.) auf Werte <5,3 kPa (<40 mm Hg), besteht für den Patienten Lebensgefahr. In einer solchen Situation muß die Optimierung des Blutdrucks vorrangiges Ziel der Schocktherapie sein. Eine wirksame Flüssigkeitstherapie (Blutvolumen: ↑) und die Optimierung der Herztätigkeit (Herzschlagvolumen: ↑) sind wichtig, könnten aber u. U. die lebensbedrohende Hypotonie des Schockpatienten zu langsam verbessern. In Erkrankungsfällen mit akutem zirkulatorischem Kollaps ist daher Adrenalin das

Arzneimittel der Wahl (s. Tab. 8.-10.). Das Adrenalin stimuliert als Sympathomimetikum die α- und β-Rezeptoren und führt u. a. zum schnellen Anstieg von Herzfrequenz, Myokardkontraktilität und peripherem Gefäßwiderstand. Außerdem sollte dem erniedrigten Blutdruck während des Schocks beim Patienten mit Kardiaka, wie Dopamin oder Phenylephrin, ergänzend begegnet werden, da eine Verbesserung der Blutauswurfmenge des Herzens die Normalisierung des Blutdrucks in den Gefäßen wirkungsvoll unterstützt (s. Tab. 8.-10.).

Als weitere, für das Überleben von Tierpatienten mit Schockzuständen wichtige Behandlungsmaßnahme gilt die (4) **Optimierung der O_2-Transportfunktion des Blutes**. Das Sauerstoffangebot in der Peripherie wird vom arteriellen O_2-Betrag sowie vom Herzschlagvolumen entscheidend bestimmt. Besonders bei einerseits ausgeprägtem Volumendefizit und andererseits traumatisch bzw. septisch (toxisch) verursachten Schockzuständen ist eine adäquate O_2-Versorgung der Gewebe von größter Bedeutung für das Überleben des Patienten. Der Hämoglobingehalt des Blutes (wichtig für chemische O_2-Bindung) sowie der in den Pulmonalgefäßen der Lunge existierende O_2-Partialdruck (PaO_2) sind die Determinanten des O_2-Gehaltes im Blut (s. Tab. 8.-8.). Der physikalisch gelöste Sauerstoffbetrag des Blutes ist gering und aus klinischer Sicht zu vernachlässigen (s. Hartmann und Meyer 1994). Für Tierpatienten mit exzessivem O_2-Bedarf, wie schwere Sepsis, traumatischer Schock oder nach operativen Eingriffen, bedeutet der Abfall des Hämatokrits <0,30 l/l eine zunehmend kritische Situation. Für weniger intensive Schockzustände können Hämatokritwerte bis ~0,20 l/l noch als akzeptabel angesehen werden. Bei nicht ausreichend vorhandenem Erythrozytenbetrag des Schockpatienten bleibt als einzige Alternative die Zufuhr von roten Blutkörperchen. Die Transfusion in einer Dosierung von 2 bis 3 ml/kg KM erhöht den Hämatokrit um 0,01 l/l (s. Kap. 5.2.3.). Eine einmalige Zufuhr von Glucocorticosteroiden vor der Bluttransfusion soll mögliche anaphylaktische Reaktionen beim Empfänger minimieren und die Funktion von gespeicherten roten Blutkörperchen verbessern helfen (Di Bartola 1992).

Wie oben festgestellt, bildet außer dem Hämoglobin der Erythrozyten der arterielle O_2-Partialdruck (PaO_2) die Grundlage für die O_2-Versorgung im Organismus. Der PaO_2 ist ein Ergebnis pulmonaler Funktionen und für die O_2-Sättigung des Hämoglobins entscheidend. Als häufige Ursachen für eine Hypoxämie (PaO_2: ↓) bei Schockpatienten sind zu nennen: Hypoventilation (einschließlich ZNS-Störungen), Obstruktion der Luftwege und/oder restriktive pulmonale Störungen (Entzündungen, Pneumothorax, Hydrothorax, Hämothorax). Existiert während der Schockerkrankung des Patienten ein Lungenödem, kommen als Ursachen für erniedrigte Werte des PaO_2 noch O_2-Diffusionsstörungen sowie Ventilations-Perfusions-Imbalancen hinzu (s. Hartmann und Meyer 1994). Als Grenzwert eines noch tolerierbaren arteriellen O_2-Partialdruckes bei gleichzeitig physiologischem Hämatokritbefund sollte 8,0 kPa (60 mm Hg) gelten (s. auch Tab. 8.-8.). Ein Abfall des PaO_2 unter dieses Niveau macht eine zusätzliche Sauerstoffzufuhr über die Atemluft erforderlich,

8.4. Flüssigkeitsbehandlung beim akuten Schock mit Kasuistik 185

z. B. mittels Maske oder nasalem bzw. trachealem Katheter oder in einer Intensivbox für Kleintiere (critical care unit).
Schließlich sind beim Schockpatienten mögliche (5) **Störungen** des **Säuren-Basen-Gleichgewichtes** und **Elektrolytstoffwechsels** zu korrigieren. Die Ausprägung der metabolischen Azidose im Schock wird durch den in den Zellen bzw. Mitochondrien anliegenden O_2-Partialdruck [physiologisch: intrazellulär >0,7 kPa (>5 mm Hg) bzw. intramitochondrial: >0,3 kPa (>2 mm Hg)] und der Intensität des stattfindenden anaeroben Gewebestoffwechsels bestimmt. Die Behandlung der metabolischen Azidose wird dringlich, wenn zu Beginn der Flüssigkeitstherapie ein BE-Wert <–10 mmol/l oder am Ende der Flüssigkeitszufuhr ein solcher von <–5 mmol/l beim Tierpatienten vorliegen (s. auch Kap. 4.1.1.). Mit der Verabreichung von HCO_3^--Ionen kann der azidotischen Stoffwechsellage von Schockpatienten wirkungsvoll begegnet werden (s. Kap. 4.1.2.). Falls die Blutgasanalyse aus dem Labor nicht verfügbar ist, sollte entsprechend der Intensität und der Dauer der Schockerkrankung anhand klinischer Symptome sowie labordiagnostischer Befunde eine Einteilung der Funktionsstörungen in (1) gering, (2) mittelgradig und (3) stark beim Patienten vorgenommen werden. Dementsprechend gestaltet sich die geschätzte Dosierung von $NaHCO_3$, wie für (1) → 1,0, für (2) → 3,0 und für (3) → 5,0 mmol/kg KM.
Als häufige Elektrolytimbalance des Schockzustandes ist die **Hyperkaliämie** zu beobachten. Mit der Korrektur der metabolischen Azidose sowie mit einer Glucosezufuhr an den Patienten werden die translozierten K^+-Ionen im Plasma wieder nach intrazellulär verbracht (s. Kap. 3.2.2.).
Keine einheitliche Auffassung existiert bisher über den möglichen **therapeutischen Effekt** von **Glucocorticosteroiden** beim Schockpatienten. Als potentielle Wirkungen der Corticosteroide sind u. a. zu nennen (Di Bartola 1992):
(1) Hemmung der Granulozytenfunktion (Phagozytose: ↓) sowie der Thrombozytenaggregation (Blutgerinnung: ↓),
(2) Stabilisierung von lysosomalen Membranen (Mediatorenfreisetzung: ↓),
(3) Hemmung der Freisetzung vasoaktiver Peptide (Entzündungsreaktion: ↓),
(4) Verringerung der Komplementaktivierung (unspezifische humorale Infektabwehr: ↓),
(5) reduzierte Kapillarpermeabilität (Entzündungsreaktion: ↓),
(6) Hemmung der Phospholipase A_2 und damit reduzierte Bildung von Metaboliten der Arachidonsäure (u. a. Fieberentstehung: ↓),
(7) Hemmung der Bildung und Wirkung von freien O_2-Radikalen (reduzierte Gewebeschäden nach Reperfusion) und
(8) verbesserter O_2-Transport ins periphere Gewebe (Hypoxie: ↓).
Aufgrund des Wirkungsspektrums finden wasserlösliche Glucocorticosteroide, wie Dexamethason (1–2 mg/kg KM) oder Prednisolon (10–20 mg/kg KM), bei nichtspezifischen Schockzuständen von Tieren Verwendung. Infolge der immunsuppressiven Effekte der Corticosteroide ist jedoch bei septischen Schockerkrankungen u. U. mit einer Erhöhung von Morbidität und Mortalität der Patienten durch die Dramatisierung der infektiösen Schadwirkungen zu

rechnen. In solchen Erkrankungsfällen mit möglicher Beteiligung von virulenten Infektionserregern sollte die Gabe der Glucocorticosteroide an den Schockpatienten besser unterbleiben (Murtaugh und Kaplan 1992).

- **Kasuistik: Hund mit Erbrechen und Durchfall (Hypovolämie)**
  Patient und Anamnese: Deutscher-Schäferhund-Mischling, männlich, 15 kg KM, 12 Wochen alt, seit 2 Tagen: sistierende Futteraufnahme, apathisch, Erbrechen, Absetzen von wäßrig-blutigen Faeces.
  Status praesens:
  Rektaltemperatur: 39,1 °C;
  Allgemeinzustand: apathisch;
  Atmung und *Herz-Kreislauf-System:* unauffällig;
  Hautturgor: Falte bleibt stehen ("Zeltbildung");
  Kapillarfüllungszeit: 3–4 s;
  Palpation des Abdomens: gespannte Darmstränge feststellbar, Erbrechen, wäßrig-blutige Faeces;
  Erythrogramm: Erythrozytenzahl: 4,03 T/l, Hämoglobin: 80 g/l, Hämatokrit: 0,26 l/l, erythrozytäre Indizes: normozytär, normochrom;
  Leukogramm: Gesamtleukozytenzahl: 3,6 G/l;
  Säuren-Basen-Status (venös): pH: 7,26, $PvCO_2$: 7,11 kPa (53 mm Hg), BE : –3,4 mmol/l, HCO_3^- (aktuell): 23 mmol/l;
  Plasma-Harnstoff: 5,9 mmol/l;
  Plasma-Creatinin: 65 µmol/l;
  Plasma-Bilirubin (gesamt): 9,5 µmol/l;
  Parvoviren in Faeces: positiv;
  Diagnose: hämorrhagische Diarrhoe (Parvovirose) mit mittelgradiger bis starker Dehydratation;
  Therapie: 1. Tag ⇒
  Dauertropfinfusion mit 1300 ml Elektrolyt(Ringer)-Glucose (5%ig)-Lösung im Gemisch mit 500 ml Dextran (6%ig)-Lösung, außerdem Antibiotikum, Antiemetikum, Strophanthusglykosid, Stoffwechselstimulans (Catosal®), Magen-Darm-Motorikum (Cerucal®), Vitamine und oral zur freiwilligen Aufnahme Diättränke (Elektrolyt-Glucose-Aminosäuren-Lösung);
  Ergebnis: keine Verschlechterung der klinischen Symptome, weniger apathisch;
  2. Tag ⇒
  Dauertropfinfusion mit 1200 ml Elektrolyt(Ringer)-Glucose (5%ig)-Aminosäuren (10%ig)-Lösung im Gemisch mit 300 ml Dextran (6%ig)-Lösung, außerdem Antibiotikum, Cerucal®, Catosal® und oral Diättränke;
  Ergebnis: nachlassendes Erbrechen, orale Flüssigkeitsaufnahme: ↑, dünnflüssiger Kot mit okkultem Blut;
  3. Tag ⇒
  Dauertropfinfusion über neue Flexüle mit 1000 ml Elektrolyt(Ringer)-Glucose (5%ig)-Lösung im Gemisch mit 250 ml Dextran (6%ig)-Lösung, außerdem Antibiotikum, Cerucal®, Catosal®, und oral Diättränke;
  Ergebnis: einmal erbrochen, dünnflüssiger Kot, verbessertes Allgemeinbefinden, orale Flüssigkeitsaufnahme: ↑↑;
  4. Tag ⇒
  Dauertropfinfusion 800 ml Elektrolyt(Ringer)-Glucose (5%ig)-Lösung, außerdem Antibiotikum, Cerucal®, Catosal® und oral Diättränke sowie Paramunitätsinducer;

Ergebnis: feste Kotkonsistenz, freiwillige Aufnahme von Diätfutter: ↑↑↑;

Fazit: Durch intravenöse und orale Zufuhr einer ausgewogenen Menge an Flüssigkeit, Elektrolyten, Kolloiden und Nährstoffen sowie in Kombination mit weiteren Arzneimitteln gelang die wirksame Behandlung der infektiösen hämorrhagischen Diarrhoe des jungen Hundes.

8.5. Aspekte der Hyperinfusionstherapie mit Kasuistik

Als **Hyperinfusionstherapie** (Überwässerungstherapie) wird die schnelle Zufuhr (intravenös oder intravenös plus oral) von beträchtlichen elektrolythaltigen Flüssigkeitsmengen an Tiere verstanden. Sie wurde von Deegen et al. (1980) zur erfolgreichen *Behandlung* von **Pferden** eingesetzt, die an einer *chronisch obstruktive Bronchitis* (COB) leiden. Die massive Infusionstherapie soll im Körper als Sekretolyseverfahren wirksam werden und durch eine vermehrte Wasserausscheidung über das Bronchialepithel zur Verringerung der Adhäsionskräfte zwischen Sekret und pulmonaler Schleimhaut beitragen. Nachfolgend könnte der in den Bronchialaufzweigungen von Pferden mit COB festsitzende, zähe Schleim abgelöst oder verflüssigt und sein Abtransport durch den Mukoziliarapparat erleichtert werden.

Der *Wirkungsmechanismus* der Hyperinfusionstherapie beruht auf einer Erhöhung des hydrostatischen Druckes im Pulmonalkreislauf der Tiere. Ebenso wie in den anderen Körpergeweben wird auch in der Lunge die transvaskuläre Flüssigkeitsbewegung durch die Druckkomponenten der Starling-Gleichung

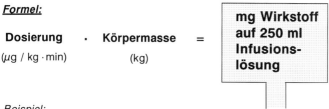

Formel:

Dosierung · Körpermasse = mg Wirkstoff auf 250 ml Infusionslösung
(µg / kg · min)   (kg)

Beispiel:
Applikation von 5 µg Dopamin / kg · min an einen Hund mit 15 kg KM;

5 µg / kg · min · 15 kg KM = Zusatz von 75 mg Dopamin in 250 ml Infusionslösung erforderlich

Abb. 8.-1. Formel zur Bestimmung der notwendigen Wirkstoffmenge als Zusatz zur Infusionslösung bei Dauertropfinfusion; Pediatrisches Infusionsbesteck mit 60 Tropfen/ml und der Applikationsgeschwindigkeit von 1 Tropfen je 4 s (in Anlehnung an DiBartola 1992). (s. auch Anhang-Tabelle 8.)

188 8. Flüssigkeitstherapie ausgewählter Erkrankungen

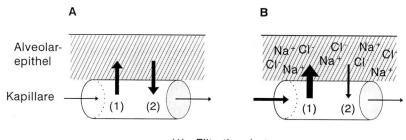

(1) Filtrationsbetrag
(2) Resorptionsbetrag

Abb. 8.-2. Schema der transvaskulären Flüssigkeitsbewegung an den pulmonalen Kapillaren.
A: Physiologische Verhältnisse.
B: Nach massiver Infusionstherapie erfolgen: (a) Zunahme der intravasalen Füllung bzw. des hydrostatischen Blutdruckes, (b) Verringerung des onkotischen Plasmadruckes, (c) Erhöhung des perivaskulären osmotischen Druckes durch Na^+/Cl^--Ionen: ↑↑. (Vergleiche mit Abb. 2.-10.).

reguliert (s. Abb. 2.-10.). Da im Pulmonalkreislauf als Niederdrucksystem mit durchschnittlich 2 bis 3 kPa (15–23 mm Hg) ein deutlich niedrigerer mittlerer Blutdruck als im großen Körperkreislauf mit etwa 12 bis 15 kPa (90–113 mm Hg) vorherrscht, ist durch eine massive Infusionsbehandlung ein Druckanstieg in den pulmonalen Gefäßen relativ leicht auslösbar. Die schnelle Zufuhr von kristalliner Lösung, z. B. 0,9%ige NaCl-Lösung, führt über die Wegstrecke Vena jugularis → rechte Herzvorkammer → rechte Herzkammer in den Arteriae und Venae pulmonales zum Anstieg des dort existierenden hydrostatischen Druckes (s. Abb. 2.-10.: Pmv – ↑↑↑) sowie gleichzeitig zur Verringerung des intravasalen kolloidosmotischen Druckes (s. Abb. 2.-10.: πmv – ↓↓). Nachfolgend erhöht sich der transvaskuläre Nettofluß an Flüssigkeit in Richtung der Alveolen (Abb. 8.-2.). Durch den vermehrten Flüssigkeitsstrom kommt es zur Durchtränkung des Alveolarepithels sowie insgesamt zu einer Sekretolyse (Drögemüller 1989). Die Durchführung der Hyperinfusionstherapie am Patienten ist aus Tabelle 8.-11. zu entnehmen.

Tabelle 8.-11. Schema der massiven Infusionstherapie bei Pferden (500 kg KM) mit chronisch-obstruktiver Bronchitis (nach Drögemüller et al. 1990)

(1) *Initialbehandlung:*	0,8 µg Clenbuterol/kg KM intravenös (Bronchospasmolyse)
(2) *Infusion:*	30 l der 0,9%igen NaCl-Lösung, steril und pyrogenfrei
Applikationsgeschwindigkeit:	~10 l/h
(3) *Therapiedauer:*	3 Infusionen an 3 aufeinanderfolgenden Tagen
(4) *Nachbehandlung:*	2 bis 6 Wochen lang tägliche Gabe von Bronchospasmolytika und Expektorantia,
	staubarme Aufstallung mit täglich leichter Bewegung der Tiere

8.5. Aspekte der Hyperinfusionstherapie mit Kasuistik

Die solcherart durchgeführte massive Infusion führt bei den Tieren im Zeitraum bis 6 h post infusionem zur Senkung der Hämatokritwerte sowie des Plasmaprotein(-albumin-)gehaltes auf etwa 80 bis 70% im Vergleich zu den Ausgangswerten. Während der Infusionsphase kann bei den Pferden die Harnproduktion von etwa 4 ml/min (= physiologisch) auf über 160 ml/min (40fache Erhöhung!) ansteigen. Durch diese ausgeprägte Diurese verliert der Pferdeorganismus innerhalb von 6 h post infusionem bis zu 40 g (~1 mol) Kalium, bis zu 4 g Calcium (~100 mmol) und bis zu 1 g (~40 mmol) Magnesium. Nachfolgend entstehen eine Hypokaliämie (Plasmakalium: −30%), Hypomagnesämie (Plasmamagnesium: −33%) und Hypokalzämie (Plasmacalcium: −18%) (Rapp 1988).

Die Hyperinfusionstherapie gehört zu den *risikoreichen Behandlungsverfahren*. Zu ihrer *kunstgerechten* **Ausführung** gehören (Deegen 1990):

(1) die gründliche Voruntersuchung des Patienten (besonders Herz-Kreislauf-System),
(2) die Einhaltung einer angemessenen Applikationsgeschwindigkeit von 10, maximal 15 l je h (keine Infusionspumpen verwenden!),
(3) der Infusionsstop beim Anstieg der Herzfrequenz auf >60 Schläge/min, bei Dyspnoe oder Unruhe des Pferdes sowie
(4) die Begrenzung der Gesamtinfusionsmenge an 0,9%iger NaCl-Lösung auf 30 l je Tag und Pferd an 3 aufeinanderfolgenden Tagen (s. Kasuistik: Fall 1).

Außerdem ist die labordiagnostische Überwachung der Plasmaeleketrolytkonzentrationen sowie des Säuren-Basen-Haushaltes (Cl⁻-Ionen wirken als starkes Säure-Anion) anzuraten und gegebenenfalls die Substitution von täglich bis zu etwa 60 g KCl und etwa 20 g MgO je Pferd vorzunehmen.

Zur Reduzierung des Risikos der Hyperinfusionstherapie kann die Zuführung der großen Mengen an **isotoner NaCl-Lösung** in Kombination zwischen *oraler* und *intravenöser Gabe* erfolgen. Als Behandlungsschema wird je Pferd (500 kg KM) empfohlen:

1. die orale Applikation von 15 bis 20 l der 0,9%igen NaCl-Lösung und
2. etwa $2^{1}/_{2}$ h nach oraler Gabe (⇒ ausgeprägte enterale Absorption der Elektrolytlösung) zusätzlich die Verabreichung von 15 bis 20 l der 0,9%igen NaCl-Lösung innerhalb von 20 bis 30 min.

Mit dieser Art der massiven Zufuhr von Flüssigkeit plus Elektrolyte an Pferde mit COB wurde eine ebenso vorteilhafte plötzliche Senkung des Hämatokrits sowie des Plasmaproteingehaltes erzielt wie bei der alleinigen intravenösen Hyperinfusion (Schusser und Rapp 1987).

Außer bei **Pferden** mit COB kann die **Hyperinfusionstherapie** auch zur **Verflüssigung** von **angeschoppten Darminhaltsstoffen** bei Obstipationskoliken von Tieren genutzt werden. Nach Erfahrungen an unserer Klinik gelingt bei Pferden mit Passagestörungen im Darmkanal infolge hartnäckiger Verstopfung (Rektaluntersuchung: Darmteile mit nicht eindrückbaren Futtermassen palpierbar!) nach massiver intravenöser Zufuhr in vielen Fällen eine Steigerung der enteralen Sekretionsrate, die zur Verflüssigung und anschließend einsetzenden Passagierung der Ingesta beiträgt. Der Wirkungsmechanismus der Hyperinfusionstherapie dürfte bei Pferden mit Obstipation wiederum durch einen Anstieg des hydrostatischen Blutdrucks, jetzt in den Zottengefäßen, zu suchen sein. Es ist vorstellbar (Abb. 8.-3.), daß durch einen Anstieg des Füllungsdruckes in den Zottenkapillaren eine verstärkte Flüssigkeitsbewegung via Darmlumen zustande kommt. Sie könnte durch Permeabilitätsstörungen infolge eines beeinträchtigten Gewebestoffwechsels der angeschoppten Darmteile und/oder durch Einfluß von Bakterien sowie ihren Toxinen noch erleichtert werden (s. Abb. 8.-3.; s. Kasuistik: Fall 2).

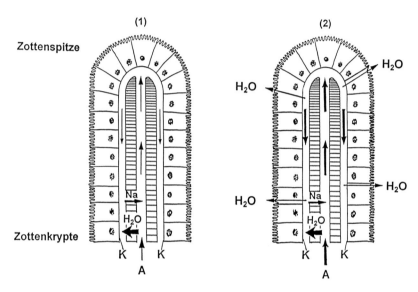

Abb. 8.-3. Schema des Gefäßsystems an der Darmzotte.
(1) Physiologische Verhältnisse: Das vaskuläre Netzwerk besteht aus einer zentralen Zottenarteriole (A), die zur Zottenspitze führt und sich in basiswärts ziehende Kapillaren (K) aufzweigt (Funktion des Gegenstromprinzips). Während der enteralen Absorption existiert eine Nettodiffusion für Flüssigkeit von der aszendierenden Arteriole zu den deszendierenden Kapillaren.
(2) Bei erhöhtem Füllungsdruck im Zottengefäßsystem und Permeabilitätsstörungen der biologischen Membranen kommt es zum gesteigerten transepithelialen Flüssigkeitsstrom ins Darmlumen.

- **Kasuistik**
Fall 1: Hyperinfusionstherapie bei einem Pferd mit COB
Patient und *Anamnese:* Warmblut-Wallach, ~500 kg KM, 13 Jahre, Leistungsinsuffizienz, zeitweise Atemnot, wiederholte Behandlungen mit Sulfonamiden und Bronchospasmolytika ohne anhaltenden Therapieerfolg.
Status praesens:
Rektaltemperatur: 37,7 °C;

Herzfrequenz: 48/min, systolisches Herzgeräusch (Aortenklappenstenose?);
Atemfrequenz: 24/min, abdominaler Atmungstyp;
Lungenauskultation: giemende Atmungsgeräusche;
Lungengrenzen: handbreit nach kaudoventral verlagert;
kein Nasenausfluß, im Ruhezustand kein Husten;
Endoskopie: Rachen und Luftsäcke o. b. B., Trachea in gesamter Ausdehnung mit stark viskösem, grauweißlichem Schleim belegt, scharfrandige Bifurcatio tracheae;
Trachealsekret: Nachweis von *Streptococcus zooepidemicus,* mittelgradig erhöhte Anzahl von z. T. schaumigen Alveolarmakrophagen, hochgradig vermehrter Betrag an neutrophilen Granulozyten, keine eosinophilen Granulozyten feststellbar;
Erythrogramm und *Leukogramm* des Blutes: unauffällig;
Blutgase und *Säuren-Basen-Status* (arteriell):
pH: 7,38, $PaCO_2$: 6,60 kPa (50 mm Hg), BE: +3,2 mmol/l, HCO_3^- (aktuell): 28 mmol/l, PaO_2: 9,45 kPa (71 mm Hg), O_2-Sättigung des Hb: 93%;
Diagnose: Chronisch-obstruktive Bronchitis mit respiratorischer Globalinsuffizienz, beginnendes Lungenemphysem;
Therapie: 14,0 ml Ventipulmin plus massive Infusion von 30 l der 0,9%igen NaCl-Lösung an drei aufeinanderfolgenden Tagen, während der Massivinfusion erfolgte beim Patienten ein Anstieg der Herzfrequenz kurzfristig auf maximal 62 Schläge/min, außerdem Gabe von Sekretolytika, Spasmolytika, Depotantibiotikum (empfindlich gegen im Tracheobronchialsekret nachgewiesenen Keimen!), Depotglucocorticosteroide;
Behandlungsergebnis zum Zeitpunkt 5 Tage nach Therapiebeginn:
klinische Symptome: wenig auffällige Veränderungen im Vergleich zum Zeitpunkt vor der Behandlung;
Endoskopie: obere Hälfte der Trachea mit flüssigem Sekret bedeckt;
Blutgase und *Säuren-Basen-Status* (arteriell):
pH: 7,44, $PaCO_2$: 5,22 kPa (39 mm Hg), BE: +2,5 mmol/l, HCO_3^- (aktuell): 26 mmol/l, PaO_2: 12,9 kPa (97 mm Hg), O_2-Sättigung des Hb: 97%;
Fazit: Durch die dreimalige Hyperinfusionstherapie wurde eine Verflüssigung des Tracheobronchialsekretes sowie eine nachweisbare Verbesserung des pulmonalen Gasaustausches (respiratorische Zielfunktion!) beim Patienten erreicht (s. physiologische Blutgaspartialdrücke).

Fall 2: Hyperinfusionstherapie bei einem Pferd mit Ingestaanschoppung im Dickdarm
Patient und *Anamnese:* Warmblut Stute, ~500 kg KM, 11 Jahre, seit ca. 20 h Koliksymptome, kein Kotabsatz, Vorbehandlung mit peripheren Parasympatholytikum Buscopan;
Status praesens:
Rektaltemperatur: 37,8 °C;
Atemfrequenz: 28/min;
Pulsfrequenz: 36/min, regelmäßig, gleichmäßig, schwach;
Kapillarfüllungszeit: 2 s;
Darmgeräusche: beidseitig unterdrückt;
Koliksymptome: wiederholtes Hinlegen und Aufstehen, Umschauen zum Abdomen;
Nasenschlundsonde: keine Entleerung von Mageninhalt;
Rektaluntersuchung: Ampulla recti mit geformten Faeces gefüllt, in den Faeces kein erhöhter Sandgehalt nachweisbar, Teile des Kolons mit kaum eindrückbaren Ingestamassen angeschoppt, Milz liegt der seitlichen Bauchwand an und ist scharfrandig;

8. Flüssigkeitstherapie ausgewählter Erkrankungen

Säuren-Basen-Status (venös):
   pH: 7,31, PvCO$_2$: 5,20 kPa (38 mm Hg), BE: –3,8 mmol/l, HCO$_3^-$ (aktuell): 19 mmol/l;
Erythrogramm: Erythrozyten: 7,9 T/l, Hämoglobin: 142 g/l, Hämatokrit: 0,44 l/l;
Leukogramm: Leukozytenzahl: 3,0 G/l, Differentialblutbild → Stabkernige Neutrophile: 14%, Segmentierte Neutrophile: 32%, Lymphozyten: 51%, Monozyten: 3%;
Diagnose: Verdacht auf Obstipatio coli mit milder metabolischer Azidose;
Therapie: Analgetikum, Spasmolytikum, Klysmen, Bewegung und Hyperinfusionsbehandlung mit 25 l der 0,9%igen NaCl-Lösung intravenös innerhalb von 2 h ⇒ danach spontaner Absatz von dünnbreiigen Faeces, nach 24 h noch einmal massive Infusion von 15 l der 0,9%igen NaCl-Lösung intravenös;
Behandlungsergebnis: Wiederherstellung der Ingestapassage im Darmkanal, Darmgeräusche beidseitig deutlich ausgeprägt, Appetit vorhanden,
   rektal: flüssig-schmierige Faeces (Fibrin!) sowie ödematöse Darmschleimhaut nachweisbar,
   physiologischer Säuren-Basen-Status des Patienten;
Fazit: Mit Hilfe der zweimaligen Hyperinfusionstherapie gelang eine rasche Verflüssigung angeschoppter Futtermassen im Dickdarm. Nachfolgend setzte die Darmpassage der Ingesta wieder ein.

Weiterführende Literatur

Anderson, N. V. (1992): Veterinary Gastroenterology. Lea & Febiger, Philadelphia.
Anonym (1988): Salvia-Infusion, Salvia-Diätica. Boehringer – Mannheim.
Anonym (1992): Die Bedeutung der enteralen Ernährung für die Genesung. Artikelsammlung Hill's Pet Prod. GmbH, Hamburg.
Anonym (1993): Tierarzneimittel, Tiergesundheitspflegemittel. Serum-Werk Bernburg AG.
Aeshbacher, G., and Webb, A. I. (1993): Intraosseous injection during cardio-pulmonary resuscitation in dogs. J. Small Anim. Pract. 34, 629.
Bauch, K. (1987): Zur Wertigkeit der Invertzucker-Infusionslösung beim Einsatz von Kohlenhydratinfusionslösungen in der parenteralen Ernährung. medicamentum 28, 2.
Bonig, H. (1984): Injektions- und Infusionstechniken an der Vena jugularis und Vena thoracica externa. Prakt. Tierarzt 66, Colleg. Veter. XV, 31.
Bradley, T. (1992): An update on fluid administration for veterinary technicians. Veterinary Technician 13, 547.
Capen, C. C., and Rosol, Th. J. (1989): Calcium – regulating hormones and diseases of abnormal mineral (calcium, phosphorus, magnesium) metabolism. In: Clinical Biochemistry of Domestic Animals (ed. by J. J. Kaneko), p. 678. Academic Press Inc., San Diego.
Chandler, E. A., Thompson, D. J., Sutton, J. B., and Price, C. J. (1991): Canine medicine and therapeutics. Blackwell Scientific Publications, Ltd. Oxford, 3th Ed.
Chandler, M. M. (1992): Hypermetabolism in illness and injury. Comp. Cont. Educ. 14, 1284.
Chew, D. J., Nagode, L. A., and Crothers, M. (1992): Disorders of calcium: Hypercalcemia and hypocalcemia. In: Fluid Therapy in Small Animal Practice (ed. by St. P. DiBartola), p. 116. W. B. Saunders Comp., Philadelphia.
Coles, E. H. (Ed.) (1989): Veterinary Clinical Pathology. W. B. Saunders Comp., Philadelphia.
Colahan, P. T., Maghew, I. G., Merritt, A. M., and Moore, J. N. (1991): Equine Medicine and Surgery. American Veterinary Publication Inc. Goleta, 4th Ed.
Cornelius, L., White, N. A., and Becht, J. L., (1992): Principles of Fluid Therapy. In: Veterinary Gastroenterology (ed. by N. V. Anderson), p. 103. Lea & Febiger, Philadelphia.
Darien, B. J. (1993): Heparin therapy: rationale and clinical indications. Comp. Cont. Educ. Pract. Vet. 15, 1273.
Deegen, E., Lieske, R., und Fischer, J. (1980): Eine neue Methode der sekretolytischen Therapie bei Pferden mit chronisch obstruktiver Bronchitis. 7. Arb.-Tag. d. Fachgr. Pferde-Krankheiten, DVG, Hamburg, S. 63–73.
Deegen, E. (1988): Infusionstherapie beim Pferd. Tierärztl. Umschau 43, 769.

194 Literatur

Deegen, E. (1990): Zur Risikominderung der massiven Infusionstherapie beim Pferd (Diskussionsbeitrag). 11. Arb.-Tag. d. Fachgr. Pferde-Krankheiten, DVG, Wiesbaden, S. 58–61.

Deike, J. (1994): Kolloidosmotischer Druck bei Tieren – ein Parameter für die Flüssigkeitstherapie. Vet.-med. Diss., Berlin.

DiBartola, St. P. (1992): Fluid Therapy in Small Animals Practice. W. B. Saunders Comp., Philadelphia.

Drögemüller, S., Deegen, E., und Müller, P. (1990): Langzeitstudie über den Erfolg der massiven Infusionstherapie bei Pferden mit chronischen Bronchialerkrankungen. 11. Arb.-Tag. d. Fachgr. Pferde-Krankheiten, DVG, Wiesbaden, S. 44–57.

Fenner, W. R. (1994): Kleintierkrankheiten. Differentialdiagnostik und Therapie in der Praxis. Gustav Fischer Verlag, Jena-Stuttgart.

Fiedler, H., und Lieb, L. (1991): Die Bedeutung der Osmolalität in verschiedenen Körperflüssigkeiten für die Intensivmedizin. Lab.med. 15, 243.

Frederick, G. S. (1990): Parenteral electrolyte replacement solutions. Appendix 2. Vet. Clin. North Amer.: Food Anim. Pract. 6, 155.

Frederick, G. S., Hannaway, Ch. D., and Hunt, E. (1990): Oral electrolyte replacement solutions. Appendix 1. Vet. Clin. North Amer.: Food Anim. Pract. 6, 149.

Freestone, J. F. (1993): Fluid therapy: An integral part of treating common equine disorders. Vet. Med. 88, 563.

Freudiger, U., Grünbaum, E.-G., und Schimke, E. (1993): Klinik der Hundekrankheiten. 2. Aufl. Gustav Ficher Verlag, Jena-Stuttgart.

Fulton, R. B., and Hauptmann, J. G. (1991): In vitro and in vivo rates of fluid flow through catheters in peripheral veins of dogs. J. Amer. Vet. Med. Assoc. 198, 1622.

Gaisbauer, G. (1994): Haftpflichtfragen bei intravenösen Injektionen aus rechtlicher Sicht. Prakt. Tierarzt 75, 673.

Geishauer, T. (1991): Intravenöse Dauertropfinfusion zur Durchfallbehandlung beim Kalb. Prakt. Tierarzt 73, Colleg. Veter. XXII, 35.

Hartig, W. (Hrsg.) (1984): Moderne Infusionstherapie. Parenterale Ernährung. J. Ambrosius Barth Verlag, Leipzig.

Hartmann, H. (1991): Physiologie und Pathophysiologie des Magen-Darm-Kanals. In: Kälber- und Jungrinderaufzucht (Hrsg.: P. Schmoldt). Gustav Fischer Verlag, Jena-Stuttgart, S. 74.

Hartmann, H., und Meyer, H. (Hrsg.) (1994): Klinische Pathologie der Haustiere. Gustav Fischer Verlag, Jena-Stuttgart.

Heath, S. E. (1992): Neonatal diarrhea in calves: Investigation of herd management practices. Comp. Cont. Educ. 14, 385.

Hunt, E. (1990): Disorders of magnesium metabolism. In: Large Animal Internal Medicine (ed. by B. P. Smith), p. 1325. C. V. Mosby Comp., St. Louis.

Hunt, E., and Moore, J. S. (1990): Use of blood and blood products. Vet. Clin. North Amer.: Food Anim Pract. 6, 133.

Kaneko, J. J. (Ed.) (1989): Clinical Biochemistry of Domestic Animals. Academic Press Inc. San Diego.

Ketz, H.-A. (1989): Die Physiologie der Niere. In: Lehrbuch der Physiologie der Haustiere (Hrsg.: E. Kolb). 5. Aufl. Gustav Fischer Verlag, Jena-Stuttgart.

Kirk, R. W., Bistner, S. I., and Ford, R. B. (1990): Handbook of Veterinary Procedures and Emergency Treatment. 5th Ed. W. B. Saunders Comp., Philadelphia.

Kirk, C. A. (1992): Diätetische Maßnahmen bei metabolischem Stress. In: Die Bedeutung der enteralen Ernährung für die Genesung (Anonym). Artikelsammlung Hill's Pet

Prod. GmbH, Hamburg.
Klee, W. (1989): Aspekte der Behandlung neugeborener Kälber mit akutem Durchfall. VET 4, 122.
Kolb, E. (1978): Neuere biochemische Erkenntnisse zur Entstehung, Verhütung und Behandlung der Ketose des Rindes unter besonderer Berücksichtigung der Verdauungsvorgänge in den Vormägen. Wiss. Z. Univ. Leipzig. Math.-Naturwiss. R. 27, 161.
Koterba, A. M., Drummond, W. H., and Kosch, P. C. (Eds.) (1990): Equine Clinical Neonatology. Lea & Febiger, Philadelphia.
Lewis, L. D., Morris Jr., M. L., und Hand, M. S. (1990): Klinische Diätetik für Hund und Katze. (Deutsche Übersetzung von H.-O. Schmidtke.) Schlütersche Verlagsanstalt und Druckerei, Hannover.
Lippert, A. C., and Buffington, C A. T. (1992): Parenteral Nutrition. In: Fluid Therapy in Small Animal Practice (ed. by St. P. DiBartola), p. 384. W. B. Saunders Comp., Philadelphia.
Löscher, W., Ungemach, F. R., und Kroker, R. (1991): Grundlagen der Pharmakotherapie bei Haus- und Nutztieren. Paul Parey, Berlin-Hamburg.
Löwe, G. (1994): Funktionsstörungen des Herz-Kreislauf-Systems. In: Klinische Pathologie der Haustiere (Hrsg.: H. Hartmann u. H. Meyer). Gustav Fischer Verlag, Jena-Stuttgart, S. 252.
Michell, A. R., Bywater, R. J., Clarke, K. W., Hall, L. W., and Watermann, A. E. (Eds.) (1989): Veterinary Fluid Therapy. Blackwell Scient. Publ., London.
Morris, D. D. (1989): Thrombophlebitis in horses: The contribution of hemostatic dysfunction to pathogenesis. Comp. Cont. Educ. Pract. Vet. 11, 1386.
Murtaugh, R. J., and Kaplan, P. M. (Eds.) (1992): Veterinary Emergency and Critical Care Medicine. Mosby Year Book, St. Louis.
Orsini, J. A. (1989): Pathophysiology, diagnosis, and treatment of clinical acid – base disorders. Comp. Cont. Educ. Pract. Vet. 11, 593.
Pischinger, A. (Hrsg.) (1990): Das System der Grundlagenregulation. (Grundlagen für eine ganzheitsbiologische Theorie der Medizin). Karl F. Haug Verlag, Heidelberg.
Poundstone, M. (1992): Intraosseous infusion of fluids in small animals. Veterinary Technician 13, 407.
Pusterla, N. (1994): Untersuchungen zur Prophylaxe der katheterbedingten Thrombophlebitis beim Rind. Vet.-med. Diss., Zürich.
Rapp, H. J. (1988): Untersuchungen über die Veränderung einiger Blut- und Harnparameter während der kombinierten Überwässerungstherapie zur Behandlung der chronisch obstruktiven Bronchitis (COB) beim Pferd. Tierärztl. Praxis 16, 167–173.
Robinson, W. F., and Huxtable, C. R. R. (Eds.) (1988): Clinicopathologic Principles for Veterinary Medicine. Cambridge Univ. Press.
Rose, R. J. (1990): Electrolytes: Clinical applications. Vet. Clin. North Amer.: Equine Pract. 6, 281.
Rose, R. J., and Hodgson, D. R. (1993): Manual of equine practice. W. B. Saunders Comp., Philadelphia.
Roussel, A. J., and Kasari, Th. R. (1990): Using fluid and electrolyte replacement therapy to help diarrheic calves. Vet. Clin. North Amer.: Food Anim. Pract. 6, 303.
Rudolph, C., und Finsterbusch, L. (1991). Auswirkung einer subkutan oder intraperitoneal appliziertern Infusionslösung auf den Flüssigkeitshaushalt des Kalbes. Mh. Vet.-Med. 46, 43.
Schaer, M. (1989): General principles of fluid therapy in small animal medicine. Vet. Clin.

North Amer.: Small Anim. Pract. 19, 203.

Schusser, G., und Rapp, J. J. (1987): Die Kombination der peroralen und intravenösen Applikation großer Mengen isotoner Kochsalzlösung zur Behandlung der chronisch obstruktiven Lungenerkrankung des Pferdes (COPD) – Pilotstudie. Wiener Tierärztl. Mschr. 74, 352.

Settle, C. S., and Vaala, W. E. (1990): Nursing care and monitoring techniques for critical ill foals. Equine Vet. Educ. 2, 219.

Smith, B. P. (Ed.) (1990): Large Animal Internal Medicine: Diseases of Horses, Cattle, Sheep and Goats. C. V. Mosby Comp., St. Louis.

Spier, S. J., and Meagher, D. M. (1989): Perioperative medical care for equine abdominal surgery. Vet. Clin. North. Amer.: Equine Pract. 5, 429.

Spurlock, S. L., and Ward, M. V. (1991): Parenteral nutrition in equine patients: Principles and theory. Comp. Contin. Educ. Pract. Vet. 13, 461.

Sweeney, R. W., and Divers, T. J. (1990): The use of parenteral nutrition in calves. Vet. Clin. North Amer.: Food Anim. Pract. 6, 125.

Tobias, T. A., and Schertel, E. R. (1992): Shock: Concepts and Management. In: Fluid Therapy in Small Animal Practice (ed. by St. P. DiBartola). W. B. Saunders Comp., Philadelphia.

Verschoor, J., and Christensen, C. R. (1990): Fluid therapy with specific mucopolysaccharides. A new approach to control diarrhea. Vet. Clin. North Amer.: Food Anim. Pract. 6, 69.

White, N. A. (1990): The Equine Acute Abdomen. Lea & Febiger, Philadephia.

Williamson, L. (1992): Blood and plasma therapy. In: Current Therapy in Equine Medicine (ed. by N. E. Robinson), p. 517. W. B. Saunders Comp., Philadelphia.

Zepperitz, H., Gürtler, H., und Glatzel, E. (1989): Einfluß einer Applikation von Paravert® und Calciumgluconat-Infusionslösung® auf die Konzentration an ionisiertem Calcium im Blut und anderen Mineralstoffen im Blutplasma bei gesunden und an Gebärparese erkrankten Kühen. Mh. Vet.-Med. 44, 830.

Tabellenanhang

Tabelle A.1. Physiologische Richtwerte[1]) ausgewählter Blutinhaltsstoffe bei Haussäugetieren

Parameter	[Dimension]	Pferd	Rind	Schaf/Ziege	Schwein	Hund	Katze
Albumin	[g/l]	27–35	31–35	25–29	19–34	26–31	25–29
Albumin/Globulin-Quotient		0,62–1,46	0,84–0,94	0,42–0,76	0,37–0,51	0,59–1,11	0,45–1,19
Anionen gap	[mval/l]	6–15	14–20			12–24	13–27
Calcium (gesamt)	[mmol/l]	2,8–3,4	2,4–3,1	2,9–3,2	1,8–2,9	2,3–2,8	2,0–2,6
Ca^{2+}-Ionen	[mmol/l]	etwa 60% des Gesamtcalciumgehaltes					
Cl^--Ionen	[mmol/l]	99–109	97–111	95–103	94–106	105–115	117–123
CO_2-Partialdruck (arteriell)	[kPa]	4,8–5,9	3,9–5,7		4,5–5,2	4,1–5,7	3,3–4,9
	[mm Hg]	36–44	30–43		34–39	31–43	25–37
CO_2-Partialdruck (venös)	[kPa]	5,1–6,1	4,7–5,9	4,9–6,1		4,0–6,0	
	[mm Hg]	38–46	35–44	37–46		30–45	
Glucose	[mmol/l]	3,5–7,0	2,5–4,2	2,8–4,4	4,7–8,3	3,6–6,6	3,9–6,1
Hämatokrit	[l/l]	0,30–0,50	0,28–0,39		0,33–0,45	0,44–0,52	0,27–0,47
Hämoglobin	[mmol/l]	6,8–9,3	5,6–8,7	5,4–8,0	6,7–9,2	8,6–12,1	5,2–10,8
HCO_3^--Ionen	[mmol/l]	20–28	17–29	20–25		19–26	15–22
K^+-Ionen	[mmol/l]	2,4–4,7	3,9–5,8	3,9–5,4	4,4–6,7	4,4–5,4	4,0–4,5
Kolloidosmotischer (onkotischer) Druck	[kPa]	2,7–2,9	2,7–3,0			2,5–3,0	
	[mm Hg]	20–22	20–23			19–23	
Lactat-Ionen	[mmol/l]	1,1–1,8	0,6–2,2	1,0–1,3	0,5–1,2	0,5–1,0	0,5–1,0
Magnesium	[mmol/l]	0,9–1,2	0,7–1,0	0,9–1,3	1,1–1,5	0,7–1,0	0,9–1,1
Na^+-Ionen	[mmol/l]	132–146	132–152	139–152	135–150	141–152	147–156
O_2-Partialdruck (arteriell)	[kPa]	11,3–14,5	11,5–14,5		12,2–14,1	10,8–13,7	12,6–15,7
	[mm Hg]	85–109	86–109		92–106	81–103	95–118
Osmolalität	[mosmol/kg]	279–296	276–296		299–310	295–315	301–314
pH-Wert		7,32–7,44	7,31–7,53	7,32–7,54	7,38–7,48	7,35–7,46	7,39–7,46
PO_4^{3-}-Ionen (anorganisch)	[mmol/l]	1,0–1,8	1,8–2,0	1,6–2,4	1,7–3,1	0,8–2,5	1,5–2,6

Protein (gesamt)	[g/l]	52–79	68–75	60–79	79–89	54–71	54–78
Proteinfraktion:							
Globuline (gesamt)	[g/l]	26–40	30–35	35–57	27–41	27–44	26–51
Protein/Creatinin-Quotient		<0,5	<0,6			<1,0	<0,5

[1]) Die aufgeführten physiologischen Richtwerte geben die international gebräuchlichen Größenordnungen der analytischen Parameter an. Der exakte physiologische Referenzbereich eines Parameters ist von zahlreichen Faktoren, wie Lebensalter der Tiere, angewandte Methode bzw. eingesetzte Apparatur u. a., abhängig und muß daher jeweils vor Ort, z. B. Tierklinik, Laboratorium, bestimmt und festgelegt werden.

Tabelle A.2. Angaben zum Elektrolytstoffwechsel

(1) *Kalkulation eines HCO_3^--Defizits:*
   HCO_3^--Defizit: $= 0{,}4 \cdot$ KM $\cdot$ (24 − Plasma-[HCO_3^-])
   (mmol = mval)   (kg)   (mmol/l)

(2) *Beziehung zwischen pH und [K^+] im Plasma:*
   Für jede Änderung des pH um 0,1 Einheiten ergibt sich eine reziproke Abweichung der Plasma-K^+-Konzentration um 0,6 mmol (=mval)/l

(3) *Beziehung zwischen [Ca^{2+}] und [Albumin] im Plasma:*
   Für jeden Abfall der Plasmaalbuminkonzentration um 10 g/l sinkt die Plasma-Ca^{2+}-Konzentration um 0,2 mmol/l ($\rightarrow$ Entstehung einer „fälschlichen" Hypokalzämie)

(4) *Beziehung zwischen [Na^+] und [Glucose] im Plasma:*
   Für jeden Anstieg der Plasmaglucose um 5,5 mmol/l sinkt die Plasma-Na^+-Konzentration um 1,6 mmol (= 1,6 mval)/l ($\rightarrow$ Entstehung einer „fälschlichen" Hyponatriämie)

(5) *Hyponatriämie:*
   Na^+-Defizit (mmol) $= 0{,}7 \cdot$ KM (kg) $\cdot$ (140 − Plasma-[Na^+]) + (140 $\cdot$ isotone Flüssigkeitsverluste (kg))

   Wasserüberschuß (l) $= 0{,}7 \cdot$ KM (kg) $\cdot \left(1 - \dfrac{\text{Plasma} - [Na^+]}{140}\right)$

(6) *Hypernatriämie:*
   Wasserdefizit (l) $= 0{,}7 \cdot$ KM (kg) $\cdot \left(\dfrac{\text{Plasma} - [Na^+]}{140}\right)$

Tabelle A.3. Umrechnung zwischen verschiedenen Maßangaben für Elektrolyte

Salz	mmol/l	mg/l	Kation	Anion	mval Kation/l	mg Kation/l	mval Anion/l	mg Anion/l
NaCl	1	58,5	Na$^+$	Cl$^-$	1	23,0	1	35,5
KCl	1	74,6	K$^+$	Cl$^-$	1	39,1	1	35,5
NaHCO$_3$	1	84,0	Na$^+$	HCO$_3^-$	1	23,0	1	61,0
Na-Acetat	1	82,0	Na$^+$	Acetat$^-$	1	23,0	1	59,0
CaCl$_2$	1	111,0	Ca^{++}	2Cl$^-$	2	40,0	2	71,0
Ca-Gluconat	1	448,4	Ca^{++}	2 Gluconat$^-$	2	40,0	2	408,4

(1) **1 mol (mmol)** einer Substanz ist die Molmasse (MM) der Substanz in g (mg) ausgedrückt;

(2) **1 Äquivalent** (val bzw. mval) = $\dfrac{\text{MM (g bzw. mg)}}{\text{Wertigkeit}}$

(3) *Umrechnungsformeln für Konzentrationsangaben:*

- gesucht: **mmol** (1) gegeben: mg $\rightarrow$ **mmol** $= \dfrac{\text{mg}}{\text{MM}}$

  (2) gegeben: mval $\rightarrow$ **mmol** = mval · Wertigkeit

- gesucht: **mval** (1) gegeben: mg $\rightarrow$ **mval** $= \dfrac{\text{mg}}{\text{MM} \cdot \text{Wertigkeit}}$

  (2) gegeben: mmol $\rightarrow$ **mval** $= \dfrac{\text{mmol}}{\text{Wertigkeit}}$

- gesucht: **mg** (1) gegeben: mmol $\rightarrow$ **mg** = mmol · MM

  (2) gegeben: mval $\rightarrow$ **mg** = mval · MM · Wertigkeit;

Tabelle A.3. Fortsetzung

(4) *Umrechnung* von **mval** einer Substanz in **g** der Substanz:

$$1 \text{ mval Substanz} \cdot \frac{1}{\text{Milliäquivalentmasse (mg)}} \cdot \frac{1000 \text{ mg}}{1 \text{ g}} = \frac{\text{mval}}{1 \text{ g}}$$

Beispiele:

- $1 \text{ mval NaCl} \cdot \dfrac{1}{58} \cdot \dfrac{1000 \text{ mg}}{1 \text{ g}} = \dfrac{17 \text{ mval}}{1 \text{ g}}$ oder

- $1 \text{ mval CaCl}_2 \cdot \dfrac{1}{111{:}2} \cdot \dfrac{1000 \text{ mg}}{1 \text{ g}} = \dfrac{18 \text{ mval}}{1 \text{ g}}$;

(5) Häufige **Äquivalentwerte** in der Veterinärmedizin:

NaCl	= 17 mval/g Na$^+$	oder Cl$^-$
NaHCO$_3$	= 12 mval/g Na$^+$	oder HCO$_3^-$
Na-Lactat	= 9 mval/g Na$^+$	oder Lactat$^-$
Na-Acetat	= 12 mval/g Na$^+$	oder Acetat$^-$
KCl	= 13 mval/g K$^+$	oder Cl$^-$
CaCl$_2$	= 18 mval/g Ca^{2+}	oder 2 Cl$^-$
Ca-Gluconat	= 5 mval/g Ca^{2+}	oder Gluconat$^-$

MM = Molmasse

Tabelle A.4. Osmotischer Druck (P_{Osm}) und osmolales gap (osmotische „Lücke")

(1) **Osmolalität:** osmol (mosmol)/ kg (= Masseeinheit);

(2) **Osmolarität:** osmol (mosmol)/l (= Volumeneinheit);

(3) • 1 mol (mmol)/l = 1 osmol/l (kg) für organische Stoffe ohne Dissoziation in Lösungen

    Beispiel:
    1 mol Glucose (= 180 g)/l = 1 osmol/l (kg)
    1 mmol Glucose (= 0,18 g)/l = 1 mosmol/l (kg)
    300 mmol Glucose (= 54 g)/l = 300 mosmol/l (kg) [→ blutisoton]
    Faustregel für *nichtdissoziierte Substanzen:* ihre 1/3 molale Lösung ist isoton;

    • 1 mol (mmol)/l = 2 osmol (2 mosmol)/l (kg) für Elektrolyte, die in Lösungen in 2 Ionen zerfallen

    Beispiel:
    1 mol NaCl (= 58,5 g)/l   = 1 osmol Na^+/(l + 1 osmol Cl^-/l bzw.
                                       = 2 osmol/l (kg)
    1 mmol NaCl (= 0,0585 g)/l = 2 mosmol/l (kg)
    150 mmol NaCl (= 8,8 g)/l = 300 mosmol/l (kg) [→ blutisoton]
    Faustregel für *einwertige Elektrolyte:* ihre 1/6 molale Lösung ist isoton;

(4) **Osmolales gap** = P_{Osm} (gemessen) – P_{Osm} (errechnet);
    P_{Osm} (gemessen) = am Osmometer mit Verfahren der Gefrierpunktserniedrigung bestimmt
    P_{Osm} (errechnet) = 2[Na^+] + Harnstoff (mmol/l) + Glucose (mmol/l)

Tabelle A.5. Indirekte Kalkulation des kolloidosmotischen (= onkotischen) Druckes im Plasma (s. auch Deicke 1994)

(1) **Kolloidosmotischer Druck (KOD)** (mm Hg) aus *Gesamteiweißkonzentration* (GE) des Plasmas (g/dl):
 - Mensch → KOD = $2{,}265 \cdot GE + 0{,}008 \cdot GE^2 + 0{,}026 \cdot GE^3$
 - Hund → KOD = $1{,}4 \cdot GE + 0{,}22 \cdot GE^2 + 0{,}005 \cdot GE^3$
 - Ratte → KOD = $1{,}825 \cdot GE + 0{,}164 \cdot GE^2 + 0{,}012 \cdot GE^3$

(2) **KOD** (mm Hg) aus *Albuminkonzentration* (A) des Plasmas (g/dl):
$$KOD = 2{,}8 \cdot A + 0{,}18 \cdot A^2 + 0{,}012 \cdot A^3$$
oder
$$KOD = 0{,}57 \cdot A$$

(3) **KOD** (mm Hg) aus *Globulinkonzentration* (G) des Plasmas (g/dl):
$$KOD = 1{,}6 \cdot G + 0{,}15 \cdot G^2 + 0{,}0006 \cdot G^3$$

(4) **KOD** (mm Hg) aus *Albumin-* (A) und *Globulinkonzentration* (G) des Plasmas (g/dl):
$$KOD = 4{,}96 \cdot A + 1{,}15 \cdot G + 1{,}73$$

(5) **KOD** (mm Hg) aus *Gesamteiweiß-* (GE) und *Albuminkonzentration* (A) des Plasmas (g/dl):
$$KOD = A \cdot (2{,}98 + 0{,}23 \cdot GE^2 + 0{,}05 \cdot GE^3) + (1 - A) \cdot (1{,}09 \cdot GE + 0{,}083 \cdot GE^3)$$

Tabelle A.6. Angaben zum Säuren-Basen-Gleichgewicht

(1) *Umrechnung* von **pH** in **[H$^+$]**:
pH von 7,40 = [H$^+$] von 40 nmol/l (= 40 nval/l)
→ für jeden Anstieg des pH um 0,1 ist die [H$^+$] mit 0,8 zu multiplizieren,
z. B. pH = 7,60 bedeutet: 40 · 0,8 · 0,8 = 26 nmol H$^+$/l;
→ für jeden Abfall des pH um 0,1 ist die [H$^+$] mit 1,25 zu multiplizieren,
z. B. pH = 7,30 bedeutet: 40 · 1,25 = 50 nmol H$^+$/l

(2) Kompensationsvorgänge zwischen **PCO$_2$** und **[HCO$_3^-$]**:

- *Metabolische Azidose*
  → für jeden Abfall der [HCO$_3^-$] um 1 mmol/l (= 1 mval/l) verringert sich kompensatorisch der PCO$_2$ um 0,13 kPa (= 1,0 mm Hg)
- *Metabolische Alkalose*
  → für jeden Anstieg der [HCO$_3^-$] um 1 mmol/l (= 1 mval/l) erhöht sich kompensatorisch der PCO$_2$ um 0,09 kPa (= 0,7 mm Hg)
- *Akute respiratorische Azidose*
  → für jeden Anstieg des PCO$_2$ um (1) 1 kPa oder (2) 1 mm Hg erhöht sich kompensatorisch die [HCO$_3^-$] um (1) 1,1 mmol/l oder (2) 0,15 mmol/l
- *Chronische respiratorische Azidose*
  → für jeden Anstieg des PCO$_2$ um (1) 1 kPa oder (2) 1 mm Hg erhöht sich kompensatorisch die [HCO$_3^-$] um (1) 2,6 mmol/l oder (2) 0,35 mmol/l
- *Akute respiratorische Alkalose*
  → für jeden Abfall des PCO$_2$ um (1) 1 kPa oder (2) 1 mm Hg reduziert sich kompensatorisch die [HCO$_3^-$] um (1) 1,9 kPa oder (2) 0,25 mmol/l
- *Chronische respiratorische Alkalose*
  → für jeden Abfall des PCO$_2$ um (1) 1 kPa oder (2) 1 mm Hg reduziert sich kompensatorisch die [HCO$_3^-$] um (1) 4,1 mmol/l oder (2) 0,55 mmol/l

Tabelle A.7. Kalkulation der Tropfenzahl bei unterschiedlicher Infusionsgeschwindigkeit

$$\text{Tropfenzahl/min} = \frac{15^{1)}\ (60)^{1)}\ (?)^{1)}\ \text{Tropfen}}{\text{ml}} \cdot \frac{(x)\ \text{ml}}{\text{h}} \cdot \frac{1\ \text{h}}{60\ \text{min}}$$

oder

$$\text{Tropfenzahl/min} = \frac{(?)^{1)}\ \text{Tropfen}}{\text{ml}} \cdot \text{gewünschte Infusionsrate in ml/h} \cdot 0{,}0167$$

oder

$$\text{Tropfenzahl/10 s} = \frac{(?)^{1)}\ \text{Tropfen}}{\text{ml}} \cdot \text{gewünschte Infusionsrate in ml/h} \cdot 0{,}00278$$

---

[1]) entsprechend dem eingesetzten Infusionsgerät (s. Herstellerangaben);

Rate in ml/h	Infusionsbesteck : 15 Tropfen/ml	
	Tropfenzahl/10 s	Tropfenzahl/min
10	–	2,5
50	2,1	12,5
100	4,2	25,0
150	6,3	37,5
200	8,3	50,0
300	12,5	75,0
400	16,7	100,0
500	20,8	125,0
750	31,3	187,5
1000	41,7	250,0

Tabelle A.8. Kalkulation der Infusionsrate von intravenös zu verabreichenden Arzneimitteln (nach Koterba et al. 1990)

(1) Erfassung der KM des Patienten in kg
(2) Umrechnung der Gesamtmenge an zu verabreichendem Arzneimittel von mg → µg
(3) Bestimmung der Dosierung µg/min
(4) Bestimmung von µg/ml in der Infusionslösung
(5) Festlegung, wieviel ml/min infundiert werden sollen
(6) Bestimmung Tropfen/min unter Berücksichtigung der Infusionsapparatur

Beispiel: Ein Hund mit 30 kg KM soll Dopamin in einer Dosierung von 5µg/kg/min verabreicht erhalten. Für das Tier werden 500 ml Infusionslösung mit 200 mg Dopamin bereitgehalten. Welche Infusionsrate ist erforderlich?

(1) KM = 30 kg
(2) 200 mg Dopamin oder 200.000 µg Dopamin in 500 ml Lösung
(3) µg/min – Dosierung geschieht entsprechend der KM:
5 µg/kg/min · 30 kg = 150 µg/min sind dem Hund zu verabreichen

(4) $\dfrac{200.000\ \mu g}{500} = \dfrac{X\ \mu g}{1\ ml}$, X = 400 µg/ml

(5) Bestimmung der Infusionsrate ml/min
X ml/min · 400 µg/ml = 150 µg/min
X = 0,38 ml/min

(6) Bestimmung der erforderlichen Tropfen/min

$\dfrac{15\ \text{Tropfen}}{1\ ml} = \dfrac{X\ \text{Tropfen}}{0,38\ ml}$

X = 5,7 Tropfen/min

Tabelle A.9. Herstellung von Lösungen unterschiedlicher Konzentration

Kreuzregel:

Konzentration der Ausgangslösung .....a
(b' = Menge der Ausgangslösung)

gewünschte Konzentration X

Konzentration der Verdünnungslösung .....b
(a' = Menge der Verdünnungslösung)

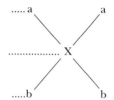

Durch Subtraktion der in einer Achse befindlichen Zahlen (a–X; X–b) ergeben sich die benötigten Volumina a', b'), um eine Lösung der gewünschten Konzentration X herzustellen.

Entsprechend der Kreuzregel werden a' ml der verdünnten Lösung b mit b' ml der konzentrierten Lösung a gemischt, um a' + b' der Konzentration X zu erhalten *(Kreuzregel)*.

Reicht das errechnete Gesamtvolumen nicht aus, werden a' und b' mit dem gleichen Faktor multipliziert, bis a' + b' dem gewünschten Volumen entspricht.

Beispiel: Herstellung von 500 ml einer 15%igen Glucoselösung (= X) aus einer 50%igen Glucoselösung (= a) und sterilem Wasser (0% Glucose) (= b):

(1) a–X = 50%–15% = 35 · 10 (= Faktor)   → 350 ml = a'
     X–b = 15%– 0% = 15 · 10 (= Faktor)   → 150 ml = b'
     ──
     Σ = 50 · 10 (= Faktor) → Σ = 500 ml

(2) 150 ml der 50%igen Glucoselösung (= 75 g Glucose (= b')) sind mit 350 ml sterilem Wasser (= a') zu mischen.
     Ergebnis: 500 ml einer 15%igen Glucoselösung (= 75 g Glucose) (= X)

Tabelle A.10. Umrechnung von Körpermassen (KM) in Körperoberflächen (KO)

$$\mathbf{KO}\ (m^2) = k^{1)} \cdot \frac{KM^{2/3}\ (g)}{10^4}$$

oder [Es gilt: $a^{\frac{p}{q}} = (a^p)^{\frac{1}{q}} = \sqrt[q]{a^p}$]

$$\mathbf{KO}\ (cm^2) = k^{1)} \cdot \sqrt[3]{KM^2\ (g)}$$

Beispiele: (1) Adulter Hund (k = 10,1) mit 16 kg KM verfügt über eine KO von 6413 cm² (= 0,64 m²)
(2) Adultes Pferd (k = 9,5) mit 498 kg KM verfügt über eine KO von 5,97 m²

[1]) k = Konstante zur Bestimmung der KO bei verschiedenen Haustieren (nach Ketz 1989):

- Pferd   → 9,5   — Fohlen   → 11,0
- Rind   → 9,0   — Kalb   → 10,5
- Ziege   → 10,6   — Ziegenlamm   → 12,0
- Schaf   → 9,6   — Schaflamm   → 10,2
- Schwein   → 9,9   — Ferkel   → 11,0
- Hund   → 10,1
- Katze   → 9,9

Tabelle A.11. Umrechnung von Humandosierungen in Angaben für Tiere (in Anlehnung an Löscher et al. 1991)

Humanmedizinische Dosisangaben beziehen sich in der Regel auf *Menge Arzneimittel je kg Körpermasse (mg/kg)*. Als Bereich der Körpermasse (KM) wird das Normgewicht erwachsener Menschen mit 60 bis 70 kg angenommen.
Eine einfache Dosisangleichung auf die bei Tieren häufig vorkommenden deutlich niedrigeren (z. B. Katze mit ∼4kg KM) oder höheren Körpermassen (z. B. Pferd mit ∼500 kg KM) ist infolge fehlender Linearität, z. B. der Stoffwechselintensität oder der Größe der Verteilungsräume im Organismus, nicht möglich. Eine einfache Umrechnung der Dosisangaben allein auf der Grundlage der KM würde bei kleinen Tieren zur Unterdosierung und bei großen Probanden zur Überdosierung führen.
Daher sollte die **Dosisextrapolation** von humanmedizinischen Angaben in solche für Tiere auf der Basis der
(1) *Körperoberfläche* oder
(2) *metabolischen Körpermasse*
erfolgen.

1. **Dosiskalkulation** über die **Körperoberfläche (KO)**
1.1. Umrechnung der KM des Tieres in die entsprechende KO
    (s. Anhang – Tabelle Nr. 10)
1.2. Umrechnung einer bekannten Humandosis von mg/kg in mg/m^2:
    - KO eines adulten Menschen mit 65 kg KM
      = 1,62 m^2 → 65 kg/1,62 m^2 = 40 kg/1 m^2
         Umrechnungsfaktor = 40
    - *Beispiel:* Humandosis: 5 mg/kg
         5 mg/kg · 40 kg/m^2 = 200 mg/m^2
1.3. Ermittlung der Dosierung für eine beliebige KM aus der Dosis je m^2:
    - Errechnete Tier-KO (m^2) · Humandosis (mg/kg) · 40 (kg/m^2) = mg/Tierpatient
    - *Beispiel:* Humane Arzneimitteldosis betrage 9 mg/kg; das Pharmakon soll für eine Katze mit der KM von 3,5 kg eingesetzt werden
    - • 3500 g KM → 0,23 m^2 KO (s. Anhang – Tabelle Nr. 10)
    - • 0,23 m^2 · 9 mg/kg · 40 kg/m^2 = 82 mg für die Katze

2. **Dosiskalkulation** über die **metabolische Körpermasse (KM^{0,75})**
2.1. Umrechnung der KM in *KM^{0,75}* (z. B. Taschenrechner mit y^x-Funktion)
2.2. Umrechnung einer Humandosis von mg/kg KM in mg/kg KM^{0,75}
    - metabolische KM eines adulten Menschen (65 kg) = 65^{0,75} kg = 22,9 kg^{0,75}
      → 65/22,9 = 2,84 kg/kg^{0,75}
      → Umrechnungsfaktor = 2,84
    - *Beispiel:* Humandosis: 5 mg/kg
         5 mg/kg · 2,84 kg/kg^{0,75} = 14,2 mg/kg^{0,75}
2.3. Ermittlung der Dosierung für eine beliebige KM aus der Dosis je kg^{0,75}:
    - Errechnete metabolische KM (kg^{0,75}) · Humandosis (mg/kg) · 2,84 (kg/kg^{0,75})
      = mg/Tier
    - *Beispiel:* Humane Arzneimitteldosis betrage 9 mg/kg; das Arzneimittel soll für eine Katze mit der KM von 3,5 kg eingesetzt werden
    - • 3,5 kg KM = 2,56 kg^{0,75}
    - • 2,56 kg^{0,75} · 9 mg/kg · 2,84 kg/kg^{0,75} = 65 mg für die Katze
         (Vergleiche mit Ergebnis unter 1.3.!)

Tabelle A.12. Angaben für Haushaltsmaße

1 Tropfen	ca.	0,05 ml
20 Tropfen	ca.	1 ml
60 Minitropfen[1])	ca.	1 ml
1 Teelöffel	ca.	5 ml
1 Eßlöffel	ca.	15 ml
1 Tasse	ca.	180 ml

[1]) Minitropf-Infusionsgeräte für Säuglinge

Tabelle A.13. Umrechnungsfaktoren zwischen konventionellen Dimensionsangaben und den entsprechenden SI-Einheiten

Substanz/Begriff	Konventionelle Einheit	· Faktor →	SI-Einheit
Acetacetat	mg/dl	0,098	mmol/l
Aceton	mg/dl	0,172	mmol/l
Adrenalin	µg	5,458	nmol
Albumin	g/dl	10,0	g/l
Albumin	g/dl	144,90	µmol/l
Ammoniak	µg/dl	0,587	µmol/l
Bilirubin	mg/dl	17,10	µmol/l
Bromsulfonphtalein	mg/dl	11,93	µmol/l
Blei	µg/dl	0,0483	µmol/l
Calcium	mg/dl	0,2495	mmol/l
Calcium	mval/l	0,50	mmol/l
Carotin	µg/dl	0,0186	µmol/l
Chlorid	mval/l	1,0	mmol/l
Chlorid	mg/dl	0,2821	mmol/l
Cholesterol	mg/dl	0,0259	mmol/l
Cobalt	µg/dl	0,1697	µmol/l
Cortisol	µg/dl	27,59	nmol/l
pCO_2	mmHg	0,133	kPa
Creatin	mg/dl	76,26	µmol/l
Creatinin	mg/dl	88,40	µmol/l
Digoxin	ng/dl	1,28	Nmol/l
Eisen	µg/dl	0,1791	µmol/l
Eisenbindungskapazität	µg/dl	0,1791	µmol/l
Enzyme	U (E)/l	16,67	nkat/l
Erythrozyten	Mill./mm³ (= 10^6/µl)	1,0	T/l (= 10^{12}/l)
Fettsäuren	mg/dl	0,0354	mmol/l
Fettsäuren	mval/l	1,0	mmol/l
Fibrinogen	mg/dl	0,01	g/l
Fibrinogen	mg/dl	0,0294	µmol/l
Folsäure	µg/dl	22,65	nmol/l
Fructose	mg/dl	0,0555	mmol/l
Galactose	mg/dl	0,0555	mmol/l
Gallensäuren	mg/dl	25,47	mmol/l
Gallensäuren	mval/dl	1,0	mmol/l
Glucose	mg/l	0,0555	mmol/l
Glycerol	mg/l	0,1086	mmol/l
Hämoglobin	g/dl	10,0	g/l
Hämoglobin	g/dl	0,6206	mmol/l
– MCH (= mean cell hemoglobin)	pg	0,6206	fmol
– MCHC (= mean cell hemoglobin concentration)	g/dl	0,6206	mmol/l
Hämatokrit	Vol.-%	0,01	l/l (=1)
Haptoglobin	mg/dl	0,01	g/l
Haptoglobin	mg/dl	0,1176	µmol/l
Harnstoff	mg/dl	0,1665	mmol/l

Tabelle A.13. (Fortsetzung)

Substanz/Begriff	Konventionelle Einheit · Faktor → SI-Einheit		
Harnstoff-N	mg/dl	0,3561	mmol Harnstoff/l
Harnstoff-N	mg/dl	0,7139	mmol Stickstoff/l
Hydrogencarbonat	mval/l	1,0	mmol/l
β-Hydroxybuttersäure	mg/dl	0,096	mmol/l
Hydroxyprolin	mg/dl	7,626	µmol/l
Insulin	IE	7,241	nmol/l
Insulin	ng/ml	172,2	pmol/l
Iod	µg/dl	78,8	nmol/l
Kalium	mg/dl	0,2557	mmol/l
Kalium	mval/l	1,0	mmol/l
Kalorie	kcal	4,1868	kJ
Ketokörper (auf Aceton bezogen)	mg	0,0172	mmol/l
Kupfer	µg/dl	0,1574	µmol/l
Lactat	mg/dl	0,111	mmol/l
Leistung	kpm/s	9,807	W
Leukozyten	Zahl/mm³	0,001	G/l (= 10^9/l)
Lipide	mg/dl	0,01	g/l
Lipoproteine	mg/dl	0,01	g/l
Magnesium	mg/dl	0,4114	mmol/l
Magnesium	mval/l	0,50	mmol/l
Mangan	µg/dl	0,1820	µmol/l
Methämoglobin	g/dl	10,0	g/l
Methämoglobin	g/dl	621,12	µmol/l
Molybdän	µg/dl	0,1042	µmol/l
Myoglobin	mg/dl	0,5848	µmol/l
Natrium	mg/dl	0,4350	mmol/l
Natrium	mval/l	1,0	mmol/l
Noradrenalin	µg	5,911	mmol
pO_2	mmHg	0,1333	kPa
Phospholipide (Molmasse: 774 D)	mg/l	0,0129	mmol/l
Phosphor	mg/dl	0,3229	mmol/l
Phosphor	mval/l	0,5556	mmol/l
Protein	g/dl	10,0	g/l
C-reaktives Protein	mg/dl	10,0	mg/l
Pyruvat	mg/dl	113,56	µmol/l
Selen	µg/dl	0,1266	µmol/l
Stickstoff	mg/dl	0,7138	mmol/l
Thrombozyten	Zahl/mm³ (= Zahl/µl)	0,001	G/l (= 10^9/l)
Thyroxin	µg/dl	12,871	mmol/l
Transferrin	mg/dl	0,01	g/l
Triglyceride	mg/dl	0,0114	mmol/l
Urobilinogen	mg/dl	16,90	µmol/l
Vitamin A	µg/dl	0,0349	µmol/l
Vitamin B_{12}	ng/dl	7,378	pmol/l
Vitamin C	mg/dl	56,78	µmol/l
Xylose	mg/dl	0,0666	mmol/l
Zink	µg/dl	0,153	µmol/l

Tabelle A.13. (Fortsetzung)

- mg/dl = mg/(100 ml) = mg%

Falls eine Umrechnung der SI-Einheiten in die entsprechenden konventionellen Dimensionsangaben erforderlich wird, ist der neue Umrechnungsfaktor nach folgender Formel zu ermitteln:

$x = \dfrac{1}{a}$ x = gesuchter Umrechnungsfaktor,
a = in der Übersicht angegebener Umrechnungsfaktor.

Beispiel für *Glucose:*

1. Umrechnung von konventioneller Einheit in SI-Einheit:

97,5 mg/dl · 0,0555 = 5,41 mmol/l

2. Umrechnung von SI-Einheit in konventionelle Angabe:

$x = \dfrac{1}{a} = \dfrac{1}{0,0555}$ a = 0,0555

x = 18,02

Proberechnung: 5,41 mmol/l · 18,02 = 97,5 mg/dl

Tabelle A.14. Liste der Vorsilben nach SI-Vorschrift[1])

Faktor	Vorsilbe	Symbol	Faktor	Vorsilbe	Symbol
10^{18}	exa	E	10^{-1}	deci	d
10^{15}	peta	P	10^{-2}	centi	c
10^{12}	tera	T	10^{-3}	milli	m
10^{9}	giga	G	10^{-6}	micro	µ
10^{6}	mega	M	10^{-9}	nano	n
10^{3}	kilo	k	10^{-12}	pico	p
10^{2}	hecto	h	10^{-15}	femto	f
10^{1}	deca	da	10^{-18}	atto	a

[1]) SI = Systéme International d'Units (Mai 1977).

Sachregister

Acetessigsäure 69
Additionsazidose 71
Aktionspotentiale 46
Albumin 87, 94
Albuminlösungen 131
Albuminsynthese 87
Aldosteron-Hemmer 38
Alkalämie 82
Alkalose 82
Alkalose, metabolische 70, 82, 83
Alkalose, respiratorische 69, 82, 83, 84
Aluminiumhydroxid 66
Aminosäuren 21, 24
Aminosäuren, schwefelhaltige 70
Aminosäurenbedarf 132
Aminosäurenhaushalt 132
Aminosäurenlösungen 109
Aminosäurenlösungen, spezielle 110
Anämie 87
Anionen gap 74, 77, 78
Anionen, ungemessene 77
Anionenlücke 74
Anorexie 171
Antikoagulantia 95
Applikationsgeschwindigkeit 32
Arzneimittel, paravenös 142
Arzneimittelkombinationen 138
Azidämie 71
Azidose 71
Azidose, metabolische 71, 72, 79, 160
Azidose, paradoxe 80
Azidose, respiratorische 69, 71, 73, 82
Azidose, Ursachen 72

Bäckerhefe 171
Bedarfsnormen, Energie 105
Bedarfsnormen, Protein 105

Behandlung, durchfallkranke Ferkel 163
Behandlung, durchfallkranke Kälber 161
Benzothiadiazine 38
Biologische Vorprobe 97
Blut, Verträglichkeit 96
Blutdruck, Normalisierung 183
Blutfluß, Optimierung 182
Blutgerinnungsprofil 176
Blutplasma 131
Blutplasmaexpansion 11
Blutplasmamangel 11
Blut-Sludge-Phänomen 91
Bluttransfusion 95
Bluttransfusion, therapeutischer Effekt 98
Bluttransfusion, Unverträglichkeitsreaktionen 97
Blutverlust 94
Blutvolumen 176
Blutvolumen, zirkulierendes 166, 176
Butterflykanülen 117

Ca^{2+}-Drift 51
Ca^{2+}-Ionen 50, 53, 57
Ca^{2+}-Resorption, ossäre 53
Ca^{2+}-Substitution 56
Calcium, ionisiertes 51
Calcium, komplexgebundenes 52
Calcium, orale Zufuhr 57
Calcium, proteingebundenes 52
Calciumacetat 66
Calciumborogluconat 55
Calciumchlorid 55
Calciumfraktionen 52
Calciumgluconat 55
Calciuminfusion 56
Calcium-Phosphat-Löslichkeitsprodukt 61
Calciumverabreichung 56

Carboanhydrase-Hemmer 38
Chemotherapie 162
Chloriddefizit 131
Chronisch-Obstruktive-Bronchitis (COB) 187
CO_2-Vorläufer 81
Coating-Effekt 92

Darmstrangulation 165
Darmzotte, Gefäßsystem 190
Dauerdepolarisation 46
Dauertropfinfusion, intramuskuläre 145
Dauertropfinfusion, Komplikationen 120
Dauertropfinfusion, Pferd 118
Dauertropfinfusion, subkutane 144
Dauertropfinfusion-Hund, Durchführung 157
Dauertropfinfusion-Hund, Komplikationen 127
Dauertropfinfusion-Hund, Vena cephalica antebrachii 126
Dauertropfinfusion-Hund, Vena saphena parva 127
Dauertropfinfusion-Hund/Katze 125
Dauertropfinfusion-Pferd, Durchführung 151
Dauertropfinfusion-Pferd, Vena jugularis 118
Dauertropfinfusion-Pferd, Vena thoracica interna 123
Dauertropfinfusion-Rind/Schaf 123
Dauertropfinfusion-Rind, Durchführung 155
Dauertropfinfusion-Rind, Ohrvenen 124
Dauertropfinfusion-Rind, Vena jugularis 123
Dauertropfinfusion-Subkutan, Komplikationen 145
Dauertropfsystem 118
Dehydratation 11, 12, 160
Dehydratation, Intensität 16
Dehydratation, Symptome und Laborbefunde 17
Dehydratationsformen 21
Depotinsulin 171
Dextran-40 91
Dextran-70 91
Dextrane 91, 92
Diarrhoe 160, 171

Diarrhoe, osmotische 25
Diättränken, Inhaltsstoffe 22, 160
Diättränken, Menge und Frequenz 24
Diättränken, Rezepturen 25
Diättränken, Wirksamkeit 23
Diurese 36
Diuretika 37
Donor 95, 96
Druck, kolloidosmotischer bzw. onkotischer 87, 203
Druck, osmotischer 19, 203
Dysbakteriose 103
Dysbiose 102
Dyshydrie 69, 70
Dysionie 39
Dysosmie 87
Dyspnoe 73
Dysvolämie 11

Effekte, ionotrope 181
Eimertränke 161
Elektrolyt(Kolloid-)Lösungen 180
Elektrolytdefizit, Berechnung 41
Elektrolytdepletion 27
Elektrolythaushalt 130
Elektrolytlösungen, isotone 144
Elektrolytstoffwechsel 39, 185, 200
Elektroneutralität 83
Endophlebitis 142
Endotoxämie 175
Energiebetrag, Nähr- und Proteinlösungen 167
Energiedefizit 102
Energiehaushalt 132
Energielösungen 27
Energiemangel 163
Enterale Ernährung, Komplikationen 168
Enteritis 165
Entwässerung 181
Erhaltungsbedarf 133
Erhaltungslösung 26
Ernährungsziele 104
Erreger-Translokation 102
Ersatzlösung 26
Erythrogramm 176
Erythrozytenmangel 94
Euhydratation 12
Expanderwirkung 91

Sachregister 217

Exsikkose 160
Extrazellularflüssigkeit 10

Faktorenkrankheit 160
Fettsäurengehalt 132
Fibrinogengehalt 176
Flexüle 117, 141
Flügelkanüle 117
Flüssigkeit, extrazelluläre 9
Flüssigkeit, interstitielle 9
Flüssigkeit, transzelluläre 9
Flüssigkeitsaustausch, transkapillärer (Faktoren) 35
Flüssigkeitsbedarf 20
Flüssigkeitsbehandlung, Wiederkäuer 169
Flüssigkeitsbetrag, überschüssiger 44
Flüssigkeitsbewegung, transvaskuläre 188
Flüssigkeitsdefizit 11, 130
Flüssigkeitsdefizit, extrazelluläres 18
Flüssigkeitserhaltungsbedarf 19
Flüssigkeitshaushalt 129
Flüssigkeitsmenge 146
Flüssigkeitsrouten 22
Flüssigkeitstherapie 5, 10, 19, 160, 164
Flüssigkeitstherapie, unzureichende Wirkung 6
Flüssigkeitstherapie, Verabreichungsgeschwindigkeit 30
Flüssigkeitstherapie, Wirksamkeitsfaktoren 30
Flüssigkeitsverlust, fortlaufender 19
Flüssigkeitsverlust, „freies" Wasser 13
Flüssigkeitsverlust, hypotoner 15
Flüssigkeitsverlust, relativer 14
Flüssigkeitsvolumen, extrazelluläres 18
Flüssigkeitsvolumina, Regulation 12
Flüssigkeitszufuhr, orale 160
Fraktionierte Elektrolytausscheidung, renale 47
Fructose 26, 27, 106
Funktionskonflikt 84
Furosemid 45
Futtermittel, ketogene 171

Gastransportfähigkeit, Blut 181
Gebärparese 54, 58
Gelatine 93
Gesamtcalciumgehalt, korrigierter 52

Gesamtkörperwasser 11
Gesamtprotein 18, 130
Globalinsuffizienz, respiratorische 73
Globuline 88
Glucocorticosteroide 171, 185
Glucose 22, 23, 25, 27, 106, 133, 144, 167
Glucose, Halbwertszeit 106
Glucoseabbauweg 106
Glucoseabsorptionsrate 24
Glucoselösungen 50
Glucosurie 108
Grundimmunität 164

H^+-Ionen 70
Hämatokrit 17, 95, 130
Hämatokrit, Interpretation 18
Hämatome 127, 143
Hämodilution 93
Hämodynamik 175
Hämokonzentration 88, 175
Hämolyse 97
Hämostasestörungen 94
Harnviskosität 92
HCO_3^--Ionen 25, 79
HCO_3^--Vorläufer 79, 81
Heparinapplikation 121
Herz-Kreislauf-Funktion 173
Homöorhese 10
Homöostase 9
Humandosierung, Umrechnung in Veterinärdosierung 210
Hungern, einfaches 100
Hungern, hypermetabolisches 101
Hungerstoffwechsel 100
Hydroxybuttersäure 69
Hydroxyethylstärke (HES) 93
Hyperbilirubinämie 107
Hyperglykämie 108
Hyperhydratation 11, 32
Hyperhydratation, hypertone 36
Hyperhydratation, hypotone 33, 36
Hyperinfusionstherapie 32, 187, 189
Hyperkaliämie 45, 46, 47, 49, 168, 185
Hyperkalzämie 55, 58
Hyperkapnie 73
Hyperlaktatämie 107
Hypermagnesämie 66, 67, 68
Hypermetabolismus 101

Hypernatriämie 39, 43, 44
Hyperparathyreoidismus, alimentär-sekundärer 63
Hyperparathyreoidismus, primärer 63
Hyperparathyreoidismus, renal-sekundärer 62
Hyperphosphatämie 59, 61, 66
Hyperventilation 86
Hypervolämie 11, 32
Hypoalbuminämie 94
Hypochlorämie 83, 85
Hypoglykämie 159, 160, 163
Hypokaliämie 45, 46, 47, 48, 83, 85
Hypokalzämie 52, 55
Hypomagnesämie 66, 67
Hyponatriämie 39, 42
Hypophosphatämie 60, 61, 65
Hypoprotein(-albumin-)ämie 88, 94
Hypoventilation 73
Hypovolämie 11, 88, 94
Hypoxämie 73, 84

Immundefizienz 94
Immunglobulingehalt, Kolostrum 164
Immunglobulintransfer 89
Immunsuppression 103
Immunmodulatoren 164
Infiltrate, paravenöse 127
Infusion 112
Infusion, Akzeptanz 139
Infusion, forcierte 112
Infusion, Glucose 133
Infusion, intraossäre 147
Infusion, intraperitoneale 145
Infusion, Kosten 140
Infusion, paravenöse 122
Infusion, Risiko 139
Infusionsbehandlung, Planung 128
Infusionsbehandlung, Richtwerte 136
Infusionsbehandlung, Überwachung 128
Infusionsgerät 118
Infusionsgeschwindigkeit 32, 97, 137, 141, 145
Infusionsgeschwindigkeit, überhöhte 32, 129
Infusionslösungen 26, 167, 170, 172, 173
Infusionslösungen, azidifizierende 85
Infusionslösungen, Herstellung 140

Infusionslösungen, kolloidale 27, 90, 180
Infusionslösungen, kristalloide 26, 90, 177, 180
Infusionslösungen, Verteilung im Körper 28, 29
Infusionslösungen, Volumeneffekt 30, 31
Infusionslösungen, Wechselwirkungen 138
Infusionslösungen, Zusammensetzung 28
Infusionsmenge 19, 20, 136
Infusionsrate, Arzneimittel 207
Infusionstherapie 112
Infusionstherapie, Butterflykanülen 148
Infusionstherapie, Hilfsmaterialien 150
Infusionstherapie, Indikation 113
Infusionstherapie, Infusionsgerät 149
Infusionstherapie, Venenkatheter 149
Infusionstherapie, Venenverweilkanülen 148
Infusionsverfahren, Auswahl 115
Infusionszeit 138
Injektion 112
Inneres Milieu 5, 9, 10, 19, 36, 51, 69
Insuffizienz, homöostatische 10
Insulin 50
Intensivmedizin 10, 128
Intravenöse Dauertropfinfusion 115
Intrazellularraum, Pufferwirkung 72
Invertzucker 27
Invertzuckerlösung 106
In-vitro-Kreuzprobe 96
Ionenbalance 58
Isohydrie 9, 70, 84
Isoionie 9
Isoosmie 9
Isotonie 9
Isovolämie 9

K^+-Bestand 45
K^+-Defizit 45, 167
K^+-Influx, zellulärer 49
K^+-Ionen 21, 45
Kaliumchlorid 48
Kalium-Homöostase 45
Kaliumhydroglucarbonat 48
Kaliumphosphat 48
Kaliumsubstitution 48
Kalium-Überdosierung 49
Kalzitonin 51

Sachregister

Kalzitriol 51
Kardiaka 182
Kasuistik
   Hund mit Erbrechen und Durchfall 186
   Pferd mit chronisch-obstruktiver Bronchitis 190
   Pferd mit Ingestaanschoppung 191
Kationen 74
Kationen, ungemessene 77
Kationenanteil, relativer 67
Kationendrift 72
Kernverschiebungsindex 176
Ketokörper 69
Ketose 170
Klistier, magnesiumhaltiges 68
Koagulopathie 176
Kohlenhydrat/Elektrolyt-Lösungen 170
Kohlenhydratlösungen 27, 106
Kohlensäure 69
Kolik 165
Kolloid, natürliches 94
Kolloide, synthetische 91
Kolloid-Elektrolytlösungen 29, 166
Kolloidhaushalt 131
Kolloidlösungen, Volumeneffekt 31
Kolloidosmotische Lücke (gap) 88
Kolloidverabreichung, Indikation 88
Kompartiment, extravasales 9
Kompartiment, intravasales 9
Kompensationskapazität, respiratorische 84
Körpermasse (KM), Umrechnung in Körperoberfläche (KO) 209
Korrekturlösung 26
Kreislaufkontrollmechanismen 174

Lactat 81
Lactatgehalt 175, 176
Lactose 160
Lähmung, schlaffe 46
Laktazidose 81, 107
Leberschontherapie 36, 171
Leberstoffwechsel 135
Leberverfettung 171
Leukogramm 176
Lipidakkumulation 109
Lipidemulsionen 27, 108, 135
Lipomobilisationssyndrom 171
Lok-System 117

Löslichkeitskoeffizient 84
Lösungsherstellung, unterschiedliche Konzentrationen 208
Luer-Ansatz 117
Lungengeräusche 128
Lungenödem 128, 143
Lymphe 9
Magermilch 161
Maladaptation, hormonale 54
Maldigestion 24, 25
Maßangaben, Umrechnung 201
Membranerregbarkeit 46
Metabolische Rate 102
Mg^{2+}-Bestand 66
Mg^{2+}-Gehalt, Liquor cerebrospinalis 67
Mg^{2+}-Ionen 66
Mikrozirkulationsstörungen 93
Milchaustauschtränke 161
Milchfettgehalt 160
Milchfütterung 160
Milchinhaltsstoffe 160
Milchprotein 160
Milchsäure 69
Miniven 117
Monosaccharide 27
Mucopolysaccharide 24
Multiples Organversagen 102

Na^+-Bestand 39
Na^+-Ionen 21, 38, 166
Na/K-ATPase 23, 45
NaCl-Lösung 26, 86, 177, 188
NaCl-Lösung, hypertone 180
$NaHCO_3$ 77, 80, 82
$NaHCO_3$-Lösung 25, 163
Nährlösungen 27
Nährstoffangebot 103
Nährstoffbedarf 105
Nährstoffbedarf, adulte Pferde 166
Nährstoffmengen, parenterale Ernährung 105
Nahrungsfett 161
Natriumpropionat 171
Nephropathie 92
Nichtglucose-Kohlenhydrate 135
Nierenschwelle 108
Normoventilation 84
Normovolämie 12, 84

O_2-Transportfunktion, Optimierung 184
Obstruktion, intestinale 165
Ödem 11, 35
Ödeme, Behandlung 36
Oligurie 90, 92
Osmodiuretika 37
Osmolales gap 19, 203
Osmolalität 19, 24, 203
Osmolarität 19, 203
Osmolarität, Nähr- und Proteinlösungen 167
Osmotische Last 102

Pansenalkalose 172
Pansenazidose 173
Pansenfäulnis 172
Pansensaftübertragung 171
Pansenstimulantien 171
Paraimmunitätsinducer 164
Paramunität 164
Parathormon 51
Parathyreoidea, Funktionsstörungen 64
Parenterale Ernährung 99, 103
Parenterale Ernährung, Komplikationen 168
Periphlebitis 142
Peritonitis 146
Phlebitis 120
Phosphat, anorganisches 59, 60, 64
Phosphatbinder 66
Phosphatverabreichung, intravenöse 65
Phosphatverabreichung, orale 65
Phosphor-Bedarf 57
Plasmaalbumingehalt 89, 94
Plasmaalbuminmolekül 87
Plasmaexpander 31, 91, 131
Plasma-Ionenprodukt 64
Plasma-KOD 87
Plasmamenge, Kalkulation 95
Plasmaosmolarität 19
Plasmaproteingehalt 18, 88
Plasmaverabreichung, Indikation 88
Plasmavolumendefizit 16
Polyglucosane 91
Proalbumin 87
Propylenglycol 171
Protein, phosphatenthaltendes 70
Proteinbedarf 105, 137, 166

Proteinbildung 88
Proteindefizit 104
Proteindepletion 102
Proteingehalt, Kolostrum 164
Proteinverlust 89
Proteinzufuhr 88
Prothrombinzeit (PT oder Quickzeit) 176
Pseudohyponatriämie 40
Puffer, chemische 71
Pufferbasen 79
Pufferbedarf 131
Puffertherapie 69
Pufferung 84

Rebound-Effekt 44
Reflexe, pulmonal-vagale 181
Refluxsyndrom 172
Rehydratation, orale 21
Rehydratationslösung, Tonizität 16
Rehydratationstherapie 19
Retentionsazidose 71
Rezipient 95
Richtwerte, physiologische 198
Rindertalg 161
Ringerlösung 27
Ruhepotential 46

Salzintoxikation 33, 36
Sauerstofftransportfunktion 175
Säure, flüchtige 71
Säuren, nichtflüchtige 71
Säure-Anion 71
Säuren-Basen-Haushalt 69, 131, 185, 205
Säuren-Basen-Haushalt, Fallbeispiele 76
Säuren-Basen-Haushalt, kompensatorische Folgen 70
Säuren-Basen-Haushalt, Laborparameter 75
Säuren-Basen-Haushalt, Meßwerte 74
Schaukeldiät 163
Schleifendiuretika 38
Schock 173
Schock, anaphylaktischer 143
Schock, Behandlung 178
Schock, hypovolämischer 30
Schock, Komplikationen 177
Schockintensität 174
Schweineschmalz 161

Schwellenpotential 46
Schwellung, ödematöse 127
Septikämie 102
Skelett, osmotisches 21
Sondennahrung 116
Sorbitol 26, 106
Speichellipase 161
Stahlkanüle 117, 141
Standard-Aminosäurenlösungen 110
Starling-Gleichung 35
Steatorrhoe 161
Stoffwechsellage, katabole 132
Störungen, isovolämische 11
Stoßinfusion 112, 141
Stress-Tachykardie 102
Stress-Tachypnoe 102
Stresszustand 100
Substitutionstherapie, parenterale 26
Substraktionsazidose 71
Suchprofil 135

Tachykardie 128
Tachypnoe 73, 128
Tetanie 67
Therapieplan 21, 113, 129
Thrombus 121, 128
Thrombinzeit (TT) 176
Thrombophlebitis 139
Thromboplastinzeit (PTT) 176
Thrombosegefahr 91
Thromboseprophylaxe 94
Thrombozytenzahl 176
Tidalvolumen 86

Toxin-Translokation 102
Trächtigkeitstoxikose 171
Transfusionsvolumen 97
Trispuffer 82
Tromethamol 82
Tropfenzahl, Kalkulation 32, 206

Venendruck, zentraler 32, 177
Venenkatheter 117, 149
Venenverweilkanüle 117, 141, 148
Verbindungen, glukoplastische 171
Verdauungskoeffizient 161
Verteilungsstörungen 11
Vitalfunktionen 9
Vollblut 97
Vollelektrolytlösungen 90
Vollmilch 161
Volumendefizit, aktuelles 19
Volumenexpansion 91
Volumenexpansion, extrazelluläre 11, 32, 34
Volumenfülleffekt 91
Volumenmangel, extrazellulär 11
Volumenmangel, Intensität 16
Volumenmangel, intravasaler 91
Volumenreduktion, intrazelluläre 34

Wasser, osmotische Bindung 28
Wasserflux, transepithelialer 23
Wasserintoxikation 33, 36
Wirkstoffmenge, Errechnung 187

Xylitol 26, 106

Klinische Pathologie der Haustiere

Herausgegeben von Prof. Dr. H. HARTMANN, Berlin, und Prof. Dr. H. MEYER, Jena

Unter Mitarbeit von 17 Fachautoren.
1994. 622 S., 287 Abb., 142 Tab., geb. DM 194,-,
ISBN 3-334-60387-3

Inhalt:
- *Einführung*
- **Allgemeine klinische Pathologie:**
- *Gesundheit und Krankheit*
- *Wachstum und Reifung (Differenzierung)*
- *Leistung*
- *Entstehung, Verlauf und Ausgang der Krankheit*
- *Regulationsstörungen und Ausgleichsmöglichkeiten*
- **Spezielle klinische Pathologie:**
- *Pathophysiologie der Organsysteme*
- *Pathophysiologie erregerbedingter Krankheiten*
- *Pathophysiologie der Intoxikationen*
- *Pathophysiologie der Strahlenwirkung*
- *Pathophysiologie des Verhaltens*

Mit dem Lehrbuch wird zwischen den physiologischen bzw. biochemischen Reaktionen und Prozessen und den pathologischen Vorgängen im Organismus eine Brücke geschlagen. Das vermittelte Wissen um diese Zusammenhänge ist Voraussetzung für die Bewertung der immer zahlreicher werdenden Laboruntersuchungen und Funktionsteste. Neben den Funktionsstörungen der einzelnen Organsysteme wird auch auf die Pathophysiologie der Infektionskrankheiten, der Intoxikationen, der Strahlenwirkungen und des Verhaltens eingegangen. Besondere Beachtung schenkten die Verfasser der Visualisierung der Textaussagen. Die Grafiken und Schemata erleichtern dem Leser den Zugang zu dem weitverzweigten Stoffgebiet.

Interessenten:
Studenten der Veterinärmedizin, Tierärzte, Pathophysiologen, *Pathologen, Pharmakologen, Infektiologen, tierexperimentell tätige Ärzte und Naturwissenschaftler*

Preisänderungen vorbehalten.

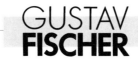

BUCH TIP

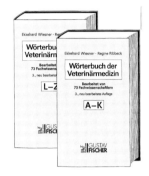

Wörterbuch der Veterinärmedizin

Herausgegeben von
Prof. Dr. E. WIESNER, Berlin
und Prof. Dr. R. RIBBECK, Leipzig
Bearbeitet von 73 Fachwissenschaftlern.
3., neu bearbeitete Aufl. 1991.
In 2 Teilen, 1662 S., geb. DM 148,-
ISBN 3-334-00388-4

Nach 1978 (1. Auflage) und 1983 (2. Auflage) liegt nunmehr die 3., neubearbeitete und ergänzte Auflage des "Wörterbuchs der Veterinärmedizin" vor. Dem großen Erkenntniszuwachs auf vielen Gebieten der Veterinärmedizin sowie der interessierenden Grenzgebiete seit dem Erscheinen der 2. Auflage Rechnung tragend, wurden die Stichwörter von den Autoren ergänzt und aktualisiert. Das "Wörterbuch der Veterinärmedizin" enthält in der 3. Auflage mehr als 50.000 Stichwörter und hat damit eine wesentliche Erweiterung seines Umfanges erfahren.

Als neues Sachgebiet sind die Spontanerkrankungen der Laboratoriumstiere aufgenommen worden. Die Wiedergabe einschlägiger Rechtsnormen der Bundesrepublik Deutschland, von Österreich und der Schweiz wurde im Umfang vergrößert. Für die Sachgebiete Fischkrankheiten, Pharmakologie und Pharmazie, Radiologie sowie Tierhygiene und deren Teilgebiete konnten neue Autoren gewonnen werden.

Preisänderungen vorbehalten.

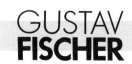

Wir haben für jeden das Richtige:

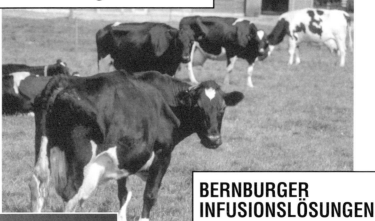

BERNBURGER INFUSIONSLÖSUNGEN

Zur Substitution und Energiezufuhr
– bei Stoffwechsel- und Kreislaufstörungen
– bei Festliegen der Rinder

In umweltfreundlichen Glasflaschen

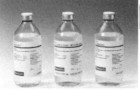

DEXTROFUSAL®
Zusammensetzung: 1 l enthält:
Glucose-Monohydrat 160,0 g, Ethanol 20,5 g in Wasser für Injektionszwecke.
Anwendungsgebiete: Zufuhr von Energie und Wasser bei Stoffwechsel- und Kreislaufstörungen
Gegenanzeigen: Diabetes mellitus
Nebenwirkungen: Nach schneller Infusion von DEXTROFUSAL in über der angegebenen Dosis liegenden Mengen kann sich eine Hyperglycämie mit renalen Glucoseverlusten entwickeln. Der dadurch bedingte Anstieg des osmotischen Druckes im Blut kann in Extremfällen zu cerebralen Störungen führen.
Wechselwirkungen mit anderen Mitteln: Wegen Inkompatibilitätserscheinungen der Infusionslösung dürfen nicht zugesetzt werden: Penicillin, Erythromycin, Chloramphenicol, Oxytetracyclin, Prokainamidhydrochlorid, Vitamin B_{12}, Vitamin-B-Komplex.
Wartezeit: keine
Handelsformen: 100 ml, 500 ml

CALCIUMGLUCONAT-INFUSIONSLÖSUNG
Zusammensetzung: 1 l enthält:
Calciumgluconat 240,0 g, Borsäure 30,0 g in Wasser für Injektionszwecke
Anwendungsgebiete: Gebärparese, Festliegen der Rinder, Eklampsie der Mutterschweine, Toxikosen, Allergien
Gegenanzeigen: Schwere Niereninsuffizienz, Hypercalcämie, Hypercalcurie. Gleichzeitige oder kurze Zeit danach erfolgende iv. Verabreichung von Phosphatlösungen.

Nebenwirkungen: Zu schnelle Infusion kann zu allergischen Erscheinungen, bedingt durch Histaminausschüttung, führen. Eventuell auftretende Gewebeschwellungen klingen nach einigen Tagen wieder ab.
Wechselwirkungen mit anderen Mitteln: Zwischen Calciumionen und gleichzeitig wirkenden Herzglykosiden kann es durch synergistische Effekte ggf. zu einem Herzstillstand kommen. Mischinfusionen mit Sulfanilamiden, Coffein, Methionin und Vitaminlösungen sind instabil.
Wartezeit: keine
Handelsformen: 100 ml, 500 ml

PAREVERT®
Zusammensetzung: 1 l enthält:
Calciumchlorid 2 H_2O 54,0 g Magnesiumchlorid 6 H_2O 30,0 g, Invertzucker 52,5 g in Wasser für Injektionszwecke
Anwendungsgebiete: Festliegen unklarer Genese, Weidetetanie, Transportkoma, Gebärkoma und -parese, Osteomalazie, Lumbago, Petechialfieber, dummkollerartige Gehirnerkrankungen, Lungenödem, Urtikaria, chronische Ekzeme, Blutungen nach Eierstockbehandlung, Magen- und Darmblutungen, akute Durchfälle, Lebensschwäche der Fohlen und Kälber
Gegenanzeigen: Herzinsuffizienz
Nebenwirkungen: In Einzelfällen vorübergehend geringgradige Erhöhung der Puls- und Atemfrequenz sowie Hustenreiz.
Wechselwirkungen mit anderen Mitteln: Kein Zusatz von Antibiotika, Folsäure und Herzglykosiden zur Infusionslösung. Keine Mischung mit phosphathaltigen Infusions- und Injektionspräparaten. Gleichzeitige, aber ortsgetrennte Applikation ist möglich.
Wartezeit: keine
Handelsformen: 500 ml

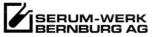

SERUM-WERK BERNBURG AG

Hallesche Landstraße 105 b
06406 Bernburg

Telefon:	Kundendienst	(0 34 71) 8 64 01
		(0 34 71) 8 65 05
	Wissenschaftliche Beratung	(0 34 71) 8 64 11
Telefax:	(0 34 71) 8 64 08	
	(0 34 71) 8 64 15	
Telex:	319 426 serum d	